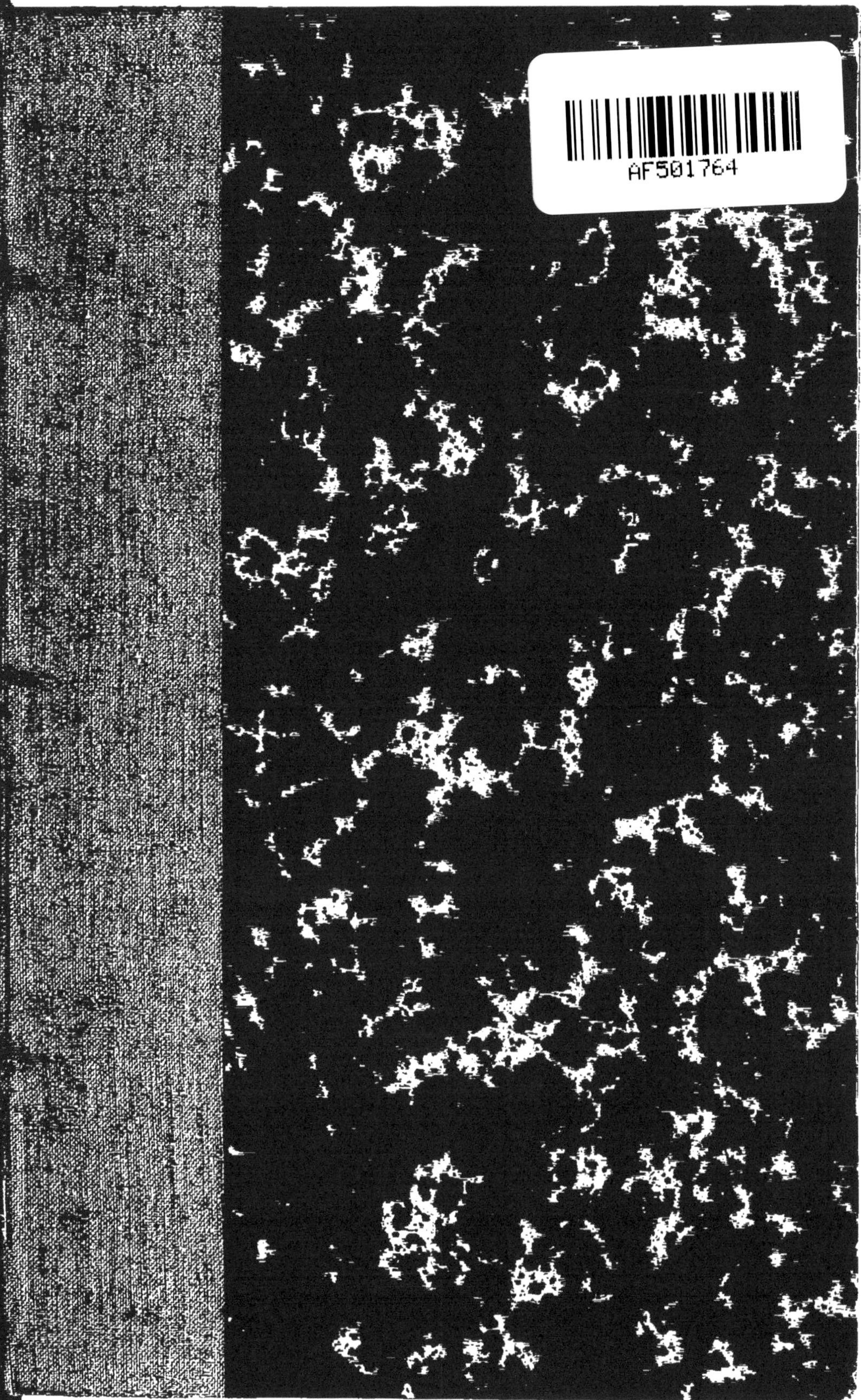

TRAITÉ ÉLÉMENTAIRE

D'HYGIÈNE

PAR

[illegible] BESSON

[illegible] aide-major de 1re classe
[illegible] Laboratoire de Bactériologie
[illegible] du Belvédère à Tunis

Ch. ROBINET

Agrégé de l'Université
Professeur au Lycée
de Chartres

RÉDIGÉ CONFORMÉMENT

Aux programmes officiels du 28 janvier 1890

POUR LA CLASSE DE PHILOSOPHIE

A ceux du 15 juin 1891

POUR L'ENSEIGNEMENT SECONDAIRE MODERNE

Et à ceux du 21 janvier 1893

POUR L'ENSEIGNEMENT PRIMAIRE SUPÉRIEUR

Avec 74 figures intercalées dans le texte

PARIS

LIBRAIRIE J.-B. BAILLIÈRE ET FILS

19, rue Hautefeuille, près du boulevard Saint-Germain

1896

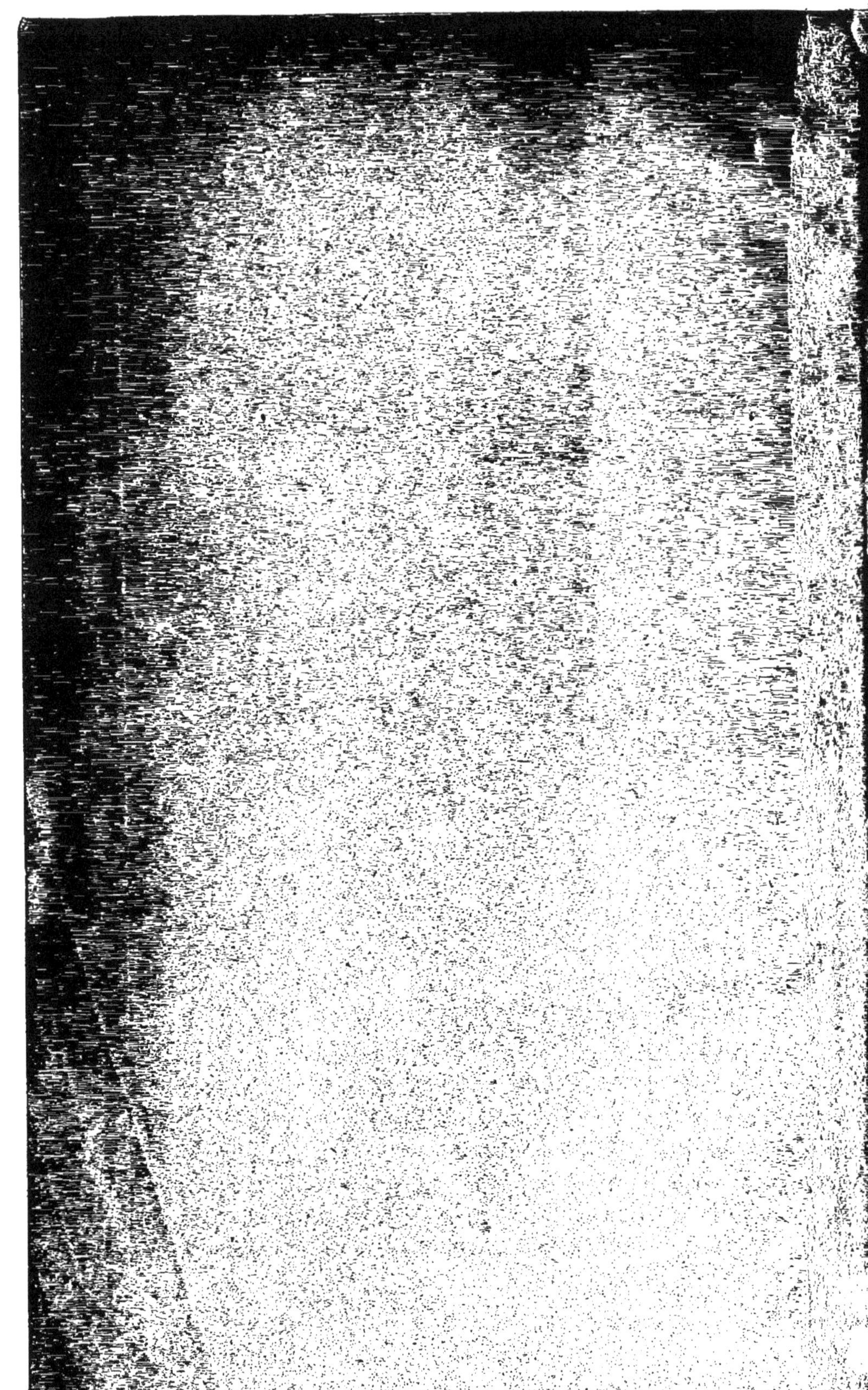

TRAITÉ ÉLÉMENTAIRE

D'HYGIÈNE

Anatomie et physiologie animales, suivies de tableaux de classification du règne animal par Mathias DUVAL, professeur à la Faculté de médecine de Paris, et P. CONSTANTIN, agrégé des sciences naturelles, professeur au lycée Michelet, 2e *édition*. 1894, 1 vol. in-8, 550 pages, 472 figures........ 6 fr.

Éléments de zoologie, par Henri SICARD, doyen de la Faculté des sciences de Lyon. 1 vol. in-8 de XVI-842 p., avec 758 fig., cartonné... 20 fr.

Aide-Mémoire de zoologie, par le professeur H. GIRARD. 1894, 1 vol. in-18 avec 90 fig., cartonné........ 3 fr.

Aide-mémoire d'anatomie comparée, par le professeur H. GIRARD. 1895, 1 vol. in-18 de 300 p. avec fig., cartonné........ 3 fr.

Traité élémentaire de zoologie, par Léon GÉRARDIN, professeur aux écoles Monge et Turgot. 1893, 1 vol. in-8 de 472 p., avec 500 fig. 6 fr.

Traité élémentaire de botanique, par Léon GÉRARDIN. 1895, 1 vol. in-8 de 600 p., avec 500 figures........ 6 fr.

Éléments de botanique, par P. DUCHARTRE, professeur à la Faculté des sciences de Paris. 3e *édition*. 1 vol. in-8 avec 571 fig., cart.. 20 fr.

Cours élémentaire de botanique, par D. CAUVET. 1 vol. in-18 jésus avec 784 fig., cartonné........ 10 fr.

Éléments de géologie, par CONTEJEAN, professeur à la Faculté des sciences de Poitiers. 1 vol. in-8 de 850 pages avec 467 figures, cartonné........ 16 fr.

Éléments de paléontologie, par Félix BERNARD, assistant au Muséum. 1895, 1 vol. in-8 avec 612 figures. Cartonné........ 25 fr.

Aide-mémoire de paléontologie, par le professeur Henri GIRARD. 1896, 1 vol. in-18 de 300 p. avec 194 fig., cartonné........ 3 fr.

Aide-mémoire de minéralogie et de pétrographie, par le professeur H. GIRARD. 1896, 1 vol. in-18 de 300 p. avec 100 fig., cartonné. 3 fr.

L'homme et les animaux. Description populaire des races humaines et du règne animal, par A.-E. BREHM. 10 vol. gr. in-8, avec 8,000 figures. (*Merveilles de la Nature*)........ 120 fr.

Les Plantes, par A.-E. BREHM, et P. CONSTANTIN, professeur au lycée Michelet. 1895-96, 3 vol. gr. in-8, à 2 col. de 750 pages, avec 2500 figures (*Merveilles de la Nature*)........ 36 fr.

La Terre, par A.-E. BREHM et PRIEM. 1894, 2 vol. gr. in-8 avec 700 figures (*Merveilles de la Nature*)........ 24 fr.

Nouveaux éléments d'hygiène, par J. ARNOULD, professeur à la Faculté de Médecine de Lille, 3e *édition*, 1895, 1 vol. gr. in-8 avec 300 figures. Cartonné........ 20 fr.

Aide-mémoire d'hygiène, par le professeur Paul LEFERT. 1896, 1 vol. in-18, Cartonné........ 20 fr.

Précis d'hygiène publique, par le Dr BEDOIN. 1891, 1 vol. in-18 jésus de 321 p., avec 70 figures, cart........ 5 fr.

Précis d'hygiène industrielle, par le Dr Félix BRÉMOND, inspecteur départemental du travail. 1893, 1 vol. in-18 jésus de 384 pages avec 122 figures........ 5 fr.

Traité d'hygiène publique et privée, par Michel LÉVY. 6e *édition*, 2 vol. gr. in-8 avec figures........ 20 fr.

TRAITÉ ÉLÉMENTAIRE

D'HYGIÈNE

PAR

A. BESSON
Médecin aide-major de 1re classe
Chef du Laboratoire de Bactériologie
à l'Hôpital du Belvédère à Tunis.

Ch. ROBINET
Agrégé de l'Université
Professeur au Lycée
de Chartres.

RÉDIGÉ CONFORMÉMENT

Aux programmes officiels du 28 janvier 1890
POUR LA CLASSE DE PHILOSOPHIE

A ceux du 15 juin 1891
POUR L'ENSEIGNEMENT SECONDAIRE MODERNE

Et à ceux du 21 janvier 1893
POUR L'ENSEIGNEMENT PRIMAIRE SUPÉRIEUR

Avec 74 figures intercalées dans le texte.

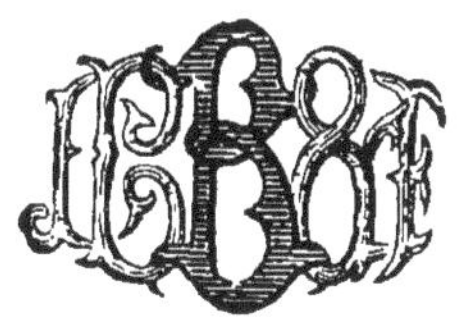

PARIS
LIBRAIRIE J.-B. BAILLIÈRE ET FILS
19, rue Hautefeuille, près du boulevard Saint-Germain.

1896

PRÉFACE

Tout être vivant, dès sa naissance, pour conquérir et conserver sa place sur la terre, doit soutenir une lutte sans trêve contre les êtres qui l'entourent et contre la nature inanimée elle-même : telle est la loi fatale de la *lutte pour l'existence*.

L'homme n'échappe pas à la règle commune ; incessamment il lui faut se préserver d'ennemis toujours en éveil; c'est la guerre civile de l'homme contre l'homme, c'est la guerre étrangère de l'homme contre les autres espèces animales, les végétaux, les forces naturelles.

Les idées morales, les conventions sociales tendent à empêcher, dans la mesure du possible, la destruction de l'homme par l'homme. Une science spéciale nous apprend à connaître et à éviter nos ennemis étrangers : les êtres animés (dont les plus redoutables sont ceux que nous ne voyons qu'à l'aide du microscope) et les forces naturelles ; cette science est *l'hygiène*.

Dans la société, l'existence humaine représente un capital, un véritable fonds d'État. Toute maladie, toute indisponibilité, immobilisent une partie de ce capital et causent un préjudice à la communauté. La mort d'un individu, alors qu'il était encore dans la vigueur de la jeunesse ou de l'âge adulte et qu'il lui restait des forces à utiliser pour la défense et le bien communs, constitue une perte sèche pour l'État.

L'hygiène, qui nous apprend à éviter les maladies, à augmenter, dans la limite de la puissance humaine, la durée moyenne de l'existence, est, au premier titre, une science sociale.

Si l'hygiène, à ses débuts, évolua lentement et péniblement, alors qu'elle ne se basait que sur des observations empiriques et des raisonnements scolastiques, aujourd'hui, s'appuyant sur les récentes découvertes de l'histoire naturelle, de la bactériologie et de la chimie, elle est devenue une science exacte et peut formuler des lois. Elle a conquis droit de cité dans les sociétés modernes. Personne n'a le droit de l'ignorer.

Dès les classes les plus élémentaires, l'instituteur doit en enseigner les principes aux enfants en même temps que les premières notions d'instruction civique, d'arithmétique et de grammaire.

A un degré plus élevé, dans les lycées, dans tous les établissements d'enseignement secondaire, des cours d'hygiène ont été institués.

On a compris que, dans l'intérêt de l'État plus encore que dans celui de l'individu, la connaissance de l'hygiène ne doit pas être l'apanage d'une aristocratie savante et qu'elle constitue une part importante du fonds d'instruction que la société doit assurer à chacun de ses membres.

Écrire un livre, non pour les savants, mais pour ceux qui ne savent pas encore et doivent apprendre, tel a été notre but. Nous nous sommes efforcés d'exposer sous une forme succincte et claire les lois capitales de l'hygiène.

Pour observer strictement ces lois, il faut être convaincu de leur utilité et une telle conviction ne peut s'acquérir que par la constatation de faits matériels, irréfutables ;

aussi avons-nous attribué une large place à la partie démonstrative.

Appliquant la devise formulée par De Quatrefages : « Ne rêvons pas ce qui peut être, acceptons et cherchons ce qui est », nous avons laissé de côté toute hypothèse non justifiée, toute incursion dans le domaine du peut-être; si notre livre y a perdu en érudition, il y aura gagné en clarté et en précision.

A. Besson. Ch. Robinet.

15 avril 1896.

HYGIÈNE

Programmes de l'enseignement secondaire classique et de l'enseignement secondaire moderne. — Classes de philosophie et de première moderne (28 janvier 1890, 15 juin 1891 et 30 janvier 1896).

L'eau. — Les diverses eaux potables : eau de source, eau de rivière, eau de puits. — L'eau de source seule est pure; toutes les autres peuvent être contaminées; modes de contamination.

Les moyens de purifier l'eau potable : filtration, ébullition.

L'air. — De la quantité d'air nécessaire dans les habitations, etc. — Dangers de l'air confiné. — Renouvellement de l'air. — Ventilation. — Altération de l'air par les poussières, les gaz. Voisinage des marais.

Les aliments. — Falsifications principales des aliments usuels, solides et liquides.

Viandes dangereuses : parasitisme et germes infectieux (trichinose, ladrerie, charbon, tuberculose) ; viandes putréfiées (intoxication par la viande du porc, les saucisses).

Des boissons alcooliques. — L'alcoolisme.

Les maladies contagieuses. — Qu'est-ce qu'une maladie contagieuse ou transmissible? Exemple : une maladie type dont la transmission est expérimentalement facile. Le charbon, expériences de M. Pasteur.

Indication rapide des principales maladies contagieuses de l'homme ; voies de transmission : l'air, l'eau, l'appareil respiratoire, l'appareil digestif.

Teigne, gale, fièvres éruptives, variole, rougeole, scarlatine, tuberculose.

Vaccination, revaccination. — Mortalité par variole.

Mesures de préservation. — Prophylaxie. — Désinfection. — Propreté corporelle.

Conditions de salubrité d'une maison. — La maison salubre; la maison insalubre.

Les maladies transmises par les déjections humaines : fièvre typhoïde, choléra.

Notions de police sanitaire des animaux. — Maladies transmissibles à l'homme. La rage, la morve, le charbon, la tuberculose.

Abatage, enfouissement. (Loi du 21 juillet 1881 sur la police sanitaire des animaux.)

Programmes de l'enseignement primaire supérieur. — Écoles normales d'instituteurs. — Brevet supérieur (21 janvier 1893 et circulaire du 2 août 1895).

I. — Garçons.

L'eau. — Les diverses eaux potables : eau de source, eau de rivière, eau de puits. L'eau de source seule est pure ; toutes les autres eaux peuvent être contaminées; modes de contamination.

Des moyens de purifier l'eau potable : filtration, ébullition.

L'air. — De la quantité d'air nécessaire dans les habitations, etc. Dangers de l'air confiné. Renouvellement de l'air, ventilation, voisinage des marais.

Les aliments. — Falsifications alimentaires principales des aliments solides et liquides ordinaires.

Les viandes dangereuses : parasitisme ou germes infectieux (trichinose, ladrerie, charbon, tuberculose).

Viandes putréfiées, intoxication par la viande du porc, les saucisses.

Les maladies contagieuses. — Qu'est-ce qu'une maladie contagieuse? Exemple : une maladie type et démonstration simple. Le charbon, expériences de M. Pasteur. Indication rapide des principales maladies contagieuses de l'homme.

Mesures de précaution. Ce que c'est que la désinfection.

Les matières fécales. — Moyens d'évacuation : fosses fixes, étanches, etc. Épandage, préservation des cours d'eau. Les maladies transmises par les matières fécales : fièvre typhoïde, choléra.

La maison salubre. — La maison d'école salubre (application des préceptes précédents). Air, eau, lieux d'aisances, etc.

Les maladies contractées à l'école. — Teigne, gale; exemples de quelques maladies contagieuses. Fièvres éruptives (variole, rougeole, scarlatine).

Vaccination, revaccination. — Mortalité par variole.

Hygiène de l'enfance. — Nouveau-né. Son alimentation. Préjugés populaires. Le lait. Dangers quand il provient d'une vache tuberculeuse.

De quelques maladies des animaux. — La rage, la morve, la peste bovine, le charbon. Abatage. Enfouissement. (Loi du 21 juillet 1881 sur la police sanitaire des animaux.)

II. — Filles.

De l'hygiène. — Son but, son utilité.

L'air. — De la quantité d'air nécessaire dans les habitations. — Dangers de l'air confiné. — Renouvellement de l'air par l'aération et la ventilation. — Voisinage des marais.

L'eau. — Les diverses eaux potables : eau de source, eau de rivière, eau de puits. — L'eau de source seule est pure ; toutes les autres peuvent être contaminées; modes de contamination.

Les moyens de purifier l'eau potable; filtration, ébullition.

L'habitation. — Sol, exposition, aération. — Chauffage. Éclairage ; son importance dans l'hygiène de la vue.

Les aliments. — Aliments usuels solides et liquides. Leurs principales falsifications ; moyens usuels de les reconnaître.

Viandes dangereuses : parasitisme et germes infectieux (trichinose, ladrerie, charbon, tuberculose); viandes putréfiées (intoxication par la viande de porc, les saucisses).

Des boissons. — Vins, cidres, bières, thé, café, alcool. — L'alcoolisme.

Du vêtement. — Propriétés diverses des tissus : soie, laine, coton. — De la forme du vêtement au point de vue de l'hygiène. — Dangers des vêtements trop étroits (corsets, chaussures).

Le vêtement véhicule de germes morbides.

Hygiène de l'enfance. — Allaitement. Alimentation insuffisante ou de mauvaise qualité.

De la propreté corporelle. — Bains. Ablutions. Les cosmétiques; leurs dangers.

De l'exercice. — Son influence. Indispensable surtout pour ceux qui ont une profession sédentaire. — La marche, la course, la gymnastique, etc.

Les maladies contagieuses. — Voies de transmission. L'air, l'eau, les vêtements, les tentures, les tapis.

Vaccination, revaccination. — Mortalité par variole.

Les maladies transmissibles par les matières excrémentitielles humaines : la fièvre typhoïde, le choléra.

Prophylaxie. — Isolement. — Désinfection.

Maladies du cuir chevelu transmissibles surtout dans les écoles par les objets de toilette, par les casquettes, les bonnets.

INTRODUCTION

La matière vivante a la propriété de réagir à l'action des forces extérieures ou cosmiques. L'état d'équilibre entre les forces internes qui tendent à la conservation et à l'accroissement de l'être, d'une part, et les phénomènes extérieurs, d'autre part, constitue la *santé*. Toute modification du milieu intérieur ou des agents externes trouble cet équilibre et crée un état morbide, une *maladie*.

L'*hygiène* (ὑγιής, sain), se propose de conserver la santé; elle nous enseigne les préceptes permettant d'éviter les maladies. Elle étudie l'organisme sain dans ses rapports avec les influences extérieures ; nombreuses sont ces influences et chacune d'elles peut devenir une *cause* de maladie : l'hygiène doit les examiner toutes.

Le milieu qui nous entoure présente certaines qualités indispensables à l'entretien de la vie: un chapitre spécial est réservé à l'étude de l'*atmosphère* et des conditions météoriques.

De plus, il importe que l'organisme soit fourni, en quantité convenable, des matériaux nécessaires à l'entretien et à la rénovation de la matière vivante ; nous aurons à nous occuper des *ingesta* ou des *aliments*.

La matière vivante présente une sensibilité toute spéciale à l'action de certaines substances chimiques: les *poisons*; l'hygiène se préoccupe de l'étude des poisons provenant de la décomposition des aliments ou que l'on est exposé à ingérer en même temps que ces derniers, d'où le chapitre des *intoxications alimentaires*; certains gaz mélangés à l'air peuvent être absorbés par les voies respiratoires et occasionner des accidents mortels : telle est l'intoxication par l'oxyde de carbone, par exemple.

Beaucoup plus grande encore est l'importance d'une autre catégorie de poisons; ceux-ci ne sont pas *introduits* dans notre organisme, mais y sont *fabriqués* de toutes pièces par des cellules vivantes appartenant à nos tissus ou s'y développant en parasites. C'est une loi fondamentale de la biologie que toute cellule vivante se renouvelle incessamment, empruntant au monde extérieur des matériaux qu'elle *assimile* et rejetant les produits de désagrégation, de *désassimilation*, de ses molécules en voie continuelle de destruction et de réparation. Les substances provenant de la désassimilation sont, non seulement inutiles, mais encore nuisibles pour l'individu qui les produit: leur rejet est indispensable à la continuation de la vie. Chez les animaux supérieurs, chez l'homme, où chaque cellule apporte sa part de produits de déchets, des appareils spéciaux sont chargés d'éliminer ces produits, d'assurer leur expulsion : tels sont l'appareil urinaire, la glande hépatique, par exemple. Que, sous une influence déterminée, les poisons fabriqués par les cellules augmentent, ou encore que les organes excréteurs ne satisfassent plus à leur tâche, deviennent *insuffisants*, l'organisme entier se trouvera menacé d'empoisonnement, exposé à une *auto-intoxication* (Bouchard). L'hygiène, encore, doit nous apprendre à maintenir un juste équilibre entre la désassimilation et l'excrétion, à éviter les auto-intoxications.

Enfin, le poison fabriqué à l'intérieur de l'organisme peut provenir de cellules étrangères, de parasites, et ici nous abordons la catégorie la plus intéressante des maladies justiciables de l'hygiène, des *maladies évitables*, la classe des *infections*.

Dans les milieux extérieurs sont répandus, en profusion, des êtres microscopiques appartenant soit au règne végétal (algues, champignons), soit au règne animal (protozoaires). Certains de ces êtres se développent aux dépens de la matière organisée morte, dont ils produisent la *putréfaction*. D'autres, au contraire, sont susceptibles de se développer dans les tissus vivants ; envahissant l'organisme de l'homme et des animaux ils y déversent leurs produits d'excrétion, les *toxines*, douées souvent d'une grande nocivité, et causent ainsi des maladies : aussi a-t-on appelé ces êtres, *microbes pathogènes* (πάθος, maladie ; γενχω, j'engendre). Si l'on prélève chez un animal malade une parcelle d'un tissu envahi par les microbes pathogènes et qu'on l'introduise dans l'organisme d'un autre individu, on *infecte* celui-ci, il prend la même maladie que le premier animal, ce que l'on exprime en disant qu'une maladie microbienne est *inoculable.*

Le plus souvent la maladie infectieuse, inoculable, est *contagieuse*, c'est-à-dire naturellement transmissible d'un individu malade à un individu sain. Pour que la contagion se produise, il faut que le germe de la maladie puisse être porté, soit directement, soit par des intermédiaires, de l'individu malade à l'individu sain, par suite d'un ensemble de circonstances que l'on comprend devoir être extrêmement variables. La contagion est *directe* quand la transmission du germe morbide se fait sans intermédiaire : un homme, par exemple, prend la variole en soignant un varioleux. Quand la transmission a lieu au moyen d'un intermédiaire qui a porté le germe du malade au contagionné, on dit que la contagion est *indirecte* : un médecin vacciné traite un varioleux, il est à l'abri du contage, mais il peut transmettre la maladie, par exemple, à son domestique non vacciné.

On conçoit que, dans certaines maladies infectieuses, les germes pathogènes puissent être si profondément enfouis dans notre organisme qu'il leur soit impossible d'en sortir pour donner lieu à des phénomènes de contagion ; la même infection peut être contagieuse ou non suivant son siège : voici un homme atteint de tuberculose pulmonaire, il crache en abondance ; ses crachats renferment le germe pathogène, le répandent dans le milieu ambiant ; son affection est éminemment contagieuse. Au contraire, un autre patient présente de la tuberculose des méninges : dans les deux cas un microbe identique a occasionné la maladie, mais ici les germes, localisés dans la boîte crânienne, enfermés dans un endroit inaccessible, ne sont plus susceptibles de se répandre au dehors ; la contagion est impossible.

Un dernier exemple nous montrera quels détours est susceptible d'emprunter le contage pour se disséminer. Il existe en Russie, en Allemagne, en Angleterre une maladie très grave, inconnue en France, la *fièvre récurrente*. Obermeier a montré que cette affection était due à la multiplication, dans le sang exclusivement, d'une bactérie en forme de vrille, d'une *spirille*. Pour produire la fièvre récurrente, il faut que la spirille d'Obermeier soit introduite dans le sang, de plus le germe ne saurait vivre que dans ce liquide ; voilà certainement une maladie extrêmement peu contagieuse, direz-vous : dans les circonstances ordinaires il n'arrive jamais que le sang d'un individu malade puisse passer chez un sujet sain. Eh bien, la fièvre récurrente est très contagieuse et la raison en est fort simple : la maladie sévit presque exclusivement sur les populations malpropres et pauvres ; or, cette classe de la société a, à un haut degré, le privilège de nourrir un insecte parasite, la punaise ; la punaise perfore la peau des fébricitants, absorbe leur sang chargé de spirilles, puis va enfoncer sa trompe encore souillée dans le derme d'un sujet sain et lui inocule la fièvre aussi sûrement que le ferait l'aiguille de l'expérimentateur.

Les maladies infectieuses sont les plus répandues et les plus redoutables pour l'homme: l'hygiène nous enseigne les précautions à prendre pour en diminuer la fréquence et la gravité ; une partie importante de cette science, la *prophylaxie*, nous apprendra à nous préserver des atteintes des microbes pathogènes.

LES MICROBES.

Le mot *microbe* (μικρος, βιος) est devenu populaire. Il s'applique à tous les êtres suffisamment petits pour n'être vus qu'au microscope. Les microbes se trouvent partout autour de nous : dans l'air, dans l'eau, dans les couches superficielles du sol, à la surface de notre corps et à l'intérieur de notre tube digestif; mais notre peau et nos muqueuses s'opposent à leur pénétration à l'intérieur de nos tissus, où on ne les rencontre jamais chez l'individu sain.

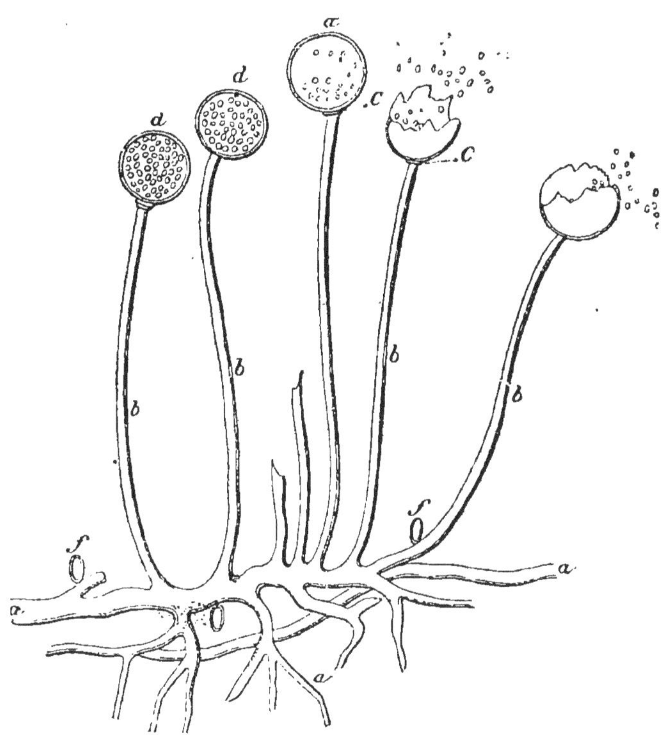

Fig. 1. — *Mucor mucedo.*

Laisse-t-on à l'air une tranche de pain humide, un fruit coupé, ces objets ne tardent pas à se couvrir de taches brunes, verdâtres, grises ou noires, dues à des *moisissures* : ce sont là des microbes ; le microscope nous permet d'en reconnaître la forme, d'y distinguer des filaments et des spores (fig. 1).

La *levure de bière* (fig. 2), formée de cellules ovales se multipliant par bourgeonnement, est aussi un microbe; comme les moisissures, elle appartient à la classe des *champignons*.

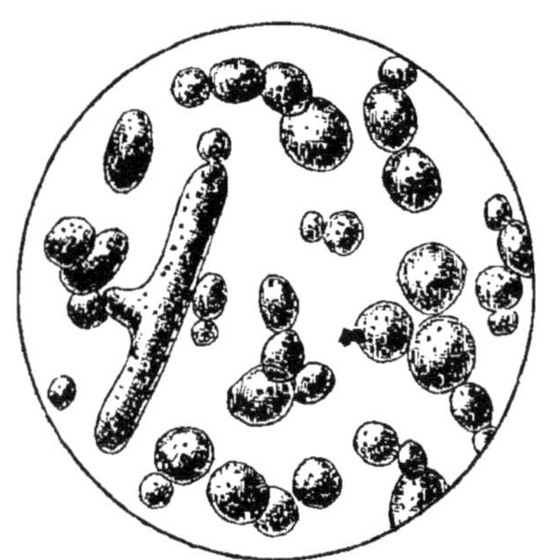

Fig. 2. — Levure de bière.

Mais les microbes les plus importants, au point de vue de la santé humaine, font partie de la classe des algues et spécialement de la famille des *algues cyanophycées* : ce sont les *bactéries*.

De l'eau où macère un peu de foin devient rapidement trouble ; si on en porte une goutte sous le microscope, on y voit une multitude de petites cellules rondes ou allongées : ce sont des bactéries ; on nomme *coccus* (fig. 3) celles qui sont rondes, *bacilles* ou *vibrions* (fig. 4), celles qui

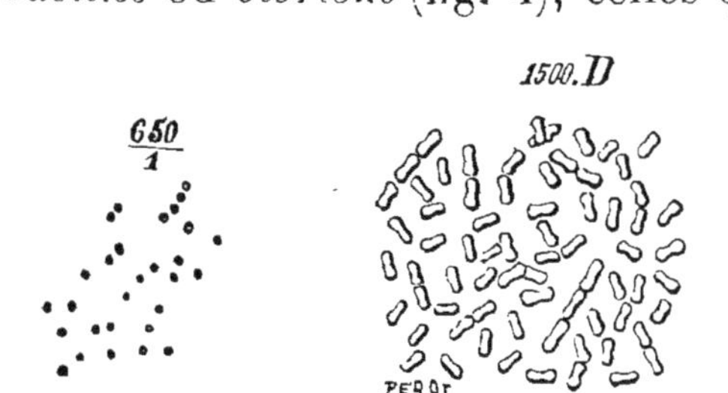

Fig. 3. — Coccus.

Fig. 4. Bacilles.

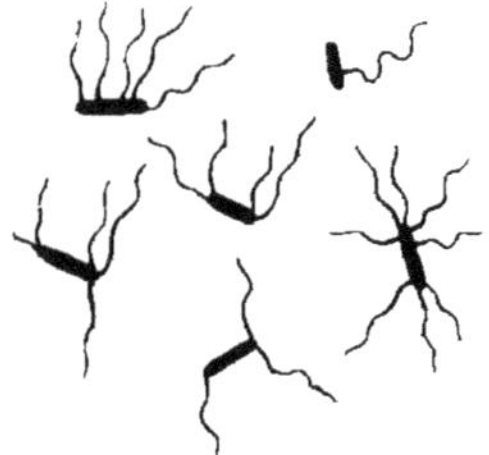

Fig. 5. — Bactéries ciliées.

sont allongées. Leur structure est très simple. Elles sont constituées par un noyau très développé, entouré d'une couche très mince de protoplasma réduit à l'état de simple membrane d'enveloppe.

Certaines de ces bactéries sont douées de mouvements très rapides : elles sont alors pourvues d'un certain nombre de *cils vibratiles* (fig. 5), prolongements de leur protoplasma.

Toutes les bactéries se reproduisent par simple division, par *scissiparité* ; de plus, certaines ont la propriété de donner des *spores* (fig. 6). Ces spores apparaissent sous forme de petits points ronds à l'intérieur de la bactérie, puis, par la mort et la désorganisation de celle-ci, elles sont mises en

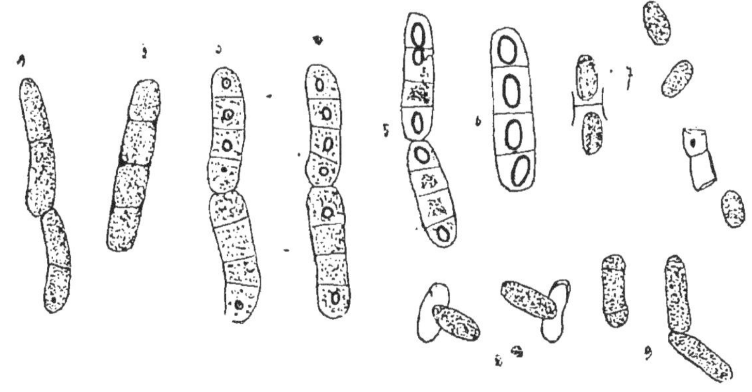

Fig. 6. — Bactéries sporulées.

liberté; elles ont la propriété de résister à la plupart des agents de destruction; desséchées, elles peuvent garder leur vitalité pendant plusieurs années, puis germer et donner naissance à des bactéries nouvelles quand elles se trouvent placées dans un milieu favorable ; elles constituent des *formes de résistance.*

On peut cultiver artificiellement les microbes : il suffit de les placer dans des milieux que les bactériologistes nous ont appris à connaître et dont le plus usité est le bouillon de viande. Quand une bactérie est ensemencée dans un milieu approprié, elle se multiplie si rapidement et si abondamment qu'en quelques heures on obtient une *culture* visible à l'œil nu, composée de colonies bactériennes dans lesquelles chaque élément n'a que quelques millièmes de millimètre de longueur. La plupart des bactéries donnent des cultures blanchâtres; certaines cependant forment des colonies colorées, jaunes, vertes, bleues, rouges, violettes, selon les espèces : ce sont les *bactéries chromogènes*. D'autres, plus rares, jouissent de propriétés phosphorescentes : elles luisent dans l'obscurité ; ce sont les *bactéries lumineuses* ou *phosphorescentes*.

I. MICROBES SAPROPHYTES. — Aux microbes qui vivent dans les milieux extérieurs sont dévolues deux fonctions importantes : ils causent les *fermentations* et les *putréfactions* ; on les désigne sous le nom de *microbes saprophytes* (σαπρος, putride ; φυτὸν, plante).

Certains microbes, en effet, sont doués de la propriété de vivre sans air ; ces êtres ne peuvent néanmoins se passer d'oxygène pour produire les combustions indispensables à la vie, mais ils empruntent cet oxygène aux corps qui les entourent et qui contiennent ce gaz combiné avec le carbone, l'hydrogène, l'azote : pour cela ils doivent décomposer ces corps, produire une *fermentation*. La fermentation alcoolique, par exemple, est due au développement d'une levure dans les liquides sucrés ; cette levure décompose la glucose pour lui emprunter l'oxygène dont elle a besoin, et les produits ultimes de cette décomposition sont l'alcool qui reste dans le liquide et l'acide carbonique qui se dégage ; c'est ce qu'exprime la formule :

$$C^6H^{12}O^6 = 2C^2H^6O + 2CO^2.$$

L'oxygène de l'acide carbonique produit par la levure provient non de l'air mais de la glucose elle-même ; en même temps que le microorganisme a emprunté à la glucose les éléments nécessaires à sa multiplication il lui a pris aussi l'oxygène indispensable à la production de l'énergie, de l'activité vitale : « La fermentation, a dit Pasteur, n'est que la vie sans air. » (Vie anaérobie.)

La *putréfaction* est aussi fonction de microbes ; c'est une véritable fermentation. Les matières animales et végétales mortes retournent au sol ; leur rôle est alors de servir de nourriture aux végétaux qui croissent à la surface de la terre, mais les plantes n'utilisent que des aliments de composition très simple et de préférence les sels ammoniacaux. C'est à des microbes qu'est dévolue la tâche de transformer la matière organisée morte en substances assimilables par les végétaux supérieurs : ces microbes envahissent les cadavres, en décomposent la substance pour y puiser l'oxygène et les matériaux combustibles nécessaires à leur propre vie, opèrent, en un mot, la putréfaction. Il se dégage des gaz putrides : hydrogène sulfuré, sulfure d'ammonium, carbures d'hydrogène, hydrogène phosphoré, anhydride carbonique, etc., en même temps que les matières albuminoïdes sont transformées en *ammoniaque* ; il se forme encore des produits divers parmi lesquels nous citerons particulièrement les *ptomaïnes*, substances très toxiques pour les animaux supérieurs.

Les microbes jouent donc un rôle excessivement important dans la nature ; ils assurent le cycle de transformation de la matière organique : le cadavre, grâce à eux, est transformé en matières inorganiques propres à être absorbées par les végétaux et à reprendre place dans la constitution de l'être vivant. Les microbes sont les agents d'une perpétuelle métempsychose.

II. Microbes pathogènes. — Mais les microbes les plus intéressants, au point de vue qui nous occupe, sont ceux qui ont la propriété d'envahir les tissus vivants et de causer des maladies chez l'homme et les animaux, les *microbes pathogènes*, en un mot. Ces agents, une fois introduits dans notre organisme, s'y développent et y sécrètent des poisons (*toxines*) qui déterminent les accidents locaux et généraux des maladies infectieuses.

Nous aurons, plus loin, l'occasion d'étudier quelques-uns de ces microbes et nous verrons qu'un assez grand nombre de maladies (fièvre typhoïde, charbon, choléra, etc.) sont engendrées par leur développement dans notre organisme.

CHAPITRE PREMIER

L'EAU

L'EAU POTABLE.

L'eau est indispensable à la vie. Nos tissus en renferment une grande proportion et, chaque jour, l'organisme humain en perd, par diverses voies, plus de deux litres : il est nécessaire de lui en restituer une quantité équivalente. L'eau de boisson doit posséder un ensemble de qualités physiques, chimiques et biologiques qui font d'elle une *eau potable.*

Caractères physiques. — Une bonne eau potable doit être limpide, transparente, incolore sous une faible épaisseur et bleue en grande masse ; elle doit présenter une saveur agréable et pas d'odeur ; il faut de plus qu'elle soit fraîche, c'est-à-dire que sa température soit comprise entre 7° et 12° centigrades.

Caractères chimiques. — Il faut, pour qu'une eau soit potable, qu'elle tienne en dissolution certains sels et certains gaz à l'exclusion d'autres.

1° Gaz. — Les éléments de l'air se dissolvent dans l'eau selon leurs pressions et leurs coefficients de solubilité ; une eau aérée est plus agréable à boire, c'est là son seul avantage. Normalement, l'eau potable renferme environ 11 milligrammes ou 8 centimètres cubes d'oxygène par litre : cette quantité d'oxygène diminue quand l'eau est peuplée de microbes utilisant ce gaz pour leurs phénomènes vitaux : quand on conserve de l'eau de Seine dans un vase on voit baisser rapidement sa teneur en oxygène, ce corps étant absorbé par les nombreux microbes que l'eau contient. La rapidité de la disparition de l'oxygène constitue un bon signe de l'altérabilité d'une eau.

2° Sels. — La quantité des *sels* que l'eau potable tient en dissolution ne doit pas dépasser cinq décigrammes par litre. Les carbonates de calcium et de magnésium, le sulfate de calcium, les chlorures de potassium et de sodium, enfin des traces de silice, sont les substances que l'on rencontre le plus fréquemment dans l'eau.

Sels terreux. — L'eau potable doit contenir très peu de sels de magnésium, qui sont purgatifs, une petite quantité de carbonate de calcium et peu ou pas de sulfate de calcium qui rendent l'eau dure, indigeste. Une eau renfermant des sels terreux en quantité notable cuit mal les légumes et dissout difficilement le savon, qui donne avec ces sels un précipité grumeleux. On s'assure facilement qu'une eau est potable, au point de vue de sa teneur en sels terreux, en déterminant son *titre hydrotimétrique* (Boutron et Boudet). On prépare une dissolution titrée de savon dans l'eau alcoolisée (liqueur hydrotimétrique); puis on prend 40 centimètres cubes de l'eau à essayer et on y verse, au moyen d'une burette de Gay-Lussac, graduée d'une façon spéciale, la dissolution de savon. Les premières portions de la liqueur savonneuse sont décomposées par les sels terreux, il se forme un précipité; quand les bases terreuses sont saturées, une goutte de dissolution de savon ajoutée suffit pour déterminer, par agitation, la formation d'une mousse fine et persistante. Le nombre de divisions de la liqueur de savon qu'il a fallu employer avant d'obtenir la mousse indiquant la fin de la réaction représente le titre hydrotimétrique de l'eau.

Le titre hydrotimétrique ou degré de dureté d'une eau potable ne doit pas dépasser 23°; on admet 21° comme titre moyen.

Le titrage de la dissolution de savon utilisée est tel que le degré hydrotimétrique d'une eau représente le nombre de décigrammes de savon que décomposent les sels terreux contenus dans un litre de cette eau.

Chlorures. — Une eau potable ne doit pas renfermer plus de quelques centigrammes de chlorures par litre ; une plus grande quantité de ces sels indiquerait qu'elle a été souillée par des infiltrations de purin, de matières fécales, etc.

Produits anormaux. — L'eau renferme quelquefois de l'ammoniaque, des nitrites et des nitrates.

L'ammoniaque provient de la décomposition des matières organiques par les microbes : sa présence doit faire rejeter absolument l'usage d'une eau.

Les nitrites et les nitrates représentent le terme ultime de la décomposition des albuminoïdes et sont le résultat de l'oxydation de l'ammoniaque par les *microbes nitrifiants* : une eau qui contient ces corps a servi au développement de microorganismes et doit être tenue pour suspecte. L'eau des drains de Gennevilliers, provenant de l'épuration des eaux d'égout de Paris, ne contient pas d'ammoniaque, très peu de microbes, mais beaucoup de nitrites et de nitrates.

Les eaux de source renferment quelquefois des traces insignifiantes de ces composés de l'azote.

3° Matières organiques. — Les matières organiques que l'on peut rencontrer dans l'eau sont de deux sortes :

a. Celles qui se trouvent en *suspension* dans l'eau, telles que débris d'animaux ou de végétaux, cadavres divers, microbes vivants, œufs, larves, etc.;

b. Celles qui sont en *dissolution* ; parmi celles-ci il peut s'en trouver de très nocives, par exemple des ptomaïnes, des ammoniaques composées, provenant des sécrétions microbiennes, des matières fécales des animaux supérieurs, etc.

On recherche la présence de ces matières organiques au moyen du permanganate de potassium (Instruction du Comité consultatif d'hygiène) et on évalue leur quantité d'après le poids d'oxygène emprunté au permanganate pour les brûler.

On peut caractériser la valeur d'une eau, au point de vue

des matières organiques qu'elle renferme, de la manière suivante :

1 litre	d'eau pure absorbe.....	1 milligr. d'oxygène
—	d'eau potable...........	2 — —
—	d'eau suspecte..........	3 à 4 —
—	d'eau mauvaise.........	plus de 4 mgr —

Caractères biologiques. — I. MICROBES. — En 1878, MM. Pasteur et Joubert montrèrent que les eaux de rivière (Seine) contiennent un grand nombre de microbes, tandis que ces êtres sont rares dans les eaux de source. Cette découverte était appelée à modifier absolument les idées des hygiénistes au sujet de l'eau potable ; elle eut pour résultat d'adjoindre et même de substituer à l'analyse chimique des eaux, l'analyse bactériologique. L'impureté microbienne d'une eau est la seule réellement dangereuse : on ne la soupçonnait pas avant les travaux de ces savants.

Les microbes qu'on peut rencontrer dans l'eau sont de deux sortes : le plus souvent ce sont des *saprophytes* incapables de se développer dans nos tissus ; dans d'autres cas, on y trouve des *germes pathogènes*.

La présence d'un grand nombre de germes saprophytes dans l'eau n'est pas sans danger. Nous savons que ces microbes causent la putréfaction en vivant aux dépens de la matière organique morte : ils produisent ainsi des substances toxiques capables de troubler profondément le fonctionnement de notre organisme ; de plus, la présence de ces microbes implique le contact de l'eau avec des causes extérieures de souillure : toute eau ainsi exposée est susceptible d'être souillée, un jour, par des germes pathogènes.

Au contraire, l'existence dans l'eau d'un petit nombre de germes saprophytes doit être considérée comme inoffensive, surtout quand ces microbes appartiennent à certaines espèces universellement répandues et aucunement nuisibles, tels le *Bacillus subtilis* ou le *B. fluorescens*, par exemple.

Analyse bactériologique de l'eau. — Le premier objet de l'analyse bactériologique est donc de déterminer le nombre des germes contenus dans une eau donnée : c'est l'analyse quantitative. (On a adopté comme unité de volume le centimètre cube.) On arrive à faire cette numération, directement impossible, au moyen d'un artifice. On prend une très petite quantité d'eau, un centième de centimètre cube, et on la dilue dans environ 10 centimètres cubes d'un milieu de culture spécial et stérilisé. Ce milieu est composé de bouillon de viande additionné d'une quantité de gélatine suffisante pour se solidifier à la température de 22° à 25°.

Donc, dans un tube à essai contenant de ce bouillon gélatinisé et maintenu à 30° on fait tomber $\frac{1^{cc}}{100}$ de l'eau à analyser et on mélange par agitation : les microbes de l'eau se répartissent dans le bouillon comme les amandes dans la pâte d'un nougat ; chaque microbe est isolé, séparé des autres. On verse alors rapidement le contenu du tube dans une boîte de Petri ou de Rietsch (fig. 7) formée de deux cristallisoirs

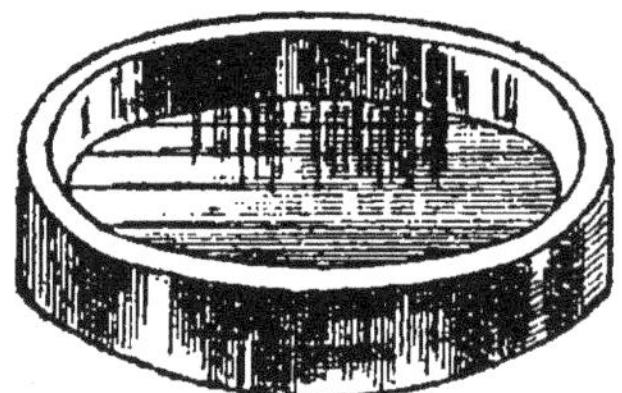
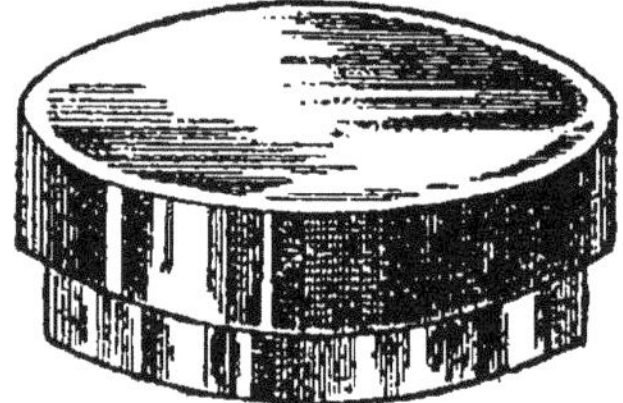

Fig. 7. — Boîte de Petri ou de Rietsch.

de verre très plats et dont l'un sert de couvercle à l'autre. Le bouillon gélatinisé forme dans le fond de la boîte une couche mince qu'on solidifie par un refroidissement rapide. Les bactéries sont réparties dans cette mince épaisseur de gélatine ; on ne les voit pas, bien entendu, à l'œil nu, et il serait impossible de les compter au microscope ; mais en exposant la boîte à une température de 18° à 20°, chaque germe se multiplie et donne au bout de quelques jours une *colonie* (fig. 8) visible à l'œil nu. Chaque colonie correspond à un microbe préexistant dans l'eau mise en analyse : il est facile maintenant d'en faire la numération. Si on en trouve 52, la recherche ayant porté un $\frac{1^{cc}}{100}$, chaque centimètre cube contiendra 52 × 100 ou 5200 germes. De plus, on peut prélever un échantillon de chaque colonie, l'étudier, en un mot déter-

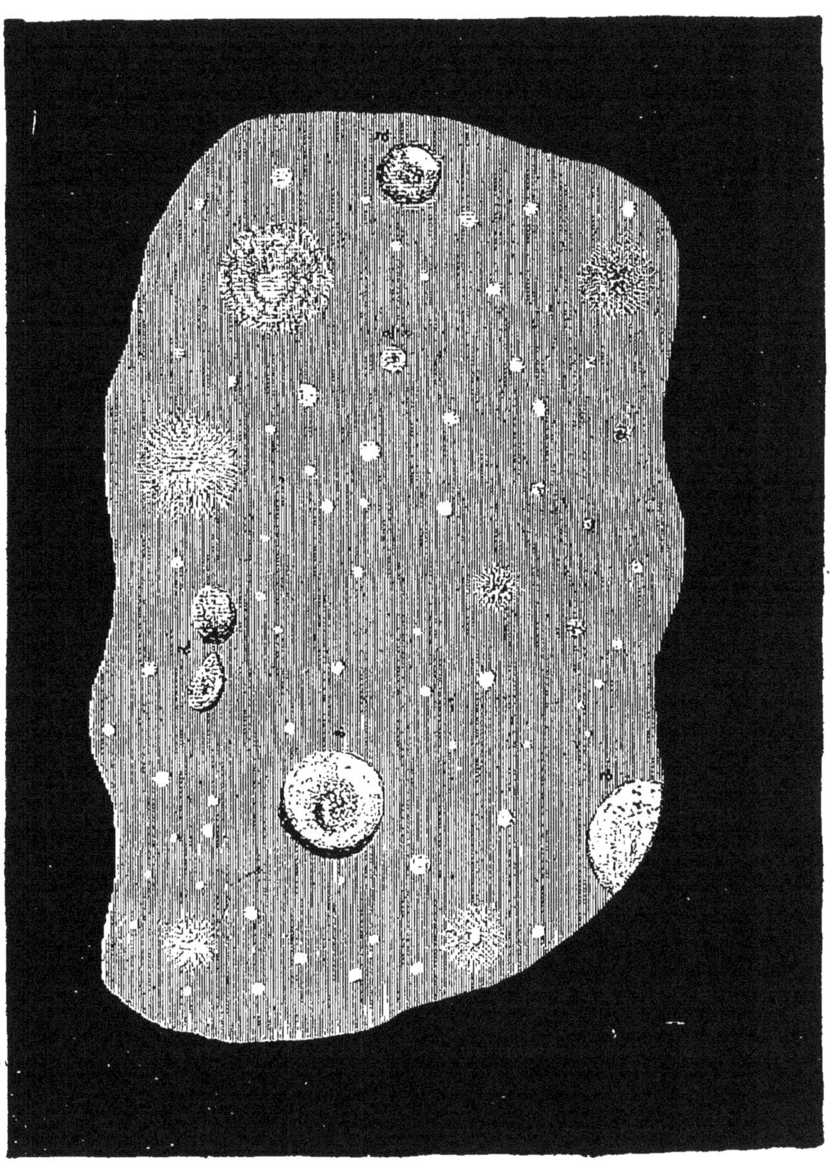

Fig. 8. — Aspect de colonies microbiennes sur plaque de gélatine (grandeur naturelle).

miner le microbe dont elle est composée (analyse qualitative).

En utilisant les tables données par M. Miquel, on peut juger de la qualité d'une eau d'après le nombre de germes saprophytes qu'elle contient :

De 0 à 10 germes par centim. cube.		Eau excessivement pure.
De 10 à 100 —	—	Eau très pure.
De 100 à 1000 —	—	Eau pure.
De 1000 à 10 000	—	Eau médiocre.
De 10 000 à 100 000	—	Eau impure.
Plus de 100 000	—	Eau très impure.

Les eaux appartenant aux trois premières catégories sont seules recommandables dans l'alimentation. *Toute eau de boisson doit être pure.*

Beaucoup plus grave est la présence de microbes pathogènes ; toute eau qui contient de ces microbes, en quelque quantité que ce soit, est dangereuse. En la buvant, on s'expose à contracter des maladies souvent mortelles ; *elle doit être rejetée de l'alimentation.* Les germes de la fièvre typhoïde, du choléra et d'autres maladies encore, s'introduisent souvent dans notre organisme par l'eau de boisson.

On recherche ces microbes dans l'eau par des méthodes spéciales, sur lesquelles nous ne pouvons insister ici. Nous reviendrons sur le rôle de l'eau dans la propagation des maladies contagieuses à propos de chacune de celles-ci.

En résumé :

Une eau peut renfermer des germes pathogènes, être très dangereuse, et néanmoins conserver sa limpidité et sa pureté chimique : l'analyse bactériologique, seule, peut nous fixer sur la qualité d'une eau potable.

II. Animaux parasites contenus dans l'eau. — En dehors des germes microscopiques dont nous venons de parler, l'eau peut renfermer des œufs, des larves d'animaux susceptibles de vivre en parasites chez l'homme. C'est ainsi que les œufs de certains vers parasites de l'intestin de l'homme, les *ascarides*, les *oxyures*, les *trichocéphales*, s'introduisent avec l'eau de boisson et se développent dans le tube digestif. C'est par la même voie que pénètrent l'*ankylostome duodénal* qui cause l'anémie des mineurs, les *filaires*, la *Bilharzia*, etc.

Enfin, en Algérie, on trouve fréquemment dans l'eau la sangsue de cheval (*Hirudo sanguisuga*), qui a la grosseur d'un fil. Avalée avec l'eau, elle se fixe dans le pharynx, s'y gorge de sang et peut entraîner des accidents graves.

ORIGINES DE L'EAU.

La *mer* constitue le grand réservoir d'où provient toute l'eau qui circule à la surface et dans la profondeur du sol.

L'eau de mer n'est pas potable à cause de sa trop grande minéralisation (35 grammes par litre), mais elle donne sans cesse naissance à des vapeurs constituées par de l'eau chimiquement pure, qui se mélangent à l'air et, sous l'influence de certaines conditions atmosphériques, se condensent ensuite en pluie.

Eau de pluie. — Cette eau, en tombant, *lave* l'atmosphère, selon l'expression de Franckland. Elle se charge de poussières en même temps qu'elle dissout de l'oxygène, de l'anhydride carbonique, de l'ammoniaque, des nitrites et des nitrates, des matières organiques, etc., etc.

L'eau de pluie, déjà souillée par son passage au travers de l'atmosphère, est recueillie généralement après qu'elle a coulé à la surface des toits d'où on la conduit dans des réservoirs étanches nommés *citernes*. Elle peut cependant servir à l'alimentation si l'on a soin de ne pas recueillir les premières portions qui ont lavé le toit et l'atmosphère. Il faut éviter également de faire passer cette eau de pluie chargée d'anhydride carbonique et d'oxygène dans des conduits en plomb. Ces conduits s'oxydent et une petite quantité de l'hydrate d'oxyde de plomb formé entre en dissolution dans l'eau, ce qui suffit pour rendre celle-ci dangereuse.

Il faut également que les citernes soient bien étanches et cimentées avec soin à l'intérieur, afin d'éviter toute infiltration qui pourrait souiller l'eau qu'elles contiennent. Beaucoup de villes d'Orient, Venise, etc., s'approvisionnent d'eau de cette manière.

L'eau des citernes, étant dépourvue de sels minéraux,

convient admirablement pour le savonnage, mais, en même temps, elle laisse un peu à désirer au point de vue de l'alimentation, car ces sels concourent utilement à la formation de certains de nos tissus.

Sources. — L'eau de pluie qui tombe sur le sol se divise en deux portions : l'une qui pénètre dans le sol et l'autre qui ruisselle à la surface et contribue à former les ruisseaux, les rivières et les fleuves.

L'eau qui pénètre à travers le sol subit une filtration lente

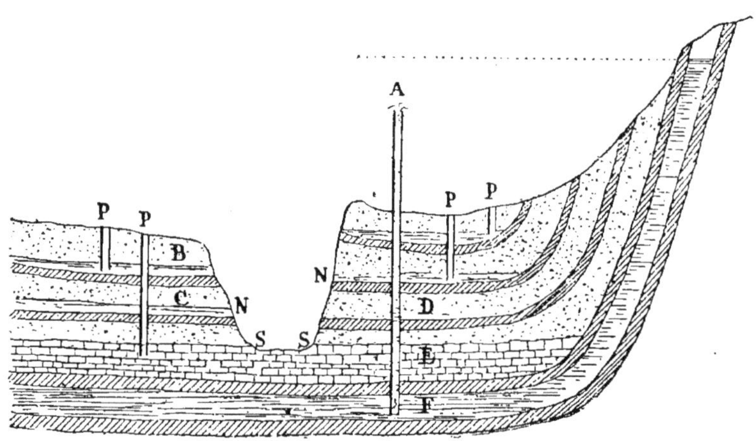

Fig. 9. — Schéma des nappes souterraines (Bechmann).

A, puits artésien; B, nappe des puits; C, D, E, 2e, 3e et 4e nappes; F, nappe artésienne ; N, niveau de l'eau ; P, puits ; S, source.

qui la débarrasse, non seulement des particules grossières qu'elle peut tenir en suspension, mais aussi des microbes, comme l'ont montré MM. Pasteur et Joubert, à condition toutefois qu'elle traverse une épaisseur suffisante de terrain. Cette eau, s'échappant dans une vallée par une ouverture naturelle ou artificielle (puits artésiens), constitue une source : l'eau de source est donc biologiquement *pure* (fig. 9).

Dans son parcours souterrain, l'eau de pluie, grâce à l'anhydride carbonique qu'elle contient, dissout des sels minéraux, tels que les carbonates de calcium, de magnésium, etc. Nous avons dit que si la proportion de ces sels était trop grande, l'eau ne serait pas potable.

Si l'eau d'une source est pure quand elle sort du sol, elle

ne tarde pas à se souiller, si l'on ne prend soin de la recueillir et de la protéger.

1° Il faut *capter* la source au moyen de galeries et de chambres de captage. Ces travaux doivent être couverts avec soin, voûtés, protégés contre toutes les causes de souillure possibles et préservés d'une façon absolue du contact de l'homme.

Il est évident qu'on ne doit jamais capter une source menacée d'infiltrations par le voisinage de dépôts putrides, de terres où l'on pratique des irrigations à l'eau d'égout, d'écoulements d'eaux polluées par des industries insalubres, etc.

2° L'eau doit être ensuite amenée à la ville par des *conduites* qui doivent être absolument étanches. Les conduites en bois, poterie, maçonnerie doivent être condamnées : elles laissent passer des infiltrations, et l'épidémie de fièvre typhoïde de 1886 à Clermont-Ferrand leur est imputable (conduites en poterie de Royat).

Les conduites seront de préférence en fonte, à emboîtement et à joints étanches au plomb ou au caoutchouc : seules elles donnent la sécurité.

3° Les eaux de source sont recueillies dans un *réservoir* avant d'être distribuées dans la ville. Ce réservoir doit être parfaitement étanche, éloigné des habitations, visité et nettoyé selon les besoins et surtout soustrait aux variations de température de l'atmosphère.

4° L'eau est ensuite distribuée dans les habitations au moyen de conduits, en plomb généralement. Ces tuyaux ne présentent pas les mêmes dangers d'intoxication avec l'eau de source qu'avec l'eau de pluie : la présence du carbonate de calcium dans l'eau de source empêche le passage des composés du plomb dans l'eau, surtout en constituant, par le dépôt du sel terreux à l'intérieur du tuyau, un revêtement protecteur. Cependant on tend à les remplacer par des tuyaux en fonte émaillée, ou en plomb doublé d'étain à l'intérieur ou mieux encore en étain fin (Richard).

Dans les habitations, l'eau de boisson ne doit pas être

tirée trop longtemps avant son emploi : dans les brocs, seaux, etc., elle s'échauffe en été et les germes s'y multiplient rapidement. Une eau contenant 57 microbes par centimètre cube, c'est-à-dire très pure, en contenait 456 après être restée trois heures à la température de 16 à 20° et 40 000 après vingt-quatre heures (Miquel) ; une eau de source à Tunis, contenant 1 700 germes au moment du prélèvement, en renfermait 50680 après un séjour de huit heures dans un broc à la température de + 17° (Besson).

De plus, les vases servant à contenir l'eau sont souvent mal protégés et exposent l'eau à être souillée par les poussières et autres causes de contamination du milieu extérieur.

En résumé, l'eau de source, bien captée, est *pure*. C'est celle que l'on doit employer, la seule recommandable. Aujourd'hui, Paris est en entier approvisionné d'eau de source. Le Comité consultatif d'hygiène n'autorise guère dans les villes que les aménagements d'eau de source, en exécution du décret du 30 septembre 1884. Actuellement un grand nombre de petites localités s'efforcent de s'alimenter en eau de source. Le seul obstacle provient de la modicité des ressources financières de certaines communes ; mais l'approvisionnement en eau de bonne qualité doit passer avant tout, et les sacrifices qu'on s'impose sont toujours largement compensés par les résultats obtenus.

Paris, Lille, le Havre, Bordeaux, Montpellier, Rennes, Alençon, Clermont, Rouen, Limoges, Amiens, Dijon, Grenoble et une foule d'autres villes, sont alimentées en eau de source.

EAUX FLUVIALES. — L'eau des sources non captées s'écoule à la surface du sol et se joint aux eaux ruisselantes pour former les cours d'eau, fleuves et rivières, et les lacs.

Cette eau, qui est pure à la sortie du sol, ne tarde pas à se souiller par son contact avec la terre et l'air ; à quelque distance de la source, elle est *toujours impure*. Cette impureté va en augmentant à mesure que l'eau suit son cours, car on y fait déverser les eaux des rues, des égouts, les eaux ménagères, bien souvent même le contenu des fosses d'aisances, les eaux industrielles, etc.

Rapidement les eaux fluviales se chargent de matières organiques, d'ammoniaque, etc. De bleues qu'elles étaient elles deviennent vertes, brunes ou même noires. Les plantes

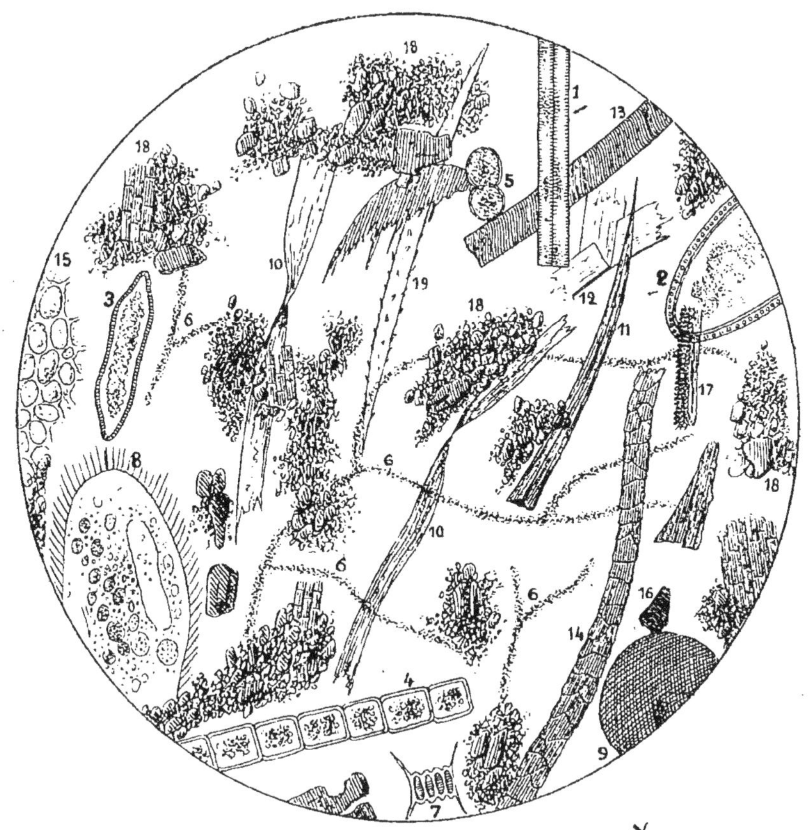

Fig. 10. — Eau de Seine à Saint-Ouen.

1, *Diatoma grande*. — 2, *Cymatopleura elliptica*. — 3, *Nitzchia dubia*. — 4, *Melosira varians*. — 5, *Cosmarium botrytis*. — 6, Algue décomposée. — 7, *Scenedesmus quadricauda*. — 8, *Paramæcium*. — 9, Infusoire? — 10, Fibre de coton. — 11, Poil. — 12, Cristaux salins. — 13, Fibre musculaire striée. — 14, Poil de laine. — 15, Débris de tissu végétal. — 16, Matière colorante. — 17, Trachées. — 18, Dépôts de matières organiques et terreuses. — 19, Spicule de Spongille (G. Neuville).

y meurent, à commencer par le cresson (*Nasturtium officinale*) ; les algues, les poissons même ne peuvent plus y vivre ; les bactéries y pullulent. Ainsi, la Seine qui, à Paris, reçoit des déchets de toutes sortes, contient à peine, avant d'aborder la banlieue Est, *mille* bactéries par centimètre cube, tandis qu'elle en renferme *deux millions* à Saint-Ouen (fig. 10). L'eau est noire, fétide, laisse échapper des bulles de gaz putrides, et personne ne songerait à en boire.

Toutefois l'eau des fleuves tend à reprendre, après souillure, sa pureté originelle, par suite de la dilution résultant de l'apport des affluents, de la précipitation des matières solides, mais, surtout, de l'action combinée de l'oxygène et de la lumière solaire, qui tue les microbes et oxyde les matières organiques.

Les eaux fluviales ne présentent pas partout ces caractères extérieurs qui les font rejeter absolument. Quelquefois elles gardent leur limpidité ou la recouvrent en grande partie, comme nous venons de le voir, et on peut avoir une grande tendance à les utiliser : mais il ne faut jamais oublier qu'*elles doivent être tenues pour suspectes.*

Les eaux des lacs sont sujettes aux mêmes causes de contamination que les eaux fluviales; elles doivent être frappées de la même suspicion.

L'eau des étangs, des mares, doit être rejetée absolument de la consommation.

Puits. — L'eau qui s'infiltre dans le sol forme des nappes souterraines auxquelles on peut parvenir en creusant des ouvertures verticales, c'est-à-dire en forant des *puits*. Les puits profonds sont à l'abri des souillures contenues dans les couches superficielles du sol. Ils peuvent donner de bonne eau, mais on n'en a jamais la certitude.

Les puits superficiels, qui sont de beaucoup les plus fréquents, fournissent l'eau contenue dans les couches supérieures du sol, eau le plus souvent souillée par les infiltrations qui se produisent dans ces couches : fosses d'aisances non étanches, égouts dans les grandes villes, fosses à fumier, à purin dans les campagnes, etc. De plus les puits sont souvent mal maçonnés, mal couverts ; même quand ils sont fermés et munis d'une pompe, ils peuvent être souillés par des infiltrations se faisant le long des conduits de la pompe.

L'eau des puits est donc souvent impure ou susceptible de le devenir.

Le tableau suivant permet de comparer la richesse en bactéries des différentes espèces d'eaux étudiées plus haut :

	Bactéries par centimètre cube.
Eau de Vanne (auteurs divers)	50 à 800
— — conservée 24 h. à 15° (Miquel)	40 000
Eau de la Dhuys, à Paris (auteurs divers)	57 à 3 900
(Le minimum des germes des eaux de source se trouve en été et le maximum pendant la saison des pluies.)	
Eau de l'Avre à Villejust. Moyenne annuelle (Miquel)	1525
Eau de source (Zaghouan) à Tunis, avant l'entrée en ville (Besson)	800
Eau de source (Zaghouan) à Tunis, dans l'intérieur de la ville (conduites non étanches, réservoir mal protégé) (Besson)	3490
Eau de Seine (Moyenne annuelle) :	
A Ivry (Cours de M. Roux, 1893)	32.500
Au pont d'Austerlitz (Cours de M. Roux, 1893)	44.490
A Chaillot (Cours de M. Roux, 1893)	111.680
A Saint-Denis (Miquel)	200.000
Eau d'égout (Cours de M. Roux) :	
A Clichy	13.800.000
La même, après épandage	410 à 6.447
Eau de pluie à Montsouris (Miquel)	4
— à la caserne Lobau	18
Eau d'essangeage des lavoirs parisiens (Miquel)	26.000.000
Eau d'un puits souillé par des infiltrations, à Bourges (Besson)	143.650
Eau d'un puits profond bien protégé (Besson)	215

PURIFICATION DE L'EAU POTABLE.

Une eau peut présenter un certain nombre des qualités requises pour être potable, sans les offrir toutes : on peut y remédier et conférer artificiellement à cette eau les propriétés qui lui manquent.

Correction chimique de l'eau. — Lorsque les sels terreux dissous dans une eau, potable à tous autres égards, sont en trop grande proportion, on peut les éliminer en se basant sur ce principe que l'eau de chaux précipite le carbonate de calcium dissous à la faveur de l'acide carbonique : elle sature cet acide et le carbonate de calcium se dépose.

Le sulfate de calcium (eaux séléniteuses) est décomposé par le carbonate de sodium en donnant du sulfate de sodium, soluble mais inoffensif, et du carbonate de calcium qui se précipite.

En pratique, on peut appliquer le procédé de M. Burlureaux : on ajoute à chaque litre d'eau 1 centigramme et demi, par degré hydrotimétrique, d'une *poudre anticalcaire*, composée de chaux vive, de carbonate de sodium, d'alun et d'un peu de sulfate de fer. On laisse déposer pendant vingt-quatre heures : l'eau est bonne à boire et, fait important, se trouve *débarrassée de la presque totalité de ses microbes.*

Purification physique et biologique de l'eau. — On ne dispose pas toujours d'eau de source et on peut être obligé à recourir, pour l'alimentation, à des eaux de puits, de rivière, etc. Il est de toute nécessité d'enlever à ces eaux leurs impuretés.

L'épuration physique de l'eau consiste à la débarrasser des corpuscules qu'elle tient en suspension. La *décantation* dans des réservoirs disposés *ad hoc* et la *filtration* sont les deux modes de traitement physique de l'eau.

A cette épuration physique il faut joindre l'épuration biologique qui a pour but de supprimer les corpuscules vivants en suspension dans l'eau.

La *décantation* ne peut être préconisée pour débarrasser sûrement l'eau des germes qu'elle contient.

La *filtration* imite le procédé naturel de purification des eaux au travers du sol. On fait passer l'eau à filtrer dans des corps solides au travers de pores d'une ténuité extrême, où sont retenus les germes en suspension dans le liquide.

On utilise depuis longtemps des filtres qui transforment une eau trouble et bourbeuse en un liquide clair et limpide, mais souvent plus riche en bactéries que l'eau brute. C'est ce qui arrive avec le *filtre des ménages* si communément employé : l'eau y traverse une plaque de grès ou de calcaire lithographique qui arrête les grosses impuretés, mais laisse passer les microbes ; ceux-ci trouvent dans les matières organiques qui s'accumulent au fond du filtre un milieu très favorable à leur développement, s'y multiplient, et finalement la filtration a augmenté le nombre des microbes contenus dans l'eau.

On peut en dire autant des *filtres à charbon* qui ne donnent aucune sécurité. Les *filtres Maignen*, dans lesquels la filtration s'opère au travers d'une toile d'amiante recouverte de poudre de charbon, sont meilleurs, sans donner cependant une sécurité absolue : ils laissent toujours passer quelques germes.

Les grands *filtres à sable,* établis dans certaines villes alimentées en eau de rivière, sont peu recommandables : ils se laissent traverser par les microbes. C'est ce qui arrive à Berlin, par exemple, où l'eau de la Sprée est filtrée au travers d'immenses bassins pleins de sable de différentes grosseurs disposé en lits superposés ; à la surface du filtre, il ne tarde pas à se déposer une couche mince, feutrée, constituée par des débris divers et en particulier des végétaux microscopiques, diatomées, algues, etc. : c'est cette couche qui joue le rôle le plus efficace dans la filtration, le filtre ne fonctionne que lorsqu'elle est formée.

Le seul filtre qui donne une sécurité complète et permette d'obtenir une eau dépourvue de germes, absolument pure, est le *filtre Chamberland.* Cet appareil est fondé sur le principe appliqué par Pasteur, dès le début de ses recherches, pour débarrasser les cultures microbiennes des bactéries qu'elles contiennent : Pasteur faisait passer les cultures du charbon, du choléra des poules, etc., à travers une plaque de plâtre ou de porcelaine dégourdie ; les pores de ces substances retenaient les microbes et le liquide obtenu n'en renfermait plus un seul, il était stérile et pouvait être inoculé sans danger aux animaux.

M. Chamberland a rendu ce procédé applicable aux besoins de l'hygiène. Le filtre Chamberland (fig. 11) se compose d'un tube ou *bougie* (A) de porcelaine poreuse fermé à une de ses extrémités, ouvert à l'autre et muni d'une *tétine* (B) en porcelaine émaillée. La bougie est introduite dans un cylindre métallique ; l'orifice inférieur du cylindre, par lequel a pénétré la bougie, est fermé hermétiquement au moyen d'un écrou et d'une rondelle de caoutchouc perforée pour laisser passer la tétine; l'orifice supérieur du cylindre est vissé sur le robinet de la conduite d'eau; l'eau arrivant par ce robinet remplit la gaine métallique E de la bougie et ne peut s'écouler par la tétine B qu'en traversant de dehors en dedans la paroi de porcelaine poreuse : elle y abandonne toutes les impuretés qu'elle contenait.

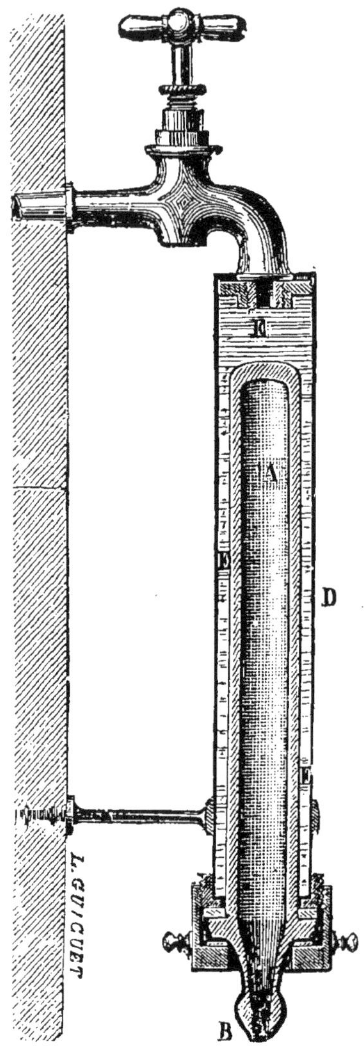

Fig. 11. — Filtre Chamberland. Filtre simple.

On réunit en général plusieurs bougies pour constituer une *batterie* de filtres et obtenir un débit plus considérable. La bougie laisse passer une quantité d'eau d'autant plus grande que la pression est plus forte dans les conduites; avec une pression de deux atmosphères environ, qui est celle que l'on a ordinairement à Paris, une bougie fournit à peu près 30 litres d'eau par jour.

Dans le *filtre de campagne* adopté pour l'armée française, on comprime l'eau à filtrer dans un réservoir résistant, au moyen d'une pompe à bras; l'eau est obligée, pour s'écouler, de traverser des batteries de bougies Chamberland placées dans l'intérieur même du réservoir et parfaitement protégées; l'appareil est monté sur roues pour être facilement transportable (fig. 12).

Enfin, pour les usages domestiques, on adapte une bougie

ou une petite batterie (fig. 13) à l'extrémité de la petite branche d'un siphon qui plonge dans l'eau à filtrer. On amorce le siphon par aspiration et l'eau continue ensuite à s'écouler lentement.

Le filtre Chamberland donne une eau absolument *stérile*, à la condition de n'être ni détérioré, ni encrassé.

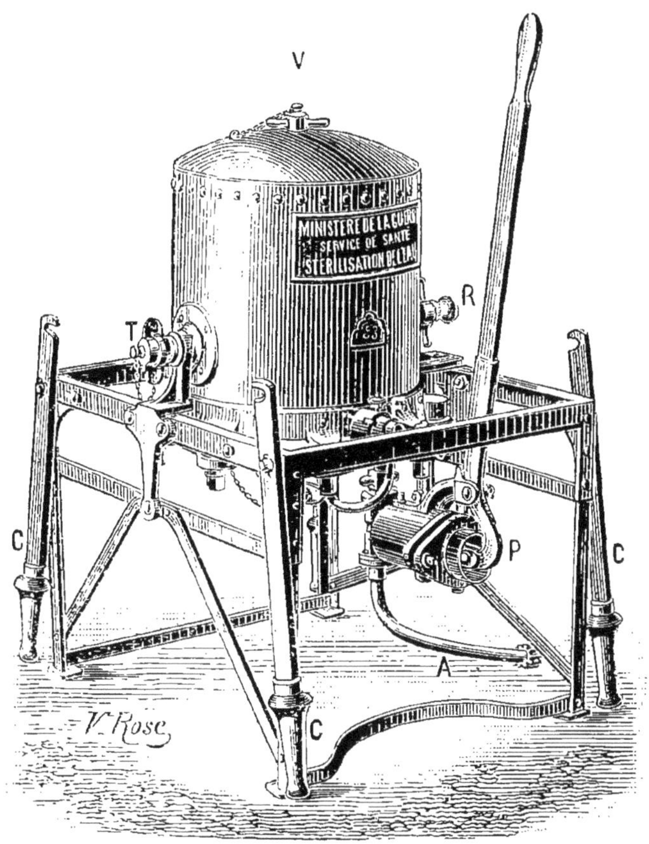

Fig. 12. — Filtre Chamberland. Filtre de campagne.

Les bougies de porcelaine sont fragiles et peuvent subir facilement des avaries, par exemple pendant le transport. Avant de monter une bougie dans sa gaine, on doit toujours s'assurer qu'elle n'est pas *fêlée*, auquel cas elle laisserait passer les microbes et ne serait d'aucune utilité. Pour cela on plonge la bougie dans l'eau jusqu'à la tétine exclusivement (fig. 14). Par cette tétine, au moyen d'un tube de caoutchouc muni d'une poire à air ou d'un soufflet, on comprime de l'air à l'intérieur de la bougie : s'il existe une fissure restée invisible à l'œil, des bulles d'air s'échappent dans l'eau et sont facilement remarquées. Toute bougie fissurée doit être rejetée.

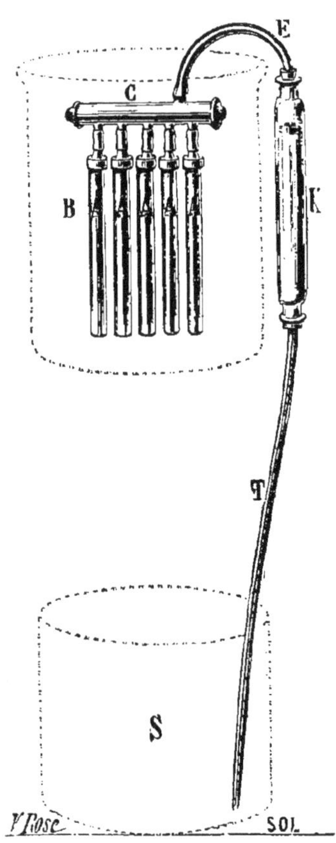

Fig. 13. — Filtre sans pression à cinq bougies avec amorceur.

Par suite de leur fonctionnement, les bougies s'encrassent et laissent alors passer les germes. Tous les huit ou dix jours, les bougies des filtres doivent être retirées de leur gaine ; on les frotte énergiquement avec une brosse de chiendent, sous un courant d'eau, et enfin on les place dans l'eau bouillante pendant quinze ou vingt minutes avant de les remettre en place. Avec ces précautions, on a toujours de l'eau pure.

L'installation d'un filtre Chamberland est assez dispendieuse et dans certains cas un filtre en usage peut ne pas avoir un débit suffisant pour des besoins momentanés.

On doit alors avoir recours à une méthode très simple et en même temps très efficace : c'est l'*ébullition*. Tous les microbes pathogènes de l'eau sont tués à la température de 100° prolongée pendant dix à quinze minutes. Il suffira donc de maintenir l'eau en ébullition pendant ce temps, dans un vase quelconque, pour la rendre inoffensive. L'essentiel est de refroidir rapidement l'eau une fois bouillie et de la protéger contre les poussières de l'air, ce qu'on obtient en couvrant les vases aussitôt l'ébullition terminée et en les plaçant dans un lieu frais.

Le reproche le plus grand qu'on puisse faire à cette méthode, c'est de donner à l'eau une saveur fade ; mais c'est là un faible inconvénient qu'on fait disparaître facilement par l'addition d'un peu de thé ou de café.

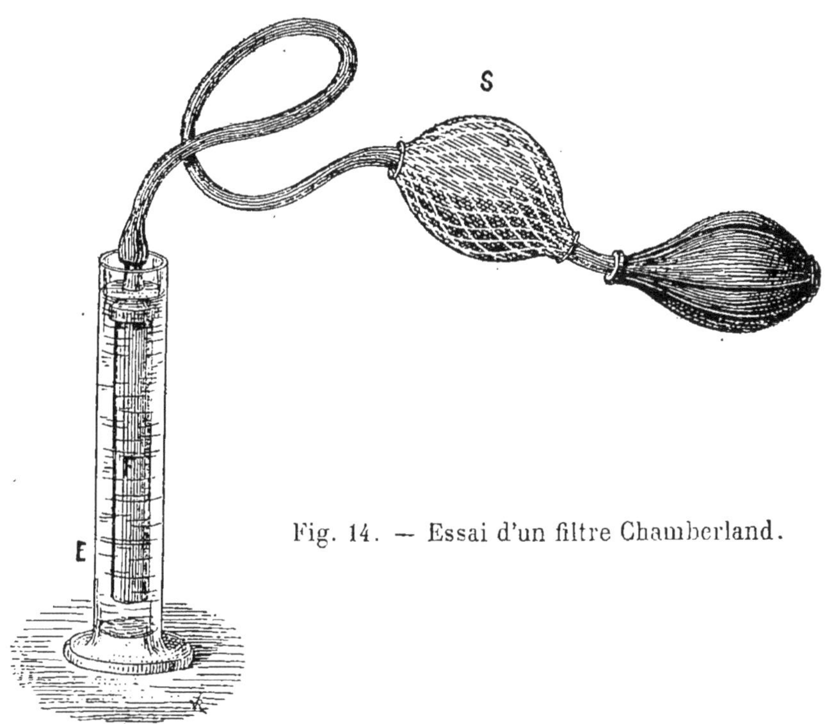

Fig. 14. — Essai d'un filtre Chamberland.

Nous devons retenir de ce qui précède que toute eau de puits ou de rivière doit être bouillie ou filtrée à la bougie Chamberland (1) avant de servir à la consommation, en

(1) *Stérilisation par l'ozone.* — Fröhlich signala le premier, en 1891, la possibilité d'utiliser l'ozone pour stériliser l'eau de boisson; mais cette méthode, dont l'efficacité fut démontrée bientôt après par Ohlmüller, ne put passer dans la pratique par suite des difficultés que l'on éprouvait pour préparer de grandes quantités d'ozone. La question vient d'être récemment reprise, en particulier en Hollande, où Schneller à Oudshoorn est arrivé à construire des ozonisateurs industriels très puissants.

On prépare l'ozone aux dépens de l'oxygène de l'air en faisant subir à l'air sec et refroidi des décharges électriques obscures très puissantes (courants de 50 000 à 100 000 volts, très fréquemment interrompus). En faisant barboter pendant quelques minutes l'air ainsi ozonisé dans une eau, même très impure, on *stérilise absolument* ce

tout temps, mais particulièrement en temps d'épidémie. On comprend aussi combien « *il est préférable de capter et de distribuer des eaux de source assez pures pour qu'elles n'aient pas besoin d'être filtrées* ». (Vallin.)

BOISSONS AQUEUSES. — GLACE.

L'eau est encore utilisée dans l'alimentation sous forme de glace ou bien associée à des gaz et à d'autres produits, dans le but d'en faire une boisson plus agréable qu'à l'état naturel.

La glace est consommée en assez grande quantité et placée directement dans l'eau ou dans les boissons diverses pour les refraîchir. Il est de toute nécessité que la glace soit *pure* et, pour cela, il faut qu'elle ait été préparée avec une eau pure; on a montré, en effet, que les microbes résistent aux plus grands froids que l'on puisse produire artificiellement : les bactéries de l'eau se retrouvent dans la glace qui en provient.

La glace destinée à la consommation ne doit pas être recueillie à la surface des rivières ou des étangs ; elle sera préparée, par les procédés physiques connus, avec de l'eau de source ou de l'eau bouillie ou filtrée sur la bougie Chamberland.

Les eaux gazeuses (limonades, eau de Seltz, etc.) contiennent une forte proportion de gaz carbonique en dissolution ; elles renferment peu de microbes, car l'anhydride carbonique

liquide ; en même temps qu'il détruit les microbes, ce procédé a l'avantage de diminuer la teneur de l'eau en matières organiques et d'oxyder les toxines, les ptomaïnes microbiennes.

A Oudshoorn, où fonctionne un grand stérilisateur, l'eau du Vieux Rhin, trouble, d'odeur repoussante, contenant de 5 000 à 100 000 germes par centimètre cube, est rendue limpide, sans odeur, agréable à boire et stérile par l'action de l'ozone. Ces résultats ont été constatés par Van Ermengen qui, dans un travail récent, se montre très favorable à la stérilisation de l'eau par l'ozone ; à l'exposition d'hygiène de Paris en 1895 figurait un outillage complet pour cette méthode de purification qui, encore à ses débuts, semble appelée à jouer prochainement un rôle important en hygiène.

sous pression est un antiseptique assez puissant. Cependant, il convient de les préparer avec de l'eau de source ou de l'eau filtrée : elles constituent alors d'excellentes boissons hygiéniques.

Nous devons ajouter, en terminant, que, contrairement à un préjugé assez répandu, l'addition à l'eau de boisson d'une petite quantité de rhum, de liqueurs alcooliques diverses, de vin, etc., n'a aucune action nuisible sur les germes et ne corrige en rien la mauvaise qualité de l'eau.

CHAPITRE II

L'AIR

L'AIR ET LA RESPIRATION.

L'air est le milieu gazeux dans lequel nous vivons et dont un des éléments, l'*oxygène*, est absolument indispensable à notre existence. Entre cet air et notre organisme il se produit un échange continuel : le sang emprunte à l'air de l'oxygène et lui abandonne en échange de l'*anhydride carbonique* (1) et diverses autres substances. C'est là le phénomène de la *respiration*.

Composition de l'air. — L'air est un mélange gazeux constitué normalement par 20,8 volumes d'oxygène et 79,2 volumes d'azote pour 100. Il renferme, en outre, de la vapeur d'eau en proportion très variable, de 4 à 6 dix-millièmes d'anhydride carbonique, de l'ammoniaque, de l'ozone, de l'argon et des poussières diverses. Telle est la composition de l'air inspiré dans les poumons.

Modifications apportées dans la composition de l'air par la respiration. — L'air expiré contient la même quantité d'azote que l'air normal, le gaz azote n'entrant pas dans les échanges respiratoires, mais il ne renferme plus que 17 à 18 p. 100 d'oxygène.

Le gaz absorbé est remplacé par un volume un peu moindre d'anhydride carbonique, de la vapeur d'eau et de

(1) « On désigne sous le nom d'*anhydrides* les oxydes qui, en s'unissant à l'eau, donnent des acides. » (A. Joly, *Cours élémentaire de chimie*.) Ex. : l'anhydride carbonique CO^2, l'anhydride sulfureux SO^2 l'anhydride sulfurique SO^3.

petites quantités de certaines bases organiques qui sont des *toxines*.

La présence de l'anhydride carbonique dans l'air expiré est démontrée par le précipité de carbonate de calcium obtenu en faisant passer cet air dans de l'eau de chaux.

Les expériences de MM. Brown-Séquard et d'Arsonval (fig. 15) montrent l'existence de toxines dans l'air sortant des poumons. Ces savants disposent, à la suite les unes des autres, une série de caisses communiquant entre elles. Dans chaque caisse on met un cobaye. Un courant d'air lent est dirigé dans la première caisse et sort par la dernière après les avoir parcourues toutes. Le cobaye de la première caisse, A,

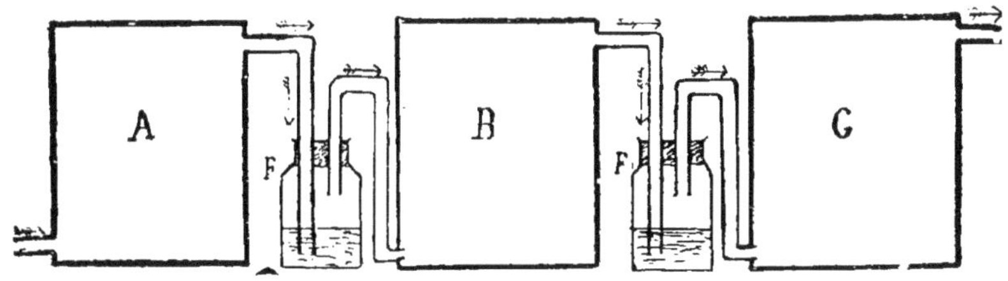

Fig. 15. — Expérience de Brown-Séquard et d'Arsonval.

recevant de l'air pur vit parfaitement et sert de témoin. Les cobayes placés à la suite reçoivent l'air respiré partiellement par ceux qui les précèdent et meurent tous plus ou moins vite, en commençant par les derniers de la série. Ce résultat ne doit pas être attribué à l'action de l'anhydride carbonique expiré, car si l'on absorbe ce gaz avec des dissolutions de potasse placées entre les différents compartiments, les cobayes meurent comme précédemment. Mais, si, au lieu de potasse, on emploie de l'acide sulfurique, les toxines, qui sont des bases volatiles, sont absorbées et les animaux survivent.

L'existence de ces toxines est prouvée également par l'expérience qui consiste à condenser dans des ballons refroidis la vapeur d'eau contenue dans l'air sortant des poumons : le liquide obtenu est fortement toxique.

Nous ajouterons que la peau excrète constamment des

substances volatiles qui sont aussi une source d'impuretés pour l'air, comme la méthylamine, la triméthylamine, des acides (acides valérianique, butyrique, caproïque, etc.) ; la sueur est toxique (Röhrig).

Asphyxie. — L'idéal à réaliser pour que la respiration se fasse normalement serait de vivre en plein air, loin de toute source d'impuretés gazeuses. Mais, dès qu'on se trouve placé dans une espace clos, la composition de l'air varie par le fait des échanges respiratoires : l'oxygène diminue progressivement, la proportion d'anhydride carbonique augmente et en même temps aussi les substances que nous avons indiquées plus haut; les troubles apportés dans l'organisme par suite des conditions anormales dans lesquelles se fait la respiration constituent l'état d'*asphyxie*. Lorsque le volume d'air destiné à servir à la respiration est ainsi limité, on dit que l'on vit dans l'*air confiné*.

L'asphyxie dans l'air confiné se produit à la fois par le manque d'oxygène, par l'excès d'anhydride carbonique et par l'action des toxines exhalées avec l'air expiré.

Quantité d'air nécessaire. — On a calculé qu'en moyenne un homme consomme par heure de 20 à 25 litres d'oxygène et qu'il exhale pendant le même temps un volume un peu moindre d'anhydride carbonique (environ 18 litres). Sachant d'autre part qu'il devient difficile de respirer sans gêne dans de l'air contenant moins de 15,5 p. 100 (en volume) d'oxygène, il serait facile de calculer le volume d'air nécessaire, de ce chef, à l'entretien de la fonction respiratoire.

Mais le gaz carbonique exhalé pendant ce temps devient bien vite, et plus tôt que le manque d'oxygène, une cause d'asphyxie en empêchant l'exosmose, au travers de l'épithélium pulmonaire, de l'acide carbonique en dissolution dans le sang. On considère qu'une proportion de $\frac{1}{1000}$ d'anhydride carbonique dans l'air rend cet air à peu près irrespirable, sinon absolument par son action propre, du moins par la proportion de toxines expirées correspondant à cette quantité de gaz carbonique.

Pour ne pas atteindre cette proportion de $\frac{1}{1000}$ d'anhydride carbonique, il faut à un homme environ 20 mètres cubes d'air par heure. Pour huit heures de sommeil il faudrait donc 160 mètres cubes d'air; mais l'expérience a montré qu'on pouvait sans inconvénient renouveler trois fois par heure l'air d'une pièce; il en résulte que le tiers de ce volume, c'est-à-dire environ 50 mètres cubes de capacité,

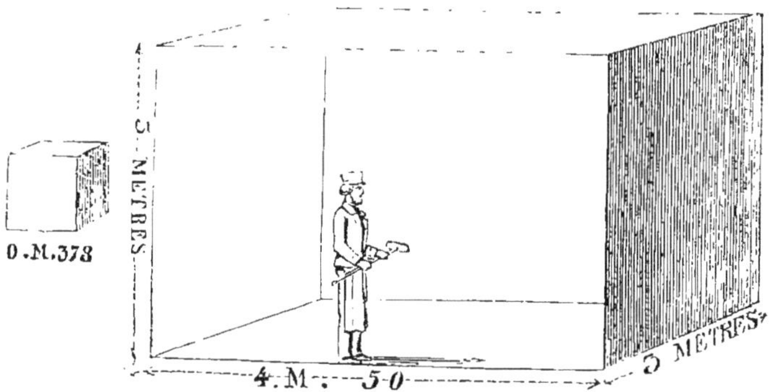

Fig. 16. — Cubage d'une pièce habitée par un individu.

suffit pour une pièce destinée au sommeil. Il ne faut pas que la hauteur de la chambre soit trop grande par rapport aux autres dimensions, car l'air expiré, bien vite refroidi (fig. 16), ne s'élève guère dans l'atmosphère de la pièce dont une partie du volume se trouve ainsi inutilisée. Pour un cubage de 50 à 60 mètres on devra attribuer à chaque lit une surface de 10 à 12 mètres carrés pour une hauteur de 5 mètres. C'est le chiffre adopté dans les hôpitaux.

Le général Morin s'appuyant sur une longue expérience demande :

Pour les hôpitaux.	60 à 70 mètres cubes	d'air par habitant.
Pour les casernes.	40 à 50 —	—
Pour les écoles....	25 à 30 —	—

On peut en effet, sans inconvénients, abaisser le cubage d'une pièce beaucoup au-dessous du chiffre indiqué par le calcul ; il intervient des causes d'aération difficiles à évaluer avec précision, comme, par exemple, celle due à la perméabilité des murs et qui, dans certains cas, est considérable. Aussi le chiffre adopté pour les casernes de France n'est-il que de 32 mètres cubes; il est suffisant à la condition que la hauteur de la salle ne soit que de 4 mètres.

Il est regrettable que dans beaucoup d'appartements, habités même par des familles aisées, chaque personne ne dispose pas de ce volume d'air indispensable. La Commission des logements insalubres n'a pu interdire l'habitation que dans les pièces ne mesurant pas 15 mètres cubes par habitant.

Nous admettrons qu'il ne faut pas descendre au-dessous de 32 mètres cubes par personne dans la détermination du volume d'une chambre et que, dans les hôpitaux, ce cubage doit être porté à 40, 50 ou 60 mètres.

Asphyxie chronique. — Lorsqu'un individu vit habituellement dans un air relativement confiné où il n'éprouve pas de troubles graves ni de gêne appréciable de ses fonctions respiratoires, il présente cependant à la longue une anémie croissante qui le prédispose à des affections dangereuses : la tuberculose, par exemple. Il faut éviter autant que possible les salles de réunion d'une petitesse relative, qui, pendant l'hiver principalement, lorsqu'elles sont dépourvues d'appareils ventilateurs autres que les portes et les fenêtres qu'on clôt avec soin pour éviter le froid, renferment un air essentiellement confiné et vicié.

Autres sources d'impuretés gazeuses de l'air. — Les putréfactions. — La substance qui constitue le corps des animaux se décompose rapidement après leur mort si l'on abandonne le cadavre à la surface ou dans la profondeur du sol. Sous l'action des microbes qui se développent dans les tissus le protoplasma se désorganise et il se forme des produits chimiques de composition relativement simple : hydrogène sulfuré, ammoniaque, anhydride carbonique, alcalis organiques, méthane, hydrogène phosphoré, acides gras volatils, etc. A côté de ces corps volatils il s'en produit un bien plus grand nombre encore de non volatils, beaucoup plus toxiques que les premiers, et qui peuvent, par l'intermédiaire de l'eau de boisson, produire des actions nocives sur notre organisme. Cela, joint à la conservation des microbes pathogènes dans le sol et à la souillure consécutive des eaux, suffit pour faire condamner par l'hygiéniste l'usage de l'ensevelissement des cadavres. Il est regrettable que des préjugés de toutes sortes s'unissent pour faire rejeter la *crémation* : c'est à peine si à Paris on incinère deux cents cadavres par an.

Dans la plupart des intoxications par les gaz de la putréfaction, ce sont l'hydrogène sulfuré et le sulfhydrate d'ammoniaque qui produisent les accidents, comme le *plomb des vidangeurs*, par exemple : ces gaz se dégageant abondamment des fosses d'aisances. Ce sont des poisons violents : un oiseau meurt dans une atmosphère qui contient $\frac{1}{1500}$ d'hydrogène sulfuré, un cheval quand l'air en renferme $\frac{1}{200}$. Il se produit, comme lésion principale, une destruction des globules rouges et une transformation de l'hémoglobine. On combat cet empoisonnement en faisant respirer légèrement les composés chlorés mis en liberté par l'action du vinaigre sur le chlorure de chaux du commerce.

Les égouts dégagent aussi des gaz putrides. Il est indispensable qu'ils soient ventilés et parcourus par un courant rapide d'eau qui emmène au loin les détritus.

Les fermentations. — La fermentation alcoolique est une source abondante d'anhydride carbonique et l'occasion d'accidents fréquents d'asphyxie.

L'anhydride carbonique est un gaz toxique et non inerte comme l'azote, par exemple. Paul Bert ayant placé de jeunes rats dans l'azote ou l'hydrogène, ces animaux ne sont morts qu'en quinze ou vingt minutes, tandis que dans l'acide carbonique ils succombaient en deux minutes par arrêt du cœur. La cessation de la vie qui se produit si brusquement chez les individus qui tombent dans des cuves de vendange en pleine fermentation est aussi une preuve de la toxicité du gaz carbonique.

Il faut donc s'abstenir absolument de descendre dans des cuves de vendange en fermentation et ne pénétrer dans les celliers où se fait cette fermentation qu'avec précaution, après s'être assuré qu'une bougie peut y brûler sans difficulté, ce qui indique qu'on y peut vivre quelque temps sans inconvénient.

Le chauffage et l'éclairage. — Le chauffage et l'éclairage sont deux sources de gaz dangereux à respirer : l'*anhydride carbonique* et l'*oxyde de carbone*. Ce dernier se produit toutes les fois que du gaz carbonique se trouve en présence de charbon chauffé au rouge. Il est malheureusement inodore et en même temps très toxique, ce qui le rend doublement redoutable. Arrivé dans les poumons il traverse l'épithélium pulmonaire pour se combiner avec l'hémoglobine, matière colorante des globules rouges du sang, pour laquelle il a une affinité beaucoup plus grande que l'oxygène.

Claude Bernard a montré le premier que l'oxyde de carbone, mis en contact avec du sang artériel ou oxygéné, déplaçait l'oxygène pour se substituer à lui, volume à volume, en formant avec la matière colorante des globules rouges de l'*hémoglobine oxycarbonée.*

M. Gréhant a démontré qu'il y a proportionnalité directe entre le volume d'oxyde de carbone fixé par le sang et le volume de ce gaz qui se trouve dans l'air. Il en a déduit une méthode de dosage physiologique de l'oxyde de carbone,qu'il pratique en faisant respirer un oiseau dans le mélange d'air et d'oxyde de carbone et en déterminant ensuite le volume de ce dernier gaz fixé dans le sang de l'animal. Comme application pratique, M. Gréhant conseille, dans les cas douteux, d'utiliser la grande sensibilité de l'oiseau à l'oxyde de carbone pour s'assurer, avant que d'y pénétrer, si l'air d'une chambre, d'un puits de mine, etc., n'est pas vicié par la présence du gaz délétère. Il suffit de descendre dans le puits, par exemple, au moyen d'une corde, une cage contenant un oiseau ; si le puits contient de l'oxyde de carbone l'animal meurt alors même que la proportion de ce gaz est trop faible pour constituer un danger pour l'homme. Si, au bout de quelques instants, l'animal est retiré vivant on peut pénétrer dans le puits sans danger; l'oiseau a-t-il succombé, on est prévenu de la présence de l'oxyde de carbone et il devient nécessaire de ventiler le puits au moyen d'appareils spéciaux avant que d'y descendre.

Les globules atteints par l'oxyde de carbone sont perdus pour la fonction respiratoire; quand un grand nombre de ces globules sont touchés en même temps, il se produit un empoisonnement aigu qui a pour conséquence immédiate l'*asphyxie*. Si les globules sont atteints en petit nombre mais d'une façon continue par l'oxyde de carbone, l'asphyxie n'est pas suffisante dans ce cas pour entraîner la mort, mais tous les globules touchés se détruisent rapidement et il en résulte une anémie, symptôme caractéristique de l'*empoisonnement chronique*.

Maux de tête, anémie profonde (anémie des repasseuses), tels sont les premiers symptômes de l'empoisonnement chronique par l'oxyde de carbone; plus tard des paralysies graves peuvent survenir. On a vu, dans des cas d'empoisonnement produits par l'oxyde de carbone du gaz de l'éclairage, à l'anémie s'ajouter de la fièvre, du délire, des douleurs de tête intenses, au point qu'on ait pu croire, quelquefois, à des épidémies locales de fièvre typhoïde quand ces accidents atteignaient plusieurs personnes dans la même maison.

Chauffage. — Les conditions que doit présenter un bon système de chauffage sont les suivantes : 1° dégager une quantité de chaleur variable à volonté, de facon à entretenir une température constante malgré les variations extérieures; 2° ne laisser échapper aucun gaz toxique, 3° ne pas dessécher l'air.

Les principaux appareils usités sont :

1° Les *cheminées*, dont Franklin a dit que c'était le mode de chauffage qui permet de se chauffer le moins avec le plus de combustible. Mais si elles sont peu économiques, les cheminées ont, en revanche, le très grand avantage d'aérer parfaitement les appartements, ce qui fait qu'elles constituent le mode de chauffage *le plus hygiénique*.

On a cherché, par divers procédés, à augmenter la proportion de chaleur utilisable dans une cheminée. Un des systèmes les plus heureusement imaginés est celui de Joly.

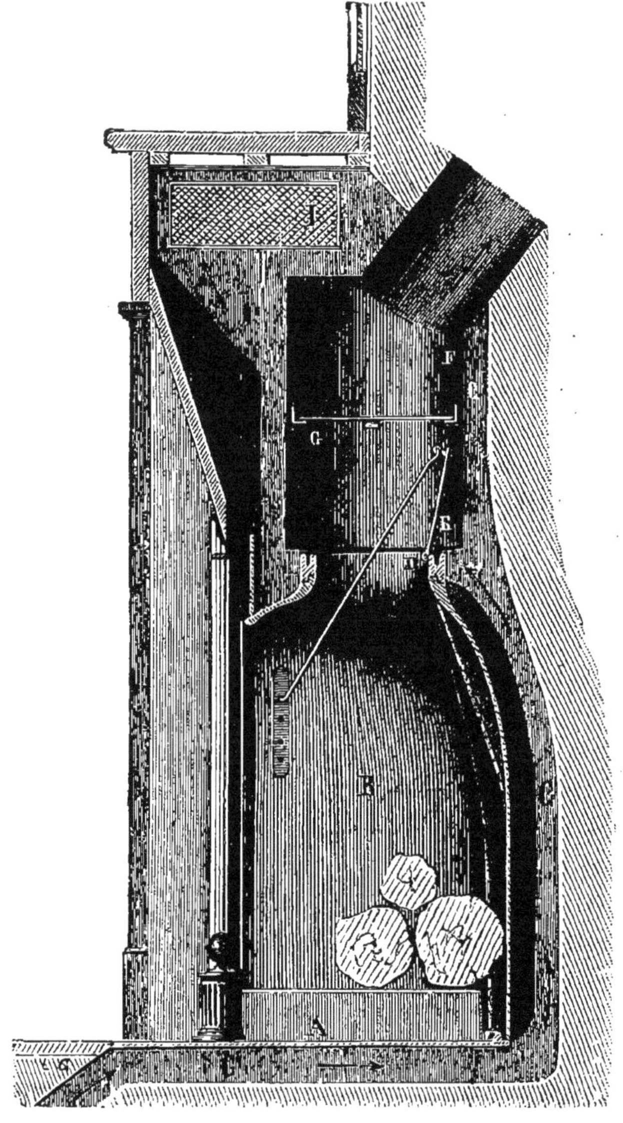

Fig. 17. — Cheminée Joly (Coupe).

La plaque du foyer recouvre une cavité, C, en communication, d'une part avec l'extérieur, au moyen d'un tuyau, et de l'autre avec l'appartement. La cheminée, lorsqu'elle fonctionne bien, détermine un tirage énergique qui diminue la pression de l'air dans la pièce chauffée. La pression atmosphérique fait entrer l'air extérieur dans l'appartement par

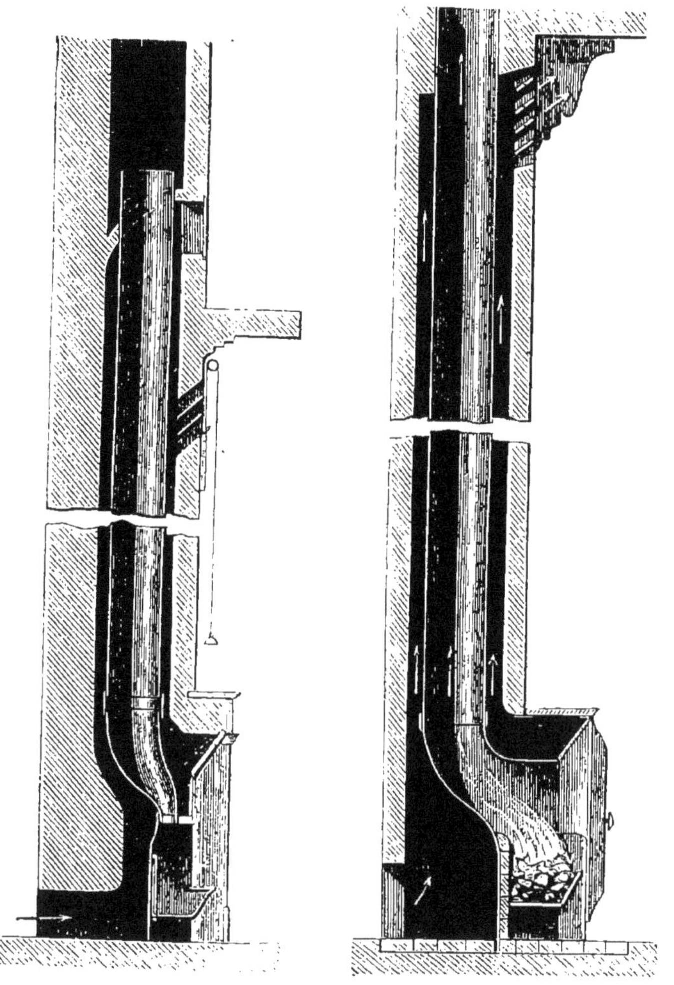

Fig. 18. — Cheminée Douglas-Galton.

la voie de moindre résistance, c'est-à-dire par la cavité située derrière le foyer, cavité dans laquelle cet air s'échauffe et d'où il se déverse dans la chambre par des bouches de chaleur, I (fig. 17).

La figure 18 fera comprendre le fonctionnement de la

cheminée Douglas-Galton, qui présente les mêmes avantages que celle de Joly.

On évite avec ces appareils l'aération par entrée directe de l'air au travers des fissures des portes et des fenêtres, ce qui détermine toujours des courants d'air froid fort à redouter. Le tirage et par conséquent la ventilation sont rendus par ces procédés aussi parfaits que possible et l'air qui entre sert à échauffer la pièce.

2° *Poêles*. — Les poêles sont très employés parce qu'ils utilisent bien la chaleur, mais ils ont le grand inconvénient de produire un tirage très faible, d'où résulte une aération insuffisante. Beaucoup de systèmes utilisés sont dangereux, comme le prouvent des accidents trop fréquents. M. Gréhant les a caractérisés avec beaucoup de justesse en disant, principalement au sujet des poêles à combustion lente, « qu'ils constituent un moyen de s'empoisonner en famille et à bon marché ».

Dans les poêles qui sont les plus usités aujourd'hui, c'est-à-dire dans les poêles à combustion lente où l'on introduit en une ou deux fois la quantité de charbon nécessaire pour une journée, l'air arrive en petite quantité et se trouve en contact avec une grande masse de charbon incandescent; l'anhydride carbonique ne peut se former dans ces conditions et les produits de la combustion sont surtout constitués par l'oxyde de carbone. On conçoit le danger que présentent ces appareils si une partie des gaz de la combustion peut se dégager dans la pièce ; or, il arrive que certaines cheminées auxquelles sont adaptés ces poêles ont un tirage insuffisant, soit habituellement, soit lorsque le vent souffle de certains côtés, soit encore quand une autre cheminée produit un tirage actif dans le voisinage de la première, ou bien lorsque la pièce est trop exactement close pour permettre la facile rentrée de l'air extérieur. On voit donc que le bon fonctionnement d'un poêle dépend d'une foule de conditions qui sont rarement toutes réunies. Il est important de vérifier souvent si le poêle a un tirage suffisant pour éviter tout dégagement des gaz de la combustion dans la pièce. Pour cela, on s'assurera que la pression de l'atmosphère intérieure du poêle est plus faible que celle de l'air extérieur en approchant une allumette enflammée des fissures de l'appareil (articulation et pourtour du couvercle d'une salamandre, etc.) : la flamme doit être attirée vivement du côté de l'intérieur.

Ces restrictions étant faites, nous ajouterons que les différents systèmes de poêles possèdent des avantages en rapport avec leurs destinations spéciales. Toutefois les poêles mobiles présentent les inconvénients signalés plus haut à un tel degré que leur emploi doit être absolument condamné.

Les poêles sont dangereux non seulement pour les personnes qui en usent mais aussi pour les autres habitants d'une même maison quand les cheminées communiquent. Les produits de la combustion, se refroidissant rapidement dans la cheminée, peuvent retomber dans les conduits adjacents et aller empoisonner l'air des autres pièces que cette cheminée dessert. Les cheminées communes à plusieurs chambres peuvent donc être la cause d'accidents graves et doivent être proscrites.

Dans beaucoup de poêles on règle le tirage au moyen d'une clé placée dans le tuyau. Cette clé est constituée par un disque métallique qui, placé de champ, permet l'ascension des gaz, et dans une position perpendiculaire à l'axe du tuyau, les arrête et empêche le tirage. Ces disques devraient toujours porter une petite échancrure (P, fig. 19), pour permettre aux gaz qui emplissent le foyer de s'élever lentement, la clé étant fermée, et empêcher ainsi leur dégagement dans la pièce. Une ordonnance de police de Berlin (1877) interdit l'usage des clés dans les poêles chauffant des salles publiques, des dortoirs, etc.

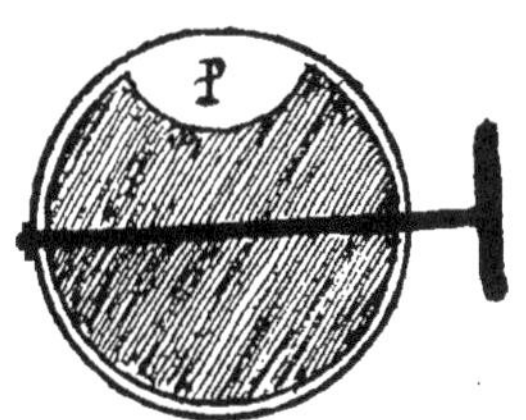

Fig. 19. — Clé de poêle perforée.

Ce qui précède fera comprendre suffisamment le danger de chauffer l'intérieur des fiacres au moyen de briquettes brûlant dans des chaufferettes ; l'air devient rapidement irrespirable dans les voitures ainsi chauffées.

3° *Calorifères.* — *Chauffage à la vapeur.* — Ces différents systèmes de chauffage offrent l'immense avantage de ne pas présenter de danger d'asphyxie. On peut leur reprocher, il est vrai, de ne pas produire d'aération dans les pièces chauffées et de n'être applicables qu'en grand.

Dans les calorifères à air, un foyer situé dans les sous-sols échauffe de l'air pris au dehors et bien isolé dans des tubes placés dans la source de chaleur. Cet air se rend ensuite dans l'appartement par des bouches de chaleur; il s'élève immédiatement dans la pièce, tandis que l'air froid reste en bas : il se produit ainsi, du plancher au plafond, une gradation de températures très préjudiciable à la santé. L'air échauffé présente quelquefois un peu d'odeur (due à la calcination des poussières); enfin cet air est très sec.

On chauffe aussi les maisons au moyen de tubes placés le long des murs et dans le parquet, tubes dans lesquels circule soit un courant d'eau chaude, soit un courant de vapeur à 120°. Ces deux procédés sont les modes de chauffage les plus agréables et les moins dangereux. Il est à souhaiter de les voir se généraliser de plus en plus.

Éclairage. — Pendant lontemps, pour s'éclairer, on a utilisé exclusivement la lumière émanée de flammes provenant de la combustion de certains corps gras, de pétroles et du gaz de l'éclairage. Ces combustions dégagent de l'acide carbonique qui s'ajoute à celui produit par la respiration pour augmenter l'impureté de l'air; de plus, elles élèvent la température ambiante.

a. *Éclairage électrique.* — Ces inconvénients suffiraient à faire préférer à ces modes d'éclairage l'emploi de la lumière électrique. Ordinairement, la lumière est produite par l'incandescence d'un filament de charbon placé dans une ampoule de verre vide d'air et parcouru par un courant électrique. Il n'y a donc pas de combustion ni de dégagement gazeux. L'échauffement de l'air est moins grand qu'avec les lampes ordinaires. Malheureusement cet éclairage revient encore à un prix trop élevé, aujourd'hui, pour que son emploi puisse se généraliser.

b. *Huiles de pétrole.* — On brûle deux sortes de produits extraits du pétrole : de l'*essence de pétrole*, très volatile, bouillant entre 70 et 120°, et de l'*huile lampante* bouillant entre 150 et 280°. La première est très inflammable et il faut se garder de la manipuler à proximité d'une flamme : les vapeurs en s'enflammant peuvent communiquer le feu à l'essence liquide et par suite aux vêtements de la personne qui s'en sert.

Le pétrole (huile lampante) bien rectifié ne doit pas s'enflammer à la température ordinaire et même à la température de 35° quand on en approche une allumette enflammée. Mais bien souvent une rectification insuffisante peut faciliter son inflammation et causer des incendies ou des brûlures.

c. *Gaz d'éclairage.* — Le gaz d'éclairage obtenu par la distillation de la houille en vase clos est formé par le mélange des gaz suivants (Geemuyden, Gaz de Christiana) :

Hydrogène	47	volumes.
Méthane	36	—
Carbures aromatiques et autres	4	—
Oxyde de carbone	8	—
Anhydride carbonique	2	—
Azote	3	—
Total	100	

Il renferme en outre des traces de soufre que l'épuration n'enlève pas complètement.

Un litre de gaz d'éclairage dégage en brûlant 1 kilog. 118 de vapeur d'eau, 0 mètre cube 597 d'anhydride carbonique et des traces d'anhydride sulfureux. L'expérience apprend que la proportion d'anhydride carbonique dans l'air d'une salle éclairée au gaz et moyennement ventilée n'atteint jamais une valeur capable de produire des troubles dans la fonction respiratoire et ne dépasse pas 0,2 ou 0,3 p. 100.

L'oxyde de carbone est complètement brûlé.

Les brûleurs à incandescence, qui consomment le moins de gaz pour un éclairage donné, sont par conséquent ceux qui dégagent le moins de produits de combustion.

Mais si, de ce côté, le gaz ne constitue pas un danger, il n'en est pas de même quand il se mélange à l'air et qu'il est introduit dans les poumons : la proportion d'oxyde de carbone qu'il contient en fait un véritable poison. Les fuites de gaz sont assez fréquentes dans les locaux où on utilise ce produit ; heureusement son odeur est telle, que l'organe de l'odorat, plus sensible ici que le meilleur des réactifs, nous permet de le reconnaître même quand l'air n'en renferme que 0,01 à 0,02 p. 100 (Rübner).

Dans certaines conditions, toutefois, le gaz peut perdre son odeur tout en restant toxique. C'est ce qui arrive lorsqu'il traverse le sol. La terre retient les carbures de poids moléculaires élevés, plus facilement condensables et qui sont odorants ; le reste, qui s'est enrichi par ce fait en oxyde de carbone, se dégage. Quand une conduite se rompt sous terre, le gaz désodorisé ne pouvant s'échapper à travers le sol de la rue pavé ou durci se rend dans le sous-sol plus meuble des maisons avoisinantes ; par suite du chauffage des habitations, il se crée un courant d'air ascendant qui entraîne le gaz se dégageant de terre ; le fluide pénètre dans les appartements et peut causer ainsi des accidents. On a observé des cas où le chemin parcouru dans le sol était considérable, 10, 30 et même 80 mètres (Lœwin). Dans ces conditions on observe souvent des intoxications chroniques.

Pour comprendre l'importance de cette cause d'intoxication, il suffit de rappeler qu'en moyenne le $\frac{1}{10}$ du gaz envoyé dans les conduites se perd dans le sol. (A Paris, sur 150 millions de mètres cubes de gaz produits dans les usines, il s'en échappe 15 millions dans le sol.)

En somme les gaz provenant de la combustion des substances servant à l'éclairage sont peu dangereux et on s'en débarrasse facilement par une légère ventilation. Beaucoup plus redoutables sont les accidents que peuvent produire ces substances elles-mêmes.

Produits industriels. — Nous achèverons l'étude des gaz qui peuvent souiller l'air en signalant les produits industriels gazeux dont l'inhalation provoque des accidents.

Au gaz d'éclairage nous ajouterons les vapeurs nitreuses, sulfuriques, sulfocarbonées. Il est assez facile de soustraire les ouvriers qui fabriquent ces substances aux vapeurs qu'elles émettent, par une ventilation bien comprise.

Mentionnons cependant d'une façon spéciale l'action nocive des vapeurs de phosphore sur les ouvriers allumettiers. Le phosphore produit chez ceux qui le manipulent un état intoxication spéciale, le *phosphorisme*. L'individu atteint de phosphorisme est prédisposé à une foule de maladies : albuminurie, diarrhées rebelles, etc., etc. Les os deviennent d'une fragilité extrême et souvent il se produit l'accident le plus redoutable et le plus effrayant de tous : la nécrose ou carie des os et spécialement des os de la mâchoire. Il faut souhaiter que bientôt on substitue au phosphore blanc employé actuellement à la fabrication des allumettes, le phosphore rouge ou amorphe qui est inoffensif.

LA PRESSION ATMOSPHÉRIQUE.

Nous vivons dans l'atmosphère qui exerce sur nous, par centimètre carré, une pression moyenne de 1 kilog. 03. Notre organisme est adapté à ces conditions de vie, et toute variation importante de pression apporte des perturbations dans l'accomplissement de la fonction respiratoire.

Si la pression diminue, le volume d'air qui entre dans les poumons à chaque inspiration restant constant, il en résulte que la masse d'air introduite diminue : la quantité d'oxygène absorbé peut devenir insuffisante et des symptômes d'asphyxie apparaissent. C'est ce qu'on nomme le *mal de montagne*, parce qu'on ressent ces troubles dans les ascensions des hautes montagnes ou quand on s'élève en ballon. On éprouve d'abord de la lassitude, puis une perte complète des forces, en même temps que de l'essoufflement et des maux de tête. Ensuite, si la pression extérieure diminue encore, les muqueuses saignent par suite de la rupture des vaisseaux superficiels, rupture due à la pression interne qui n'est plus équilibrée. Gay-Lussac a pu monter jusqu'à 7000 mètres en ballon; le ballon le *Zénith* monté par Gaston Tissandier, Crocé-Spinelli et Sivel s'éleva à une hauteur plus grande encore (8500 mètres), mais ces deux derniers aéronautes y trouvèrent malheureusement la mort. On conseille, pour lutter contre cette sorte d'asphyxie, de respirer de l'oxygène pur, dont on emporte une provision dans des réservoirs de caoutchouc.

Le mal de montagne se fait sentir d'autant plus tôt qu'on accomplit un travail plus intense; la consommation d'oxygène augmente de ce fait et, si la quantité de gaz absorbée est insuffisante, les troubles apparaissent.

L'expérience suivante du docteur Paul Regnard montre le

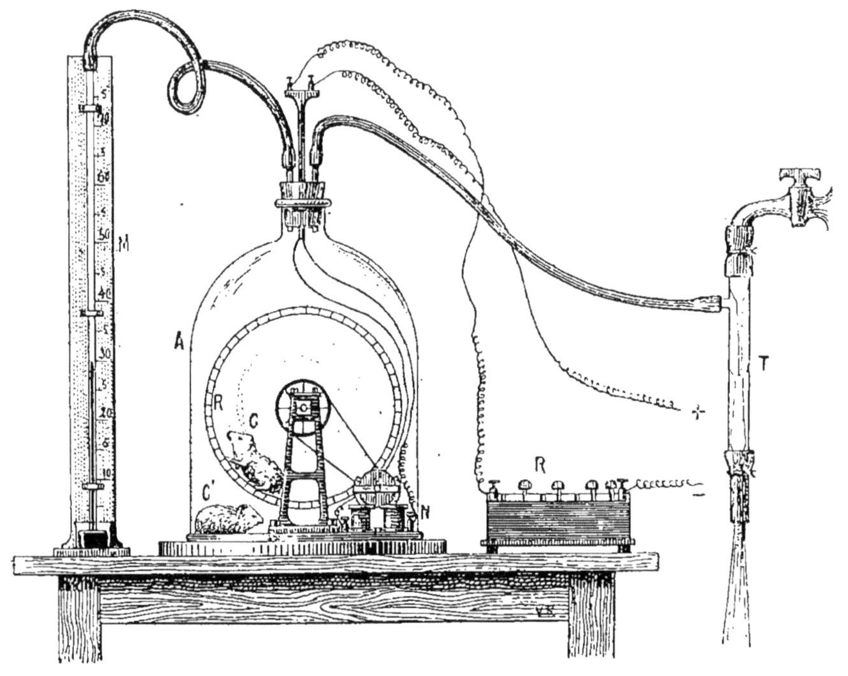

Fig. 20. — Appareil du docteur Paul Regnard pour l'étude du mal de montagne.

M, manomètre. — A, cloche où l'on peut faire le vide. — R, roue mise en rotation par un moteur électrique N. — C, C', cochons d'Inde. — T, trompe à eau.

rôle de la fatigue musculaire dans le mal de montagne (fig. 20). On place deux cobayes dans une cloche où l'on peut faire le vide; l'un est libre, l'autre est enfermé dans une sorte de cage à écureuil mise en mouvement par un moteur électrique. Lorsque la roue tourne l'animal est forcé de courir et de monter sans cesse. On diminue ensuite progressivement la pression dans la cloche, au moyen d'une trompe à eau, par exemple. A partir d'une dépression correspondant à une hauteur verticale, dans l'atmosphère, d'environ 3000 mètres, le cobaye de la roue tombe fréquemment en avant et paraît manifestement essoufflé et gêné; l'autre est tout à fait calme. Pour une dépression correspondant à une altitude de 4600 mètres, le cobaye de la roue ne peut plus aller et se laisse tomber, immobile; l'animal libre est toujours tranquille, et ce n'est qu'à partir d'une altitude de 8000 mètres qu'il présente les mêmes symptômes que son compagnon.

La compression de l'air est aussi une cause de troubles pour l'organisme, mais seulement lorsqu'elle dépasse deux atmosphères. Jusqu'à cette limite l'organisme n'éprouve aucune gêne si la variation de la pression se fait avec une lenteur suffisante. Il arrive souvent que des ouvriers, placés dans une cloche à plongeur, sous l'eau, travaillent dans ces conditions.

Il faut éviter particulièrement une décompression rapide qui produit un brusque retour à l'état gazeux des gaz dissous dans le sang ; les bulles de gaz obstruent les vaisseaux capillaires, et y arrêtent la circulation, ce qui entraîne la mort. Les accidents moins graves que peut produire une brusque décompression sont des vertiges, des convulsions, des paralysies ou simplement des démangeaisons insupportables appelées *puces* par les ouvriers.

Si la compression de l'air dépasse deux atmosphères, on éprouve d'abord des vertiges, des douleurs articulaires, une accélération du pouls. Enfin, à une pression voisine de 15 atmosphères, l'animal succombe, empoisonné par l'oxygène, comme Paul Bert l'a montré. Des animaux placés dans l'oxygène pur meurent dans des convulsions terribles lorsque leur sang renferme 35 p. 100 de son volume d'oxygène en dissolution. Ce gaz est un poison du système nerveux : il arrête les combustions organiques et le corps se refroidit; puis la vie cesse par paralysie du cœur. Cette action de l'oxygène est générale sur tous les corps organisés ; animaux et végétaux sont tués par l'oxygène à la pression de 4 à 5 atmosphères.

Nous croyons ne pouvoir mieux clore cette première partie du chapitre de l'air, consacrée à l'étude des troubles respiratoires pouvant aller jusqu'à l'asphyxie complète, qu'en indiquant la méthode du Dr Laborde, qui permet de lutter contre ces accidents (asphyxie par l'anhydride carbonique, par submersion, etc.) dans le cas de mort apparente, même après arrêt total du cœur. On a pu rappeler à la vie des noyés après une submersion de *plusieurs heures* par la *méthode des tractions rythmées de la langue.*

Voici la technique du procédé enseigné par le docteur Laborde :

Saisir solidement le corps de la langue (tiers antérieur) entre le pouce et l'index avec un linge quelconque, ou le mouchoir qu'on a dans sa poche, ou même avec les doigts nus, et exercer sur elle, de quinze à vingt fois par minute, de *fortes tractions réitérées, successives, rythmées*, suivies de relâchement, en imitant les mouvements rythmés de la respiration elle-même.

Pendant les tractions, il importe de sentir que l'on tire bien sur la *racine* de la langue qui s'y prête, par son élasticité et sa passivité, surtout dans le cas de mort apparente.

Lorsqu'on commence à sentir une certaine résistance, c'est que la fonction respiratoire se rétablit et que la vie revient ; il se fait alors habituellement, un ou plusieurs mouvements de déglutition, bientôt suivis d'une inspiration bruyante, que j'appelle le *hoquet inspirateur*, premier signe de la reviviscence.

Si, au moment de saisir la langue, les mâchoires sont encore contractées et les dents serrées, les écarter en forçant, avec les doigts, si c'est possible, ou avec un corps résistant quelconque, morceau de bois, manche de couteau, bouchon, dos de cuiller ou de fourchette, extrémité d'une canne, etc.

S'il s'agit d'un noyé, en prenant la langue et tout au début des tractions, il est utile d'introduire l'index de l'autre main au fond de l'arrière-gorge, de façon à aider la provocation du vomissement, afin de dégager, autant que possible, l'estomac de l'eau ou des aliments qui l'encombrent.

On peut se servir pour saisir la langue et tirer sur elle d'une pince appropriée, mais il ne faut pas oublier que l'on peut se passer de tout instrument et se servir uniquement de ses doigts : c'est ce qui donne au procédé toute sa valeur pratique, et qui le met à la portée de tous.

Il est d'une importance capitale de continuer les *tractions* avec persistance, sans se lasser et se décourager, durant un temps assez long, le résultat pouvant encore être obtenu après une demi-heure, une heure et plus de l'emploi ininterrompu du procédé ; on peut, en ce cas, se relayer.

En même temps que les tractions de la langue, il est indispensable de pratiquer la *respiration artificielle* selon le procédé suivant :

On étend le patient sur le dos; les épaules légèrement soulevées par un objet quelconque (vêtement replié, couverture roulée, etc.); la bouche doit être maintenue ouverte et la tête placée dans la direction normale. Tandis qu'un aide maintient les jambes du patient, l'opérateur se place derrière la tête, saisit les bras à la hauteur des coudes, les avant-bras étant reployés sur les bras; il les appuie assez fortement sur les parois de la poitrine, puis les écarte et les porte rapidement au-dessus de la tête en décrivant un arc de cercle; il les ramène ensuite à leur position première en pressant encore sur les parois de la poitrine. On répète ces mouvements alternativement, hardiment et avec persévérance environ quinze fois par minute jusqu'à ce que le patient respire.

LES POUSSIÈRES DE L'AIR.

Quand la lumière pénètre par une fente étroite dans une chambre noire, on voit sur le parcours du rayon lumineux une foule de corpuscules, brillamment éclairés, qui flottent dans l'air, grâce à leur extrême ténuité. On peut les recueillir facilement en exposant à l'air une lame de verre imbibée d'un liquide visqueux, de glycérine par exemple, qui retient toutes les poussières qui viennent à son contact (aéroscope). Il est aisé ensuite de les examiner au microscope.

L'étude de ces poussières, de ces sédiments atmosphériques, a permis de les classer en deux catégories : 1° Les poussières inertes ; 2° Les poussières animées.

Les premières sont constituées, en général, par des parti-

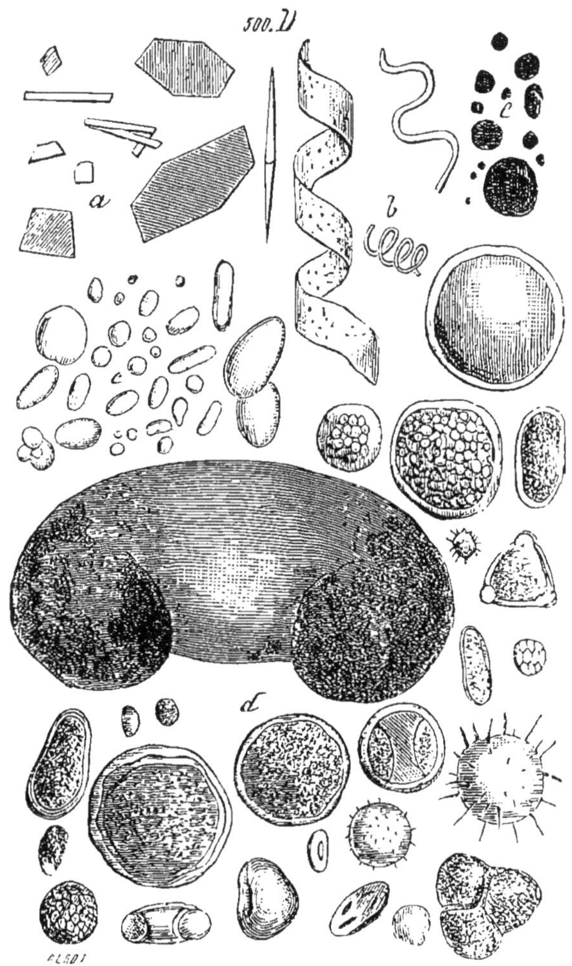

Fig. 21. — Particules minérales et poussières végétales de l'atmosphère.

a, cristaux ; — *b*, débris végétaux fibreux et cellulaires ; — *c*, grains d'amidon ; — *d*, pollens (Miquel).

cules de *charbon*, de *silex*, de *calcaire*, de *sulfate* et de *phosphate de calcium*, des globules de *fer météorique*, des détritus animaux ou végétaux (*cellules épithéliales*, *écailles de papil-*

lons, *antennes* et *pattes d'insectes*), du *duvet*, des *débris textiles* (laine et coton), des *fibres ligneuses*, des *grains d'amidon de blé*, *de pomme de terre*, etc.

Les poussières animées sont constituées par : des *pollens*; des *spores cryptogamiques*; des *bactéries* et leurs *spores*.

Les pollens proviennent des organes reproducteurs mâles des plantes phanérogames. Ils sont surtout abondants en été, comme il est facile de le prévoir.

Les spores cryptogamiques proviennent généralement de champignons inférieurs (moisissures et levures), organismes microscopiques produisant les fermentations.

Enfin, c'est Pasteur, qui, le premier, a prouvé que les germes des bactéries qui se développent dans les liquides nourriciers (bouillon, lait, etc.) exposés à l'air, proviennent des poussières tenues en supension dans l'atmosphère. Cette démonstration a été faite à l'occasion des célèbres controverses, engagées en 1862, sur la génération spontanée. Pasteur a montré qu'un liquide propre au développement des bactéries, complètement stérilisé par son séjour dans une étuve à 120° et abandonné à l'air, se remplit de bactéries diverses ; le même liquide conservé à l'abri de l'air, après stérilisation, se conserve absolument pur sans développement d'aucun être organisé : c'est donc l'air qui renferme les germes de ces organismes.

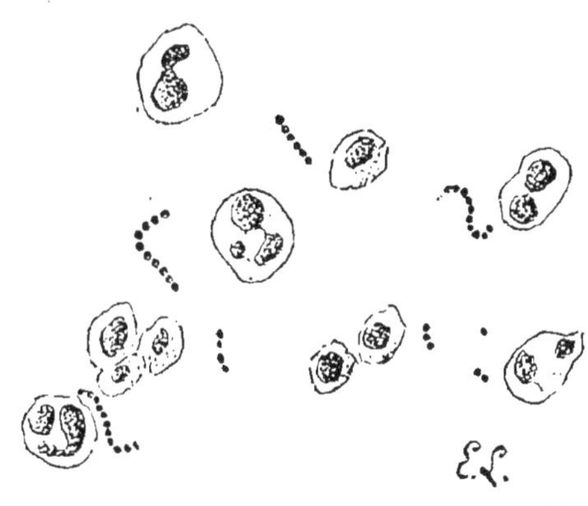

Fig. 22. — Streptocoque de l'érysipèle.

Parmi les bactéries de l'air on peut rencontrer des microbes pathogènes. C'est ainsi qu'on y a trouvé le *Streptocoque de l'érysipèle* (fig. 22), les *Staphylocoques* qui produisent la suppuration des plaies, etc. On y rencontre aussi quelques microbes ferments : les ferments lactique, acétique, ammoniacal, etc., etc. Manfredi, étudiant les poussières de la ville de Naples a constaté que sur quarante-deux échantillons recueillis dans diverses conditions, trente et un contenaient des germes pathogènes : streptocoque, staphylocoque, bacilles du tétanos et de la tuberculose, etc.

Ces organismes sont soumis à une cause permanente de destruction par l'action combinée de l'oxygène et de la lumière. Aussi trouve-t-on dans l'air, de préférence, des microbes pourvus de spores; ces spores étant, nous le savons, des formes de résistance aux agents destructeurs. Cependant les bactéries, même non sporulées, peuvent résister facilement à l'action de l'air et de la lumière quand elles sont englobées par de la matière albumineuse desséchée, comme cela arrive pour le bacille de la tuberculose contenu dans les crachats des phtisiques (Cornet). L'air ne renferme pas constamment la même quantité de sédiments solides : les pluies lavent l'atmosphère et diminuent la proportion des poussières en les entraînant mécaniquement. L'air, sur les montagnes, est relativement très pur aussi bien que celui pris au large de la mer.

Tyndall a montré le premier que l'air sortant des poumons est pur ou à peu près. Une quantité d'air renfermant 20 700 germes avant d'être inspirée n'en contient plus que 40 après l'expiration (Straus). La surface pulmonaire fonctionne donc comme un véritable aéroscope.

Dans le cas où les poussières inspirées sont très abondantes la puissance de défense du poumon est dépassée et des accidents divers et en particulier des maladies infectieuses peuvent se produire. (Voir page 152 : *Phagocytose.*)

Les personnes les plus menacées sont les ouvriers que leur métier expose à respirer continuellement des poussières. Les professions dangereuses à ce point de vue peuvent être groupées de la façon suivante :

I. Professions exposant à des poussières animées........	Batteurs de tapis. Cardeurs de laine. Chiffonniers.

II. Professions exposant à des poussières inertes.........	Meuniers, boulangers. Mineurs. Tailleurs ou piqueurs de meules de moulins. Marbriers. Porcelainiers, etc. Ouvriers fabricant la céruse, le minium, le vert de Scheele, etc.

POUSSIÈRES INFECTIEUSES. — Les ouvriers qui respirent des poussières contenant des bactéries, comme les matelassiers, batteurs de tapis ou chiffonniers, sont sujets à des *pneumonies infectieuses* (pneumonie des chiffonniers) ou au *charbon pulmonaire* (maladie de Bradfort) que l'homme contracte en maniant des laines de moutons charbonneux. Le bacille de la tuberculose se transmet facilement aussi dans ces conditions.

POUSSIÈRES INERTES. — Les poussières minérales ou inertes, introduites dans les poumons, y produisent une irritation constante aboutissant à des lésions chroniques : les *pneumokonioses*.

La pneumokoniose due au charbon, ou *anthracosis*, est la plus fréquente. Les particules de charbon flottant dans l'air des villes se déposent dans nos poumons : ces organes, chez les vieillards, sont sillonnés de traînées noirâtres, amas de poussières du charbon ; l'organisme ne souffre pas de cet anthracosis physiologique. Mais, chez les mineurs qui extraient la houille, l'envahissement est tel que le poumon est absolument imprégné de débris de charbon ; les crachats sont couleur de suie et l'altération du poumon rend vite possible le développement du bacille de Koch : l'individu succombe bientôt à la *phtisie tuberculeuse*.

Il en est à peu près de même pour les *piqueurs de meules*, avec cette différence que les ravages faits par la poussière de silex (*Silicosis*) sont plus considérables et, qu'à la suite de cette altération du poumon, la phtisie atteint rapidement ces malheureux ouvriers. Il est rare de les voir dépasser l'âge de trente-cinq ans.

POUSSIÈRES TOXIQUES. — Parmi les poussières minérales il en est qui sont de véritables poisons. Elles appartiennent pour la plupart aux poisons métalliques. Les ouvriers manipulant la céruse, le minium, le jaune de chrome, les couleurs vertes à l'arséniate de cuivre, présentent souvent des intoxications chroniques produites par ces poisons. On a vu aussi des accidents causés par des tentures, des papiers de tapisserie, des étoffes, colorés par le vert de Scheele ou le vert de Schweinfurt.

Nous pouvons tirer de ce qui précède une conclusion pratique importante, concernant la façon d'enlever les poussières de nos appartements : l'emploi du plumeau doit être condamné ; outre qu'il fait simplement voltiger la poussière d'un meuble sur un autre, il a le grave inconvénient de la soulever dans l'air que nous respirons et, par conséquent, de la faire entrer dans nos poumons. On doit substituer au plumeau un linge légèrement humide, auquel la poussière adhère parfaitement. Il faut éviter de balayer les parquets et se contenter de les frotter avec un torchon de laine, après les avoir cirés. La cire ou l'encaustique emprisonnent les poussières dans les fentes et les empêchent d'être à nouveau soulevées dans l'air.

De même dans les villes, les rues doivent être arrosées largement avant le balayage : les poussières sont ainsi entraînées à l'égout et ne souillent pas l'atmosphère.

RAPPORTS DU SOL ET DE L'AIR. — LES MARAIS.

Le sol contribue à souiller l'air par les produits de décomposition des matières organiques qu'il y déverse constamment. Nous avons étudié l'action sur l'organisme des principaux gaz dégagés par les phénomènes de putréfaction.

Une cause importante d'insalubrité d'une région consiste dans le voisinage de *marais*. Il est de notion vulgaire que ce voisinage cause chez les habitants les accidents appelés communément *fièvres*, mieux encore *fièvres intermittentes* et enfin, eu égard à leur origine, *paludisme* ou fièvres palustres. Les marais de la Charente, les Dombes, les rizières du Piémont et de la Lombardie, les marais Pontins et la Campagne Romaine, les marécages du Tonkin et la brousse de Madagascar ont une réputation bien méritée.

M. le professeur Laveran a démontré que les fièvres palustres étaient dues à la présence dans le sang d'un petit

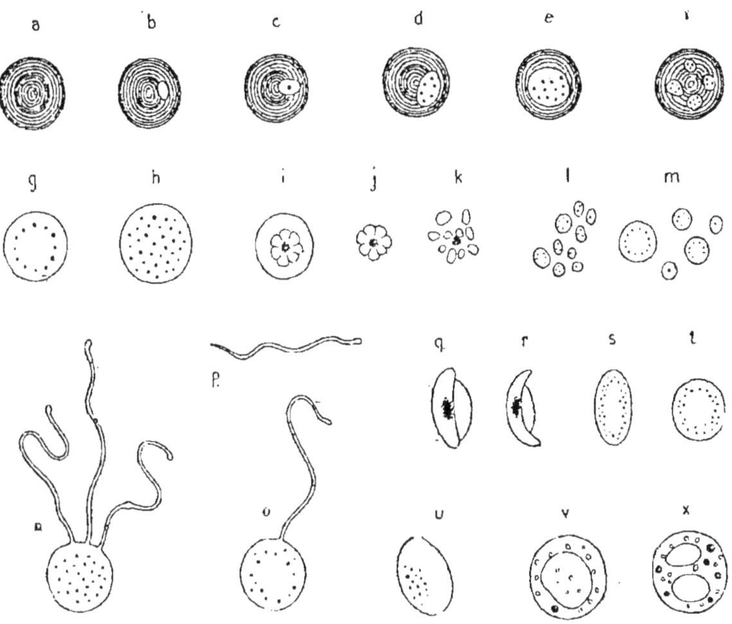

Fig. 23. — Hématozoaires du paludisme (d'après Laveran).

a, Hématie normale. — *b*, hématie avec un corps sphérique de très petit volume, non pigmenté. — *c*, *d*, *e*, hématies avec des corps sphériques pigmentés, petits et moyens. — *f*, hématie avec quatre petits corps sphériques. — *gh*, corps sphériques libres ayant atteint leur développement complet. — *i*, corps segmenté adhérent à une hématie. — *j*, corps segmenté libre. — *k*, les segments s'arrondissent et deviennent libres. — *lm*, petits corps sphériques libres. — *n*, corps sphérique avec trois flagella. — *o*, corps sphérique avec un flagellum. — *p*, flagellum libre ; *qr*, corps en croissant. — *s*, corps ovalaire. — *t*, corps sphérique dérivé d'un corps en croissant. — *u*, corps sphérique après le départ des flagella. — *vx*, leucocytes mélanifères.

être appartenant au règne animal, un protozoaire, qu'il a appelé *hématozoaire* (fig. 23) et qui est aujourd'hui universellement connu sous ce nom, ou sous celui non moins justifié de *Laverania*. L'hématozoaire ayant envahi notre organisme, y manifeste sa présence par des accidents dont la grande caractéristique est l'*intermittence* : on sait que les accès palustres se répètent soit chaque jour (fièvre quotidienne), soit tous les deux jours (fièvre tierce), soit tous les trois jours (fièvre quarte), etc. Ils sont constitués par un frisson prolongé, auquel fait suite une période pendant laquelle le malade éprouve une sensation de chaleur violente et se terminent par des sueurs abondantes. Quelquefois la mort peut survenir rapidement dès les premiers accès (fièvre pernicieuse); le plus souvent cependant les accès ne sont pas mortels, mais ils amènent à la longue une altération profonde de l'organisme : c'est la cachexie ou *anémie palustre*. La quinine (sulfate et surtout chlorhydrate) est le véritable spécifique de ces fièvres.

On ne sait pas encore d'une façon certaine comment se produit la pénétration de l'hématozoaire dans notre corps ; le plus souvent elle semble avoir lieu par les voies respiratoires et elle est rendue beaucoup plus facile par l'existence de brouillards : en pays palustre il est très dangereux de sortir le soir au moment où tombe le brouillard. Dans quelques cas on a pu incriminer l'eau de boisson ; à Cantalupo (Italie) la fièvre intermittente qui sévissait d'une façon terrible, alors que les habitants buvaient de l'eau de puits, cessa presque complètement dès qu'ils firent usage d'une eau de source très pure (Balestra).

On sait aussi que les marais sont très peu dangereux pendant la saison froide, tant que les terrains sont submergés ; mais dès que ces terrains se dessèchent par l'action de la chaleur, le danger survient et la fièvre éclate.

Bien plus, les terrains secs et arides, non cultivés, et surtout quand on les remue pour y creuser des tranchées, des canaux, ou les mettre en culture, sont suceptibles d'occasionner le développement des fièvres dites paludéennes ; les plateaux de la Beauce, où l'eau manque souvent, ont été des foyers palustres ; à Paris, en 1811, quand on creusa le canal Saint-Martin et, en 1840, lorsqu'on édifia les fortifications, il surgit de véritables épidémies de paludisme (Trousseau). Tous les jours on voit des cas analogues. Dans les pays neufs, où le sol n'a jamais été remué, on sait combien sont fréquentes et dangereuses les fièvres palustres, quand on crée des routes, etc. (Algérie, Tunisie, Tonkin, Madagascar). Un exemple fera voir quelle importance peuvent prendre les accidents palustres. En 1628, après la prise de la Rochelle, Richelieu, voulant ruiner cette ville, lui suscita une rivale : il créa un siège d'amirauté dans une petite ville qui venait de se bâtir à quelque distance, *Brouage*. Il y fit élever des arsenaux, des remparts, des magasins immenses, des hôpitaux : Brouage florissante devenait le plus grand port militaire de France. Mais le paludisme y sévissait ; bientôt il fallut abandonner la ville et dès 1730 tous les établissements militaires étaient supprimés. Aujourd'hui Brouage est une ville morte qui compte à peine 800 habitants et dont les ruines seules rappellent la splendeur passée.

Le seul moyen de détruire les foyers palustres est de dessécher les marais quand ils existent (Hollande) et surtout de mettre le sol en culture ; après ce que nous avons dit, on comprendra que cette opération soit souvent difficile et exige le sacrifice de nombreuses existences : « La campagne de Rome n'est pas cultivée parce que l'air y est vicié, et l'air y est vicié parce que la campagne est inculte ». La culture intensive fait vite disparaître les foyers de paludisme ; il importe d'avoir recours surtout à des plantations d'arbres ou de plantes élevées poussant rapidement ; l'eucalyptus convient à merveille dans les pays chauds, malheureusement il ne pousse pas dans nos climats et l'on est forcé d'avoir recours à des plantes moins efficaces : le soleil (*Helianthus annuus*) a été très vanté. L'influence des arbres est si manifeste qu'on a vu apparaître la fièvre dans des localités où elle était inconnue, aussitôt après qu'on eut détruit des forêts, des plantations.

En pays palustre, le travailleur, le soldat, doivent être soumis à une hygiène sévère : alimentation substantielle et saine, usage modéré des boissons excitantes (thé, café, vin) ; n'employer que de l'eau bouillie ou filtrée (filtre Chamberland) ; éviter le refroidissement ; ne pas sortir au moment où tombe le brouillard, le soir, et aussi le matin avant le lever du soleil ; ne pas coucher sur le sol ; enfin l'efficacité de petites doses journalières de quinine, à titre préventif, est indéniable aujourd'hui.

LE GRAND AIR.

La vie au grand air est le facteur principal d'une bonne santé.

Les expériences de Pasteur ont montré la grande pureté de l'air loin des agglomérations nombreuses, sur les montagnes ou en pleine campagne. On ne retrouve pas, en plein air, les toxines qui existent en quantité variable dans l'air des appartements et des maisons ; la proportion d'anhydride carbonique y est réduite au minimum et on y constate la présence de l'ozone, modification allotropique de l'oxygène douée de propriétés oxydantes plus prononcées que celles de ce gaz. L'ozone possède, pour cette raison, une action microbicide des plus marquées (Voir la note de la page 35). Pourtant, à ce sujet, on doit dire que Schönbein a remarqué que la proportion d'ozone croissait en même temps que le développement de certaines épidémies de grippe qui résulteraient d'après lui, dans une certaine mesure, de l'action irritante de ce gaz sur les voies respiratoires.

L'action bienfaisante du grand air sur l'organisme est due, en grande partie, à l'action excitante qu'il exerce sur la peau. Cette action est le point de départ de phénomènes nerveux réflexes qui activent et favorisent la fonction respiratoire ainsi que les échanges organiques en général. Le grand air, une nourriture intensive ou simplement bien appropriée, rendent l'organisme capable de lutter victorieusement contre une foule d'affections graves. Il constitue dans bien des cas un moyen thérapeutique de la plus grande efficacité.

Remèdes à apporter à la souillure de l'air. — 1° AÉRATION ET VENTILATION. — Nous avons vu de quels accidents nous étions menacés en vivant dans un air confiné ou souillé par des gaz toxiques. Pour les éviter, il faut renouveler l'air du lieu qu'on habite en y substituant de l'air pur pris au dehors. Cette opération se nomme *aération* ou *ventilation*.

Dans les salles très vastes où l'on se réunit en grand nombre, théâtres, salles de concert, etc., on installe quelquefois des pompes à air pour envoyer de l'air pur dans la salle par des tuyaux convenablement distribués. C'est aussi de cette manière qu'on aère généralement les tunnels en voie de construction et les galeries de mines.

Dans les laboratoires on produit le renouvellement de l'air en plaçant une flamme dans une cheminée; l'air de la pièce est entraîné par le courant d'air chaud déterminé par la flamme ; l'air du dehors entre par les interstices des portes, des fenêtres ou par des ouvertures ménagées dans ce but.

Dans les maisons d'habitation ordinaires on ne peut songer à pratiquer cette ventilation artificielle. On utilise alors la ventilation naturelle résultant des appareils de chauffage. Nous avons constaté la valeur hygiénique de la cheminée : cet appareil de chauffage détermine un courant d'air important ; l'air ainsi enlevé de la pièce y produit une dépression que l'air du dehors vient combler par toutes les fissures accidentelles des portes et fenêtres et aussi au travers des murs, comme le fait a été vérifié par Pettenkofer. Il faut même souvent, en pareil cas, se garantir contre les courants d'air froid arrivant du dehors. Il faut briser le courant d'air à son entrée dans la pièce de façon à amortir sa vitesse et la rendre inférieure à 50 centimètres par seconde.

Quand on utilise des appareils de chauffage autres que les cheminées, il faut aider à la ventilation naturelle, insuffisante par elle-même. L'expérience bien connue des deux bougies (fig. 24) montre que, dans une pièce chauffée, l'air chaud, qui est à la partie supérieure, tend à s'échapper par les fissures d'en haut, tandis que l'air froid du dehors entre par les fissures inférieures. Il est bon de mettre souvent en communication toutes les pièces de l'appartement, ce qui augmente le volume de l'air disponible et multiplie les sources d'aération.

2° Désinfection d'une chambre : destruction des poussières

ANIMÉES. — Quand une chambre a été habitée par un indi-

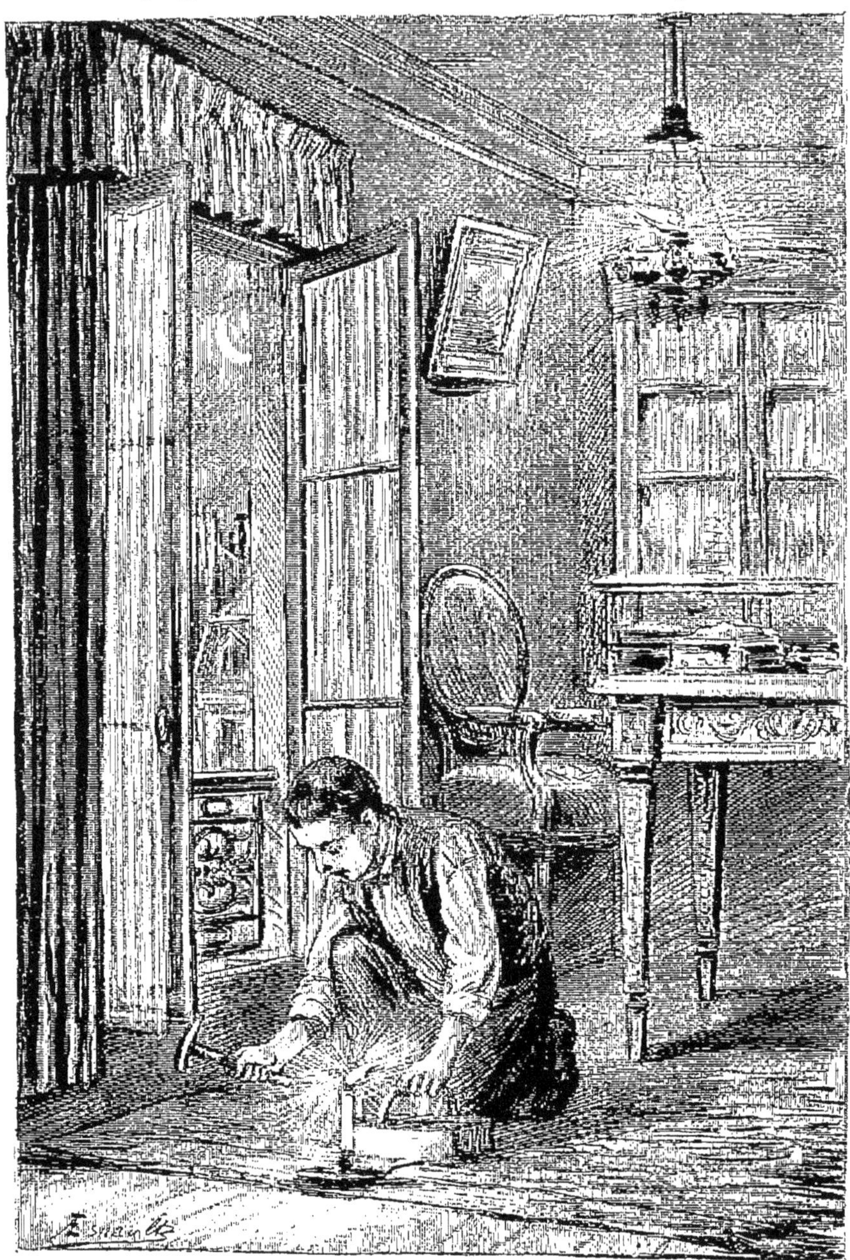

Fig. 24. — Expérience des deux bougies.

La flamme de la bougie supérieure est entraînée vers l'extérieur par l'air chaud qui s'échappe au dehors ; celle de la bougie inférieure est repoussée à l'intérieur par l'air froid qui entre dans la pièce.

vidu atteint d'une maladie infectieuse, l'air risque toujours d'y être souillé par les poussières déposées sur le plancher, les murs, etc. Il faut désinfecter cette pièce.

Dans le chapitre de la *désinfection* nous étudierons les moyens habituellement employés pour atteindre ce but.

ROLE DE LA TEMPÉRATURE DU MILIEU AMBIANT.

La chaleur est le plus important des éléments constitutifs d'un climat. La race humaine peut vivre sous toutes les latitudes : les Lapons habitent les glaces arctiques (on a noté — 56° C. au fort Reliance) ; les nègres, les déserts équatoriaux (jusqu'à + 53° C. au Sénégal) ; pour nous, Européens et Français, nous sommes adaptés à vivre dans les zones tempérées : le séjour dans les climats chauds est préjudiciable à notre santé et le froid continu agit défavorablement sur les fonctions de notre organisme.

Cependant nous sommes exposés, dans notre pays même, à subir les variations de température dépendant des saisons. C'est leur action que nous devons étudier.

Chaleur. — Avec l'accroissement de la température ambiante, l'appétit diminue, la soif augmente, la respiration s'accélère et la sécrétion sudorale devient plus abondante : l'évaporation qui en résulte tend à abaisser notre température propre et à l'empêcher de s'élever au-dessus de la normale (37° à 37°,5). Si la température extérieure dépasse 30°, les forces diminuent, les mouvements deviennent pénibles, l'intelligence perd sa vivacité, les phénomènes de nutrition sont profondément troublés. Il en résulte, si l'action de la chaleur se prolonge, l'*anémie des pays chauds* qui prépare notre organisme à l'invasion d'un grand nombre de maladies infectieuses : fièvre jaune, choléra, dysenterie, diarrhée, etc. En même temps l'activité du foie est considérablement accrue, ce qui prédispose aux affections de cet organe.

L'action d'une chaleur intense provoque des accidents que l'on a étudiés sous le nom de *coup de chaleur* ou *insolation*. L'individu soumis à l'action de la chaleur ressent d'abord du mal de tête, une soif violente, puis la peau se sèche, des vomissements surviennent, le malade chancelle et tombe ; la température du corps s'élève, atteint quelquefois 42° et 45°, et la mort arrive après des convulsions. Souvent, cependant, les accidents sont moins graves et la guérison se produit.

Le coup de chaleur n'est pas dû spécialement à l'influence du rayonnement solaire : les grandes chaleurs artificielles le produisent également. Les chauffeurs de paquebots sont assez souvent victimes de cet accident, car ils se trouvent dans un milieu où la température est extraordinairement élevée et atteint quelquefois 70 degrés centigrades.

Une expérience intéressante, due à MM. Laveran et Paul Regnard (fig. 25), montre que, dans nombre de cas, la

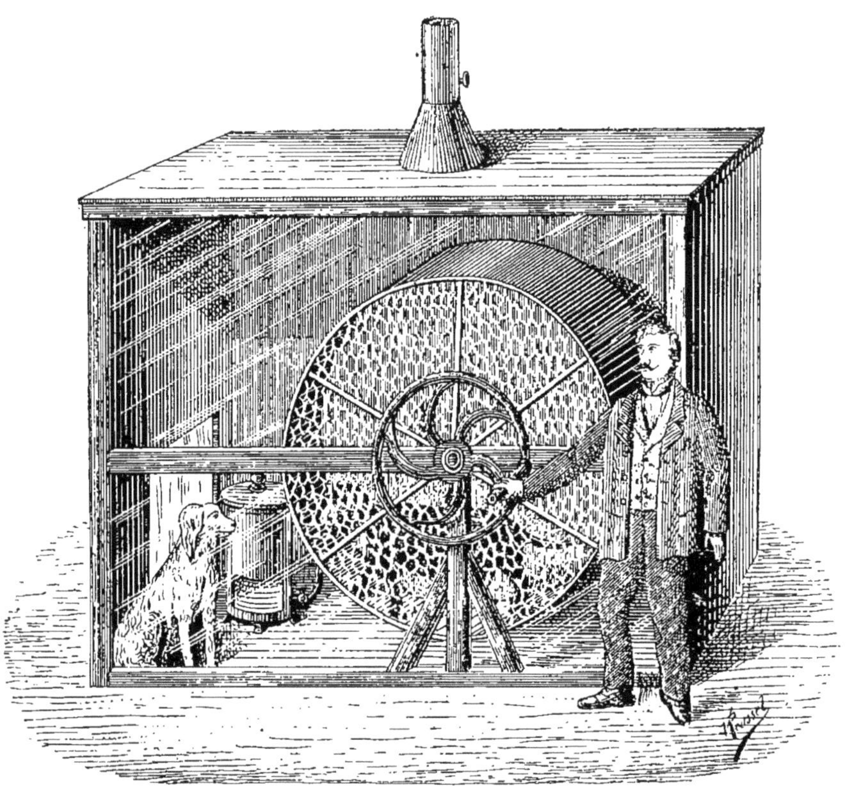

Fig. 25. — Expérience de Laveran et Paul Regnard (coup de chaleur).

chaleur solaire ou artificielle n'est que la cause déterminante qui se surajoute à un état de fatigue générale.

On place, dans une caisse dont on élève progressivement

la température, deux chiens ; l'un est maintenu au repos ; l'autre est enfermé dans une roue, sorte de cage à écureuil, mue à la main avec une manivelle. On constate que le chien immobile supporte, sans gêne, des températures allant de 36° à 46°, tandis que celui qui accomplit un travail pénible dans la roue devient très malade au bout d'une demi-heure. Sa température augmente en même temps que s'accroît la rapidité de ses inspirations : à 55° les accidents entraînent la mort de l'animal. Le chien resté immobile ne souffre pas encore : ce n'est qu'à 60° qu'il succombe à son tour, après avoir résisté plusieurs heures.

On prévient le coup de chaleur en s'accoutumant progressivement à la fatigue et à la chaleur ; en faisant usage de vêtements légers, non serrés, de façon à permettre l'accès de l'air et l'évaporation de la sueur ; en évitant les excès de boissons alcooliques ; en prenant de temps en temps de petites quantités d'une boisson aqueuse fraîche. Dans l'armée, pendant la saison chaude, on suspend les marches de dix heures du matin à quatre heures du soir.

Le repos à l'ombre, les vêtements étant desserrés, les affusions froides, la respiration artificielle combattent les accidents déclarés.

Il ne faut pas confondre le *coup de soleil* avec le coup de chaleur. Le coup de soleil est dû à l'action de la lumière solaire sur la peau ; il consiste en une brûlure très superficielle des parties découvertes : la peau prend une teinte rouge uniforme, on ressent une cuisson plus ou moins violente, puis au bout de quelques jours l'épiderme desquame, ou pèle, comme on dit vulgairement. Le coup de soleil, peu grave d'ordinaire, atteint de préférence la face ; on s'en préserve en faisant usage de chapeaux à larges bords ou du casque colonial.

Froid. — Exposé au froid l'organisme exagère la production de chaleur animale pour conserver sa température propre ; les vaisseaux de la peau se contractent, la circulation cutanée est diminuée, ce qui amoindrit la déperdition de chaleur par rayonnement ; l'activité des fonctions digestive, circulatoire et respiratoire s'accroît; l'homme a besoin d'une quantité plus considérable d'aliments et surtout d'hydrocarbures et de graisses. Les voies respiratoires, surtout, souffrent du surcroît de travail qui leur est imposé, elles deviennent réceptives à un grand nombre d'affections : M. Kelsch a montré que, dans l'armée, le chiffre des bronchites et des angines croît de novembre en janvier et février, puis s'abaisse jusqu'en septembre.

Localement, le froid agit d'une façon plus intense sur les parties périphériques où la circulation est moins active. L'humidité et le vent favorisent l'action du froid. Les organes les premiers atteints sont les pieds, les mains, les oreilles et le nez : la circulation s'y suspend; si l'action du froid est peu prolongée, les vaisseaux se dilatent dès qu'elle cesse, la peau rougit et devient le siège de démangeaisons (onglée, engelures). Lorsque le refroidissement est plus accentué la sensibilité disparaît, les vaisseaux perdent la propriété de se dilater, la circulation ne se rétablit pas, la région atteinte se mortifie, se gangrène (gelures).

L'action d'un froid intense peut porter sur la totalité de l'organisme : c'est le *coup de froid*, si bien décrit par J.-D. Larrey dans son *Histoire de la campagne de Russie*. Les forces diminuent progressivement, l'énergie morale disparaît, un impérieux besoin de sommeil se manifeste, la face pâlit, les jambes fléchissent, la vue s'obscurcit, l'homme tombe, s'endort et ne se réveille pas.

On évite le coup de froid en faisant usage d'une nourriture substantielle et riche en graisses, de boissons chaudes, en évitant les excès de boissons alcooliques, dont on a grande tendance à abuser dans les pays froids, enfin en se couvrant chaudement.

Quand un individu présente des congélations ou est frappé d'un coup de froid, il faut bien se garder de le réchauffer brusquement : on amènerait ainsi sa mort à peu près sûrement. On commence par pratiquer des frictions avec de la neige, puis avec de l'eau froide, enfin on place le malade dans une chambre froide, dont la température est élevée progressivement.

Refroidissement. — L'ingestion brusque d'une boisson glacée quand on a très chaud, l'exposition du corps en sueur dans un courant d'air violent sont susceptibles de déterminer divers accidents, quelquefois graves, et prédisposent l'organisme à certaines maladies infectieuses, en particulier aux affections des voies respiratoires (pneumonie, etc.).

La protection contre les variations de la température extérieure. — La température moyenne du corps est de 37°,5 centigrades et ne peut guère s'écarter de ce chiffre : dès qu'elle s'abaisse de 5° centigrades ou s'élève de la même quantité, l'existence est compromise. Comme la température du milieu ambiant varie constamment, passant par des minima de — 50° C. et des maxima de + 45° C., l'homme a dû se prémunir pour lutter contre les conséquences de ces variations. C'est surtout contre le froid que nous avons à nous défendre ; nous utilisons dans ce but le vêtement et l'habitation.

Le vêtement. — Quand la température de l'air ambiant est inférieure à celle de notre corps, celui-ci perd constamment de la chaleur par *rayonnement*, mais cette perte est faible, comparée à la quantité de chaleur enlevée par *convection*, par l'air froid qui s'échauffe au contact du corps en lui soustrayant du calorifique. Le vêtement a pour but de combattre ces deux causes de refroidissement.

L'air étant de tous les éléments celui qui conduit le moins la chaleur, nous pourrions nous passer de vêtement si l'atmosphère qui nous entoure était immobile ; mais il n'en est pas ainsi : chacun sait que l'air est en mouvement continuel et la chaleur même de notre corps entretient des courants autour de lui. Le vêtement a pour but d'emprisonner, de fixer la couche d'air qui nous entoure ; les différentes étoffes possèdent cette propriété à un degré plus ou moins élevé. Quand on parle de la conductibilité du vêtement, il faut entendre non la conductibilité des fibres animales ou végétales qui le constituent, mais le pouvoir conducteur propre de l'étoffe, pouvoir qui varie proportionnellement à la quantité d'air que le tissu emprisonne dans ses mailles; cet air immobilisé forme la véritable gaine protectrice. C'est à la couche d'air qu'ils retiennent entre leurs poils et leurs fibres que les fourrures, le duvet, les vêtements de laine doivent leur remarquable propriété de prévenir si efficacement toute perte de chaleur. Inversement, ces mêmes étoffes jouent le rôle d'isolants vis-à-vis des sources de chaleur extérieures; c'est ainsi que l'Arabe emploie son burnous de laine blanche pour se protéger contre la fraîcheur des nuits du désert, et aussi contre les ardeurs du soleil pendant le jour.

La *couleur* du vêtement n'est pas indifférente, toutes autres conditions restant invariables, pour nous protéger contre la chaleur. Les vêtements blancs diffusent, en même temps que la lumière, la chaleur qui l'accompagne et par conséquent ont un faible pouvoir absorbant pour la chaleur lumineuse; ce sont eux les plus agréables à porter dans les pays chauds.

Il importe que les vêtements ne soient pas absolument imperméables, car la peau est le siège d'un échange actif entre le sang et l'air et ce ne serait pas sans inconvénients graves qu'on troublerait ses fonctions excrétrices et absorbantes. D'autre part, l'air agit sur la peau pour produire des réflexes qui ont une grande influence sur les fonctions de nutrition en général.

Il faut que le vêtement soit perméable pour les liquides comme pour les gaz. Il doit absorber la sueur quand l'excrétion est assez abondante pour fournir plus de liquide qu'il ne peut s'en vaporiser pendant le même temps. La mauvaise conductibilité de l'étoffe devient, dans ce cas, une qualité de premier ordre, puisqu'elle empêche le refroidissement rapide du vêtement mouillé et évite les accidents consécutifs à un brusque refroidissement.

On sait que les étoffes de laine, appelées flanelles, présentent ces propriétés à un haut degré. Il est préférable, cependant, de porter sur le corps la flanelle de coton qui se lave mieux, ne produit pas d'irritation de la peau et offre d'ailleurs les mêmes avantages que celle de laine.

Les vêtements imperméables à l'eau et à l'air, préparés avec la gutta, le caoutchouc, sont très mauvais et leur usage doit être rejeté : l'air est emprisonné autour du corps, ne se renouvelle pas, l'individu éprouve une gêne considérable et est exposé au coup de chaleur. Mieux vaudrait avoir des vêtements mouillés. Aujourd'hui l'on a appris à préparer des draps revêtus de substances spéciales (sels d'alumine) qui les rendent imperméables à l'eau, mais non à l'air : leur usage est recommandable pour la confection des vêtements protecteurs contre la pluie.

Un point très important à considérer est la *forme* des vêtements. Avant tout, les vêtements ne doivent pas gêner l'individu qui les porte, ils doivent lui laisser la liberté complète des mouvements et surtout ne pas produire de constrictions gênant la circulation et déterminant à la longue des déformations. A ce point de vue il y a peu à dire du vêtement masculin que les nécessités d'une vie active ont accommodé aux exigences de l'hygiène. Rappelons que la taille ne devra jamais être serrée par les redingotes, tuniques, etc., ni surtout par la ceinture du pantalon ; celui-ci sera maintenu par des bretelles et non par une courroie serrée autour des hanches ; les bretelles seront en tissu élastique très souple pour se prêter facilement aux inflexions du tronc.

Le costume féminin, par contre, laisse beaucoup à désirer sous le rapport de l'hygiène ; toutes considérations pratiques sont écartées dans la confection du vêtement de la femme, il n'est plus ici question que de mode et de caprice. L'instrument le plus malencontreux de la toilette féminine est le *corset* dont la seule utilité est d'amincir la taille et de faire saillir la poitrine, ce qui, d'après les conventions admises, contribue à la beauté. Or l'usage du corset a de nombreux et graves inconvénients : il rétrécit le champ pulmonaire, entrave les fonctions respiratoires, l'hématose, et favorise ainsi le développement de l'anémie, de la tuberculose, etc. ;

le cœur lui-même est gêné dans son fonctionnement par la constriction exercée par le corset ; enfin les organes digestifs, l'estomac, le foie, sont déformés, déplacés : il en résulte des troubles dyspeptiques, de la congestion de la face, des bouffées de chaleur après les repas, malaises que toute femme connaît.

Les médecins et les hygiénistes ne sont pas les seuls à s'élever contre le corset, écoutons ce qu'en disait, au siècle dernier, Jean-Jacques Rousseau : « On sait que l'aisance des vêtements qui ne gênaient point le corps contribuait beaucoup à lui laisser, dans les deux sexes, ces belles proportions qu'on voit dans les statues et qui servent encore de modèles à l'art quand la nature, défigurée, a cessé de lui en fournir parmi nous. De toutes ces entraves gothiques, de ces multitudes de ligatures qui tiennent de toutes parts nos membres ils n'en avaient pas une seule. Les femmes ignoraient l'usage de ces corps de baleine par lesquels les nôtres c onrefont leur taille plutôt qu'elle ne la marquent... Il n'est point agréable de voir une femme coupée en deux comme une guêpe, cela choque la vue... La finesse de la taille a, comme tout le reste, ses proportions, sa mesure, passé laquelle elle est certainement un défaut : ce défaut serait même frappant à l'œil sur le nu, pourquoi serait-il une beauté sous le vêtement ?

» Tout ce qui gêne et contraint la nature est de mauvais goût, cela est vrai des parures du corps comme des ornements de l'esprit. La vie, la santé, la raison, le bien-être doivent aller avant tout ; la grâce ne va point sans l'aisance. »

L'HABITATION. — L'habitation nous est nécessaire pour nous garantir des rigueurs du climat : froid, pluie, chaleur. La construction rationnelle d'une maison salubre est assez longue à étudier et devra faire l'objet d'un chapitre spécial.

CHAPITRE III

LES ALIMENTS

Ration alimentaire. — Il est indispensable de fournir à notre corps les substances nécessaires à son accroissement, à la restitution des matériaux usés et constamment éliminés, et aussi à l'entretien des combustions inhérentes à la vie.

Les aliments doivent contenir tous les éléments que l'analyse chimique indique exister dans notre corps; mais, parmi ceux-ci, il en est de plus importants qui entrent pour une très grande proportion dans la composition de nos tissus et que l'on retrouve en grande quantité dans les déchets journaliers. Un bon aliment doit renfermer tous ces principes en proportion telle qu'il puisse être, aussi complètement que possible, utilisé par l'organisme.

Il est évident qu'une nourriture capable de réparer les pertes résultant des combustions vitales est suffisante pour l'homme adulte; la quantité d'aliments nécessaire pour cela, en un jour, constitue la *ration d'entretien.*

Mais à un organisme qui se développe, à un enfant qui grandit, il faut, en plus de la ration d'entretien, des aliments pour permettre la croissance et l'augmentation de poids du corps; ce supplément alimentaire se nomme *ration d'accroissement.*

Faute d'aliments, ou par suite d'une ration insuffisante, le corps perd de son poids. La graisse disparaît d'abord, les muscles diminuent de volume, la température centrale s'abaisse et la mort arrive quand l'organisme a perdu environ les $\frac{4}{10}$ de son poids.

Non seulement les aliments entretiennent les fonctions vitales chez l'adulte et permettent la croissance de l'adolescent, mais ils sont encore la source de l'énergie que le corps utilise pour produire de la chaleur et du travail. L'organisme transforme en travail une partie de la chaleur dégagée par les oxydations, les décompositions qui se produisent dans son intérieur. On comprend donc qu'un homme qui accomplit un travail ait besoin d'une plus grande quantité d'aliments que s'il restait inactif. La quantité supplémentaire de nourriture qui lui est alors nécessaire, par jour, est appelée *ration de travail.*

L'analyse des substances excrétées nous montre qu'en un jour un homme adulte travaillant modérément perd, en moyenne, 20 grammes d'azote, 328 grammes de carbone, 30 grammes de sels divers et 2000 grammes d'eau (Payen). Il faut que la ration alimentaire renferme ces corps en quantité équivalente (1).

Les aliments que nous utilisons peuvent être classés en plusieurs catégories :

1° Les *albuminoïdes*, qui ont pour type la viande ou l'albumine de l'œuf. Ils sont la source de l'azote utilisé par l'organisme. Une partie de l'albumine de ces aliments est employée à l'entretien de l'activité fonctionnelle des cellules (Voit) ; une autre part contribue à former le glycogène dans le foie. Ce glycogène est ensuite transformé en glucose et déversé dans le sang où il est brûlé pour servir à l'entretien de la chaleur animale et à la production de l'énergie dans les muscles.

2° Les *graisses*, qui sont des aliments de première utilité et représentent une forme très assimilable du carbone et de l'hydrogène.

3° Les *amylacés* ou féculents, ayant pour types le sucre et

(1) Gasparin exige des chiffres un peu différents de ceux-ci, pour lui, la ration doit se composer ainsi (homme adulte) :

Ration d'entretien..........	12gr,50 d'azote	et 260 grammes de carbone.
Ration de travail...........	12gr,50 —	45 — —
Soit au total.....	25 gr. d'azote	et 305 grammes de carbone.

l'amidon ; ces aliments sont utilisés, partie pour la production du glycogène dans le foie, partie pour former des graisses constituant des réserves nutritives dans l'organisme.

4° Les *aliments minéraux*, c'est-à-dire les sels entrant dans la constitution de nos tissus et de nos humeurs : phosphates alcalins et terreux, carbonates et chlorures de sodium et de potassium, sels de fer, etc.

Or, étant donné que 20 grammes d'azote correspondent à 120 grammes d'albumine pure, Voit a pu dresser un tableau indiquant, pour chacun des principaux aliments, les poids qu'il en faudrait absorber chaque jour pour trouver les 20 grammes d'azote et les 328 grammes de carbone nécessaires à l'entretien de la vie :

120 *grammes d'albumine correspondent à :*

Fromage	272	grammes.
Viande maigre	538	—
Farine de froment	796	—
Œufs	905	—
Pain noir	1430	—
Riz	1868	—
Lait	2905	—
Pommes de terre	4575	—

328 *grammes de carbone correspondent à :*

Farine de froment	824	grammes.
Riz	895	—
Fromage	1160	—
Pain noir	1346	—
Œufs	2231	—
Viande maigre	2620	—
Pommes de terre	3124	—
Lait	4652	—

De l'examen de ce tableau, il ressort qu'il n'existe pas d'aliment complet, c'est-à-dire capable de suffire, à lui seul, à l'alimentation, quand on l'ingère en quantité raisonnable. La viande, par exemple, contient relativement trop d'azote : il faudrait en absorber près de 3 kilogrammes pour y trouver la quantité de carbone nécessaire à la vie ; le pain est le seul aliment qui contienne à peu près l'azote et le carbone dans les proportions voulues, encore est-il trop pauvre en azote pour le carbone qu'il renferme. D'où il faut conclure à la nécessité d'un *régime mixte*, obtenu en mélangeant ces aliments dans des proportions convenables : tout régime exclusif impose à l'estomac un surcroît de travail, entraîne le rejet par les fèces de matières alimentaires non utilisées et aboutit à la misère physiologique ; c'est ce qui arrive chez beaucoup de paysans irlandais qui, se nourrissant exclusivement de pommes de terre, arrivent à en absorber 5 à 6 kilogrammes par jour. On est nourri par ce qu'on digère et non par ce qu'on ingère.

On ne saurait trop blâmer l'usage exclusif du régime végétarien, absurde surtout quand on veut l'appliquer au travailleur... à moins cependant d'entendre, comme certains, par végétarisme, l'usage d'un régime composé de fruits, de légumes, d'œufs, de lait, de fromage, etc.

Comme exemples de rations alimentaires, nous transcrivons ici deux rations utilisées dans l'armée française :

1° *Ration en temps de paix.*

Pain............	1000 grammes.	correspondant à	20gr d'azote. 346gr de carbone.
Viande non désossée........	300 —		
Légumes frais...	100 —		
— secs...	30 —		

2° *Ration de guerre*

Pain............	750 grammes.	correspondant à	21gr d'azote. 370gr de carbone.
Viande fraîche.. *ou* Viande de conserve.........	500 — / 250 —		
Légumes secs...	100 —		
Saindoux.......	30 —		
Sel.............	20 —		
Sucre...........	31 —		
Café (en tablettes)	15 —		

LES ALIMENTS D'ORIGINE ANIMALE.

LES VIANDES.

La viande est la chair musculaire des mammifères, des oiseaux et des poissons : en terme de cuisine, cependant, on donne le nom de *viande* aux différentes parties du corps des mammifères : chair mêlée d'os, de graisse, de tendons, foie, reins, encéphale, etc.

La viande est un aliment très riche en azote, d'une grande valeur nutritive, mais d'un prix élevé ; la consommation en est minime dans les classes pauvres. Tandis que dans les populations urbaines on consomme en moyenne, par an et par habitant, de 79 et 78 (Bordeaux et Paris) à 50 (Roubaix) kilogrammes de viande, dans les populations rurales cette consommation moyenne atteint à peine 15 kilogrammes en France, d'après MM. Bouley et Nocard, et s'abaisse même à 1 kilogramme dans certains districts de l'Italie.

Ces chiffres n'ont que la valeur relative d'une moyenne, et, dans les mêmes milieux, tandis que certaines personnes consomment trop peu de viande, d'autres en font entrer une trop grande quantité dans leur alimentation; l'excès dans la consommation de la viande est préjudiciable à la santé; il constitue une des causes du diabète, de la goutte, maladies qui augmentent chaque jour de fréquence.

Caractères des viandes de boucherie saines. — BŒUF. — La viande du bœuf est de couleur rouge ; quand on la coupe, son *grain*, formé par la section des petits faisceaux musculaires, doit être fin ; entre ces faisceaux musculaires il existe, chez certains animaux, de la graisse formant de fines marbrures : c'est le caractère de la viande *persillée*, très appréciée en boucherie. A l'incision de la viande, il doit s'écouler un peu de *jus* rouge vif. Entre la peau et les muscles, on trouve la *graisse de couverture* qui doit être ferme, d'un blanc rosé ou légèrement jaunâtre. La moelle des os doit être ferme, solide, blanc jaunâtre ou légèrement rose.

La *vache* jeune et engraissée donne une viande présentant sensiblement les caractères précédents.

La viande de *taureau* est noirâtre ou rouge foncé ; son grain est grossier et ne présente jamais le persillé ; elle possède une graisse de couverture peu abondante, blanche et sèche.

VEAU. — La viande de veau doit être d'un blanc rosé, la graisse satinée, onctueuse. Mal nourri ou trop vieux, le veau a une chair plus foncée ; trop jeune, sa chair est gélatineuse, d'un gris sale et peu nutritive ; le veau de boucherie doit être âgé de 2 à 3 mois.

MOUTON. — Viande foncée, jamais persillée, à graisse très blanche.

PORC. — Viande très variable suivant la nourriture de l'animal ; convenablement engraissé, le porc a une chair légèrement rosée, un lard blanc, épais et onctueux. Le porc nourri d'eaux grasses, de débris de viande, de résidus divers, a des tissus mous, infiltrés, blafards.

CHEVAL. — Bien que la viande du cheval jeune et sain soit excellente, l'usage en est encore peu répandu ; on l'utilise cependant dans la fabrication de certains saucissons.

Valeur relative des différentes viandes. — QUALITÉS. — CATÉGORIES. — Les viandes du bœuf, du veau, du mouton et du porc sont les plus fréquemment utilisées dans l'alimentation. Ces viandes doivent provenir d'animaux absolument sains ; aussi, dans chaque ville, un vétérinaire est-il chargé d'inspecter les animaux destinés à la consommation locale. L'examen doit porter sur l'animal vivant, car l'expertise de la viande morte et débitée en quartiers est beaucoup plus difficile, tout en restant cependant possible et efficace.

Quand il existe un abattoir dans une ville, il faut se défier de la viande introduite du dehors par quartiers ou par morceaux (viandes foraines) : si les propriétaires ont voulu soustraire leurs bêtes à l'inspection de l'abattoir, c'est qu'ils avaient pour cela des raisons inavouables.

Au point de vue de leur valeur alimentaire, on classe les animaux de boucherie en trois groupes ou *qualités* :

I. *Animaux ou viandes de 1re qualité*....	Porc convenablement engraissé. Bœuf de 4 à 8 ans. Vache de moins de 5 ans engraissée. Taureau jeune engraissé. Veau de 3 mois nourri au lait. Mouton convenablement nourri.
II. *Animaux ou viandes de 2e qualité*.....	Bœuf usé par le travail, mal engraissé. Veau trop âgé ou trop jeune; veau mal nourri. Mouton trop gras.
III. *Animaux ou viandes de 3e qualité*.....	Vieux taureau. Vache épuisée par la lactation. Moutons et porcs maigres.

Les différences de valeur nutritive entre ces diverses classes sont telles qu'il vaut mieux acheter les morceaux les moins avantageux d'une bête de première qualité que les meilleurs d'une viande de troisième qualité ; certains auteurs demandent même que les pouvoirs publics interdisent la mise en consommation de la viande très maigre, tant ses propriétés nutritives sont faibles et sa digestion difficile.

La viande d'un animal est divisée, en boucherie, en trois *catégories* de valeur marchande bien différente, selon les régions occupées dans le corps de l'animal par les morceaux considérés :

1re *Catégorie*..	Gîte à la noix ou semelle. Culotte. Tranche et tranche grasse. Entrecôtes. Aloyau.
2e *Catégorie*	Bavette d'aloyau. Côtes. Plats de côtes découverts. Paleron.
3e *Catégorie*	Gîtes. Pis. Collier. Plats de côtes couverts. Plats de joue.

Ce tableau se rapporte à la viande de bœuf; les figures

26 et 27 font voir la place et la valeur des différents morceaux chez le bœuf (fig. 26) et chez le mouton (fig. 27).

Viandes malsaines. — Les viandes malsaines sont de quatre espèces : 1° les viandes cachectiques ; 2° les viandes toxiques ; 3° les viandes parasitaires ; 4° les viandes infectieuses.

1° VIANDES CACHECTIQUES. — On désigne sous ce nom les viandes provenant d'animaux trop jeunes ou amaigris à

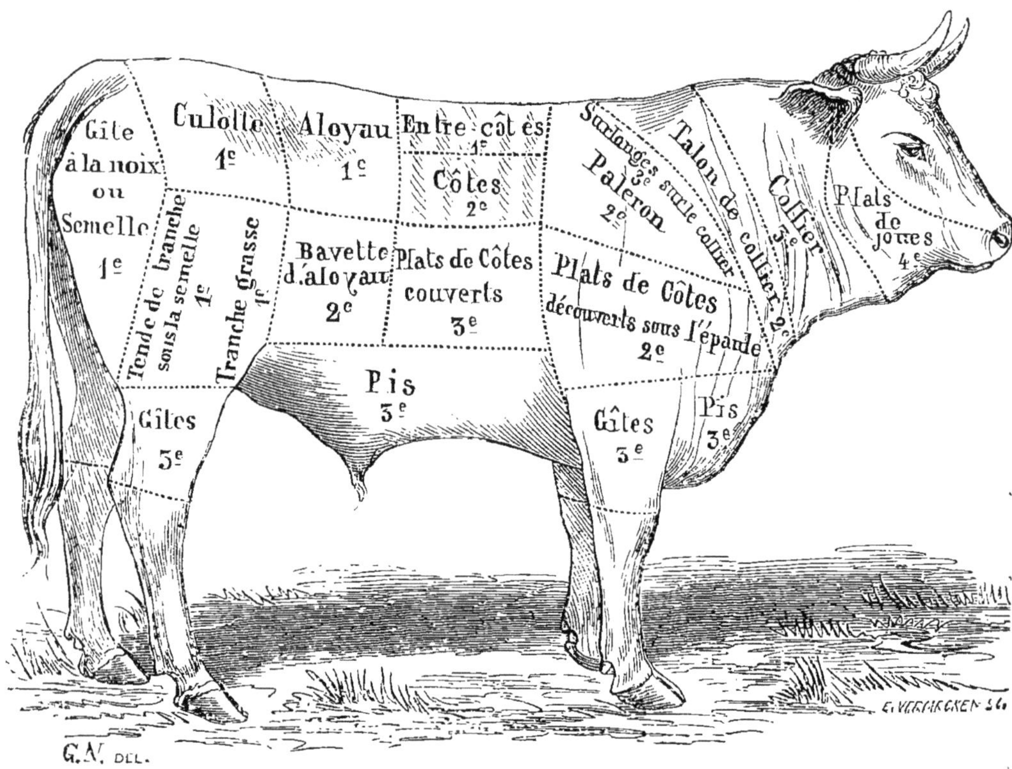

Fig. 26. — Débit détaillé du bœuf au point de vue de la boucherie.

l'excès par une mauvaise alimentation ou une maladie chronique ; ces viandes sont flasques, molles, gorgées de sérosité ; elles sont dépourvues de saveur et possèdent une valeur nutritive très faible. Ces viandes proviennent le plus souvent de veaux trop jeunes, de vaches épuisées par le travail ou la lactation, de moutons atteints de *cachexie aqueuse*, etc.

2° VIANDES TOXIQUES. — Ces viandes reconnaissent diverses provenances.

a. *Viandes d'animaux surmenés.* — La fatigue fait apparaître dans les muscles des substances toxiques, qui rendent dangereuse l'ingestion d'une telle viande. Roser rapporte que plusieurs personnes furent empoisonnées pour avoir mangé de la viande d'un chevreuil pris au piège et mort après s'être longtemps débattu. Des porcs moururent pour avoir mangé la chair d'un cheval qui avait succombé à la suite de violences exercées sur lui pour le maîtriser. (Kuhnert.)

De plus, comme nous l'apprendrons par la suite, le surmenage expose à l'infection ; la viande des animaux surme-

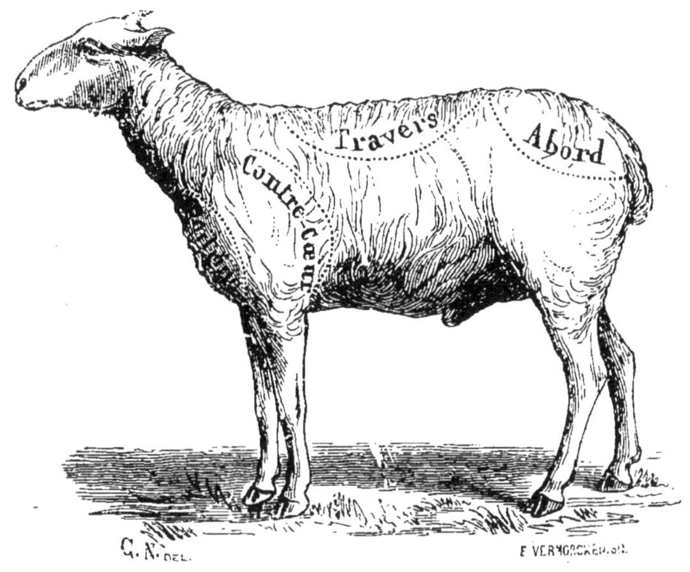

Fig. 27. — Débit détaillé du mouton au point de vue de la boucherie.

nés avant l'abatage se corrompt avec une grande rapidité. Une telle viande ne saurait être comestible ; aussi, dans les abattoirs de Paris, laisse-t-on les animaux au repos pendant au moins une journée avant de les sacrifier.

b. *Viandes d'animaux malades.* — Les animaux de boucherie sont sujets à des maladies de deux sortes ; les unes sont dues à des parasites animaux ou bactériens pouvant se développer dans l'organisme humain : nous aurons à nous en occuper plus tard ; les autres ne sont pas susceptibles de se communiquer à l'homme, mais entraînent, dans la viande, la production de substances toxiques dont l'ingestion peut déterminer un empoisonnement. C'est ainsi que les *viandes météoriques*, provenant de ruminants morts d'indigestion, les *viandes urineuses*, fournies par les animaux atteints d'affections des voies urinaires, les viandes des bêtes ayant succombé à la péripneumonie, à la peste bovine, à la péritonite, doivent être rejetées de la consommation. La viande du veau a souvent donné lieu à des empoisonnements qui seraient attribuables, d'après M. Vallin, à ce qu'on livre à la consommation des animaux abattus quelques heures seulement avant qu'ils ne succombent à la pneumo-entérite dysentérique des veaux.

c. *Viandes putréfiées.* — Quand la viande n'est pas consommée à temps, elle est envahie par les microbes de la putréfaction. Ces microbes (*Bacillus pyogenes putridus*, *Proteus vulgaris*, *Micrococcus prodigiosus*, etc.) sécrètent des toxines susceptibles de déterminer des empoisonnements.

Les manipulations que l'on fait subir à la viande, et particulièrement l'*insufflation*, favorisent la dissémination des microbes et la putréfaction. La chair des animaux morts par asphyxie, par traumatisme ou à la suite de maladies, et dite *viande asphyxique*, est noire, gorgée de sang et se putréfie très vite.

Les *viandes faisandées* doivent leur parfum à un commencement de putréfaction ; leur usage peut entraîner des accidents ainsi qu'on l'a souvent observé.

Caractères de l'intoxication par les viandes altérées. — Quelle que soit la cause de l'altération d'une viande, surmenage, putréfaction, maladie, les caractères de l'intoxication qu'elle détermine chez l'homme sont à peu près invariables ; cette intoxication est décrite sous le nom de *botulisme* (de *botulus*, boudin). Ce nom de botulisme a été imaginé pour désigner l'empoisonnement par la charcuterie : boudins, saucisses, saucissons, andouilles, etc., empoisonnement très fréquent en Allemagne où ces produits sont le plus souvent préparés avec des viandes trop *avancées* pour pouvoir être consommées en nature, et absorbés crus ou à peine cuits. Aujourd'hui on tend à généraliser le sens du mot *botu-*

lisme et à l'appliquer indifféremment aux intoxications par les viandes des divers animaux de boucherie.

Quelquefois la quantité de toxines contenues dans la viande suffit pour produire l'intoxication : les accidents apparaissent alors peu d'heures après le repas. Mais, plus fréquemment, l'empoisonnement ne se manifeste que dix-huit à vingt-quatre heures après l'ingestion de l'aliment altéré ; c'est qu'il arrive, en effet, que les microbes de la putréfaction contenus en petite quantité dans la viande, n'y trouvent pas un milieu de culture favorable (état de dessiccation, salaison, etc.) ; puis, transportées dans l'estomac, ces bactéries y rencontrent des conditions d'humidité, de température propices à leur multiplication, elles sécrètent alors en abondance des toxines et se comportent comme de véritables microbes pathogènes.

Dans ces intoxications, les premiers accidents que l'on observe sont des vomissements et une diarrhée fétide ; quelquefois le pouls devient petit, la température s'élève passagèrement, puis tombe au-dessous de la normale, des syncopes se produisent, le malade s'affaiblit, se refroidit progressivement, présente l'aspect d'un cholérique et meurt.

d. *Viandes médicamenteuses.* — Enfin, la viande provenant d'animaux ayant absorbé des substances toxiques peut, après ingestion, déterminer des empoisonnements. Dans les cas qui ont été observés, les animaux étaient malades et avaient absorbé des *médicaments* avant l'abatage : Bollinger rapporte que seize personnes furent gravement malades pour avoir mangé du saucisson préparé avec la viande d'un porc traité par l'arsenic. L'arsenic et le mercure, très usités, à hautes doses, en médecine vétérinaire, sont particulièrement dangereux ; quelquefois les viandes médicamenteuses sentent le camphre, l'éther, etc.

3° VIANDES PARASITAIRES. — La viande de certains animaux, et particulièrement celle du bœuf et du porc, peut renfermer des parasites animaux capables de se développer dans notre corps après pénétration par la voie digestive. Nous sommes exposés à ingérer ainsi un certain nombre de parasites dont nous allons passer en revue les principaux.

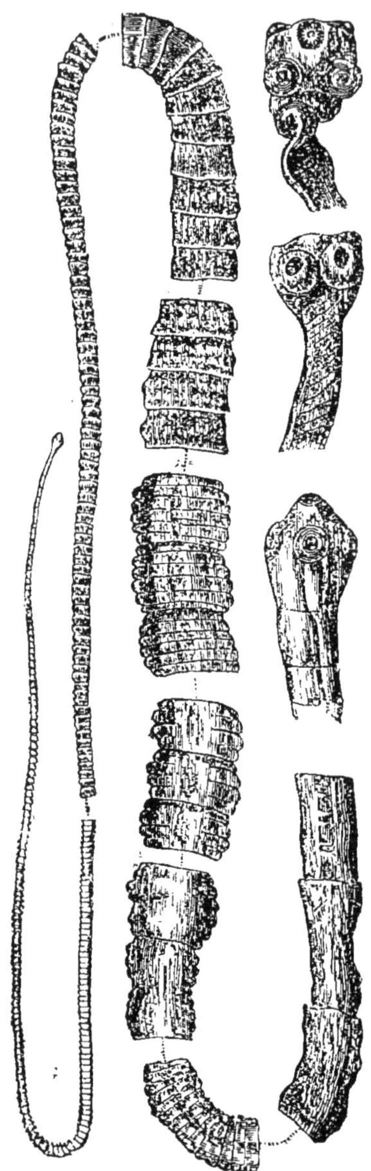

Fig. 28. — *Tænia solium.*

1° *Le Tænia solium* ou *ver solitaire* (ladrerie du porc). — La présence d'un ver solitaire dans notre intestin constitue plutôt une incommodité qu'une véritable maladie. Le *Tænia solium* (fig. 28) est un ver plat de 4 à 10 mètres de long, s'atténuant à son extrémité céphalique en un véritable fil un peu renflé à l'extrême bout; il est formé par une série d'anneaux rectangulaires ou *articles* ajoutés à la suite les uns des autres. La tête porte 4 ventouses ou suçoirs et 24 à 32 crochets disposés en couronne et au moyen desquels l'animal se fixe solidement dans l'intestin.

Les anneaux s'emplissent d'œufs et sont rejetés avec les selles hors de l'intestin de l'homme ; les œufs, mis ainsi en liberté, peuvent se conserver très longtemps vivants dans le sol, les mares, les fumiers : c'est là que le porc va les ramasser et les déglutir. Dans le tube digestif du porc, la coque de l'œuf du tænia est dissoute et son contenu, l'*embryon*, se trouve mis en liberté. Les embryons traversent les parois du tube digestif, et, portés par le courant circulatoire, vont se répandre dans l'organisme du porc. Ils s'arrêtent de préférence dans le tissu cellulaire des muscles et particulièrement dans celui du muscle cardiaque et de la face inférieure de la langue. Dans le tissu cellulaire, l'embryon s'enkyste, c'est-à-dire s'entoure d'une membrane dont la cavité s'emplit de liquide. La vésicule formée,

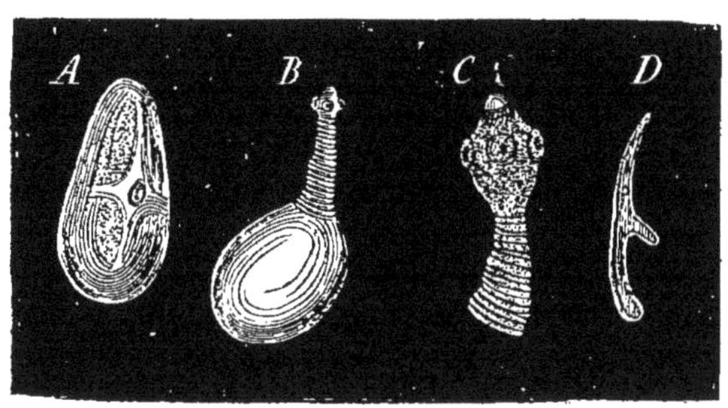

Fig. 29. — Cysticerques.
A, embryon retiré du kyste. — *B*, larve développée. — *C*, tête et cou isolés. — *D*, un des crochets.

ou *cysticerque* (fig. 29), a 4 à 5 millimètres de diamètre, est demi-transparente avec une petite tache blanche en un point de sa surface : cette tache correspond à la larve du ver. La larve ou *scolex*, examinée à la loupe, présente un petit nombre d'anneaux surmontés d'un renflement muni de ventouses, d'un rostre conique et de crochets.

Le porc qui possède des cysticerques est dit *ladre* ; dans ce cas, on trouve toujours des vésicules demi-transparentes sous la langue, de chaque côté du frein : d'où la pratique du *langueyage*, qui permet, par l'examen de la face inférieure de la langue, de diagnostiquer, à coup sûr, la ladrerie chez le porc vivant. Tout porc ladre doit être rejeté de la consommation : quand l'homme ingère de la viande à cysticerques, la membrane d'enveloppe des vésicules est dissoute dans l'estomac et la larve, mise en liberté, se fixe dans le tube digestif à l'aide de ses ventouses et de ses crochets, multiplie ses anneaux et se transforme en un tænia adulte.

Une température de 60° centigrades tuant les cysticerques, on se mettra à l'abri de tout danger de contamination en n'absorbant la viande de porc que suffisamment cuite.

2° *Le Tænia mediocanellata* ou *tænia inerme* (ladrerie du bœuf). — Les individus ne consommant jamais de porc sont cependant susceptibles de donner asile à un tænia, le tænia inerme (fig. 30), dont le cysticerque a été trouvé pour la première fois chez le bœuf, en 1866, par Arnould. En France, où la viande de porc est très étroitement surveillée au point de vue de la ladrerie, le tænia inerme est plus fréquent que le tænia solium.

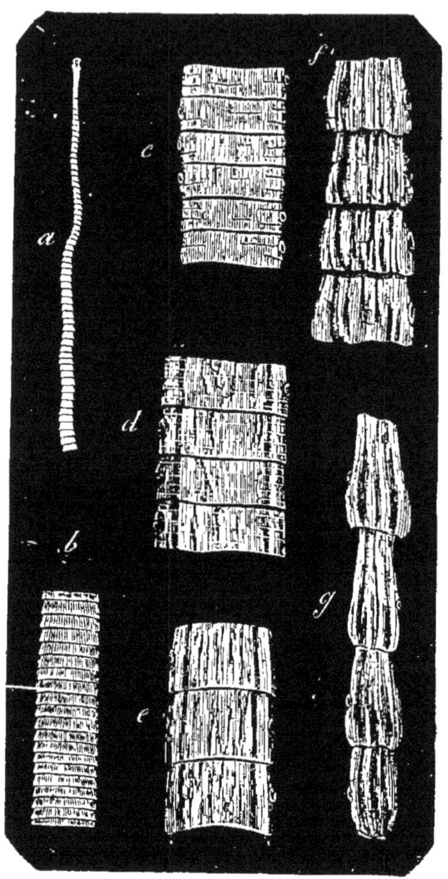

Fig. 30. — Tænia inerme.
a, tête avec les premiers anneaux. — *b*, *c*, *d*, anneaux de la portion antérieure. — *e*, *f*, anneaux de la portion moyenne. — *g*, anneaux de la portion postérieure.

Le tænia inerme tire son nom de ce qu'il est dépourvu de crochets : sa tête, en forme de fil renflé à l'extrémité, porte seulement quatre ventouses ; son cysticerque se rencontre dans le tissu cellulaire des muscles des bovidés, il est beaucoup plus petit que le cysticerque du porc et sa transmission à l'homme s'opère de la même façon que celle de son congénère. L'homme qui héberge un tænia inerme rejette des anneaux pleins d'œufs ; ces œufs, répandus sur le sol, souillent les herbes et sont déglutis par les bovins ; l'embryon mis en liberté traverse le tube digestif de ces animaux, va s'enkyster dans leurs muscles et, absorbé par l'homme en même temps que la viande, donne naissance dans l'intestin à un tænia adulte. Comme le tænia armé, il présente deux phases dans son développement et doit passer par deux hôtes différents.

Ce tænia se répand de plus en plus à cause de l'habitude croissante de manger des viandes saignantes à peu près crues, habitude condamnable à tous les points de vue. La viande doit être portée au moins à 70° centigrades avant d'être absorbée, elle est alors d'un gris rose et les cysticerques qu'elle pouvait contenir sont sûrement tués.

3° *La trichine.* — La trichine (fig. 31) est un ver nématode dont la larve filiforme, asexuée, longue d'un millimètre, le

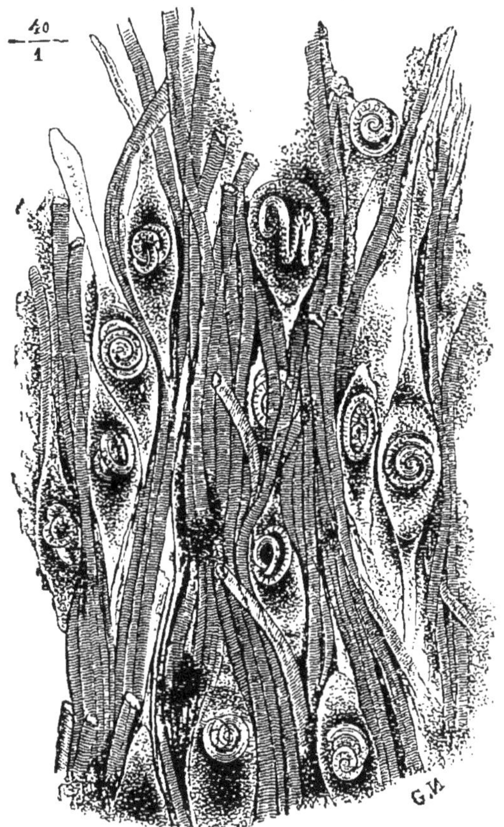

Fig. 31. — Fragment de muscle contenant des trichines.

plus habituellement enroulée une ou deux fois sur elle-même, est entourée d'une membrane qui forme *kyste*. Le kyste ainsi constitué, uniquement visible au microscope, se trouve en abondance dans le tissu cellulaire d'un grand nombre de rats et de porcs. Il est probable que le porc contracte la maladie par l'intermédiaire du rat ou des détritus d'autres porcs déjà trichinés. Après ingestion par l'homme de la viande de porc trichinée (1), le kyste se désagrège dans l'estomac, la larve est mise en liberté, atteint son complet développement dans l'intestin et donne naissance à un animal adulte sexué. Chaque trichine femelle fournit en quelques jours une centaine d'embryons qui perforent la muqueuse intestinale, arrivent par les capillaires aux muscles dans lesquels ils se développent, et s'enkystent à leur tour pour donner une forme semblable au kyste du porc (fig. 32).

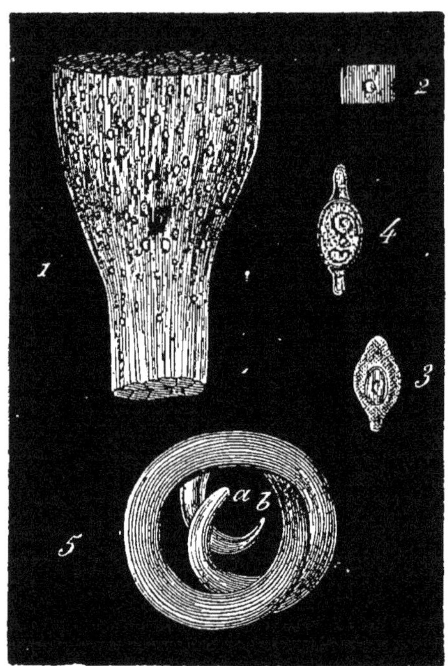

Fig. 32. — Trichines.

1, muscle couvert de kystes ; — 2, kyste isolé. — 3, 4, kystes à un grossissement de 20 à 30 diamètres ; — 5, trichine à un grossissement de 200 diamètres : *a*, extrémité céphalique; *b*, extrémité caudale.

L'invasion de l'organisme humain par une grande quantité de trichines occasionne une maladie souvent mortelle, la *trichinose*, caractérisée par un état rappelant la fièvre typhoïde, des vomissements, un affaiblissement rapide. Quand plusieurs personnes ont ingéré la viande nocive, la trichinose peut revêtir une allure épidémique : en 1873, à Crépy-en-Valois, la trichinose atteignit seize individus et causa un décès (Laboulbène et Jollivet). Mais les véritables épidémies de trichinose ont toujours été constatées en Allemagne, où l'on consomme beaucoup de viande de porc crue ou insuffisamment cuite (épidémies de Emersleben,

(1) Un kilogramme de viande de porc peut contenir cinq millions de trichines.

Linden, etc.). Les porcs français sont rarement trichinés, les porcs américains et surtout allemands le sont plus fréquemment : en Allemagne, le service d'inspection de la trichine découvre chaque année plus de deux mille porcs trichinés.

La *salaison* bien faite, le *fumage* et surtout la *cuisson* complète détruisent sûrement les trichines ; en Amérique, où le porc est mangé après cuisson dans l'eau bouillante, on ne constate jamais de trichinose humaine, malgré la fréquence de la maladie chez les porcs américains; la trichinose humaine est, de même, rare en France où l'on cuit le porc avant de le manger.

Dans ces conditions, on a pu permettre à nouveau (1891) l'introduction en France des viandes de porcs américains, un moment prohibée : cette mesure présente de grands avantages économiques et n'a pas d'inconvénients au point de vue sanitaire, à condition que la viande soit salée convenablement et surtout bien cuite.

4° VIANDES INFECTIEUSES. — Ces viandes proviennent d'animaux ayant succombé à une maladie infectieuse dont le germe est susceptible d'envahir l'organisme humain; ce sont les plus dangereuses de toutes les viandes nocives, et on a souvent l'occasion d'en rencontrer. Leur emploi présente des dangers de deux sortes : 1° danger de contamination par contact avec la peau des mains (blessures, écorchures) pour les bouchers et les différentes personnes qui manient la viande ; 2° danger de contamination par *ingestion* ; ici, comme pour les viandes parasitaires, le danger est considérablement amoindri et même supprimé par une cuisson complète.

Viandes charbonneuses. — Elles ont l'aspect des viandes asphyxiques, sont noires, gorgées d'un sang poisseux ; elles sont surtout dangereuses pour les personnes qui les manient. Jadis, quand le charbon était fréquent en Beauce, les ouvriers des clos d'équarrissage consommaient les meilleurs morceaux des moutons charbonneux : la cuisson rend ces viandes inoffensives ; elles constituent néanmoins un aliment de très mauvaise qualité. De plus, Leube et Müller, Œmler et Favel ont observé des cas de charbon intestinal humain, toujours mortels, consécutifs à l'absorption de viandes charbonneuses ; de telles viandes ne doivent, sous aucun prétexte, être livrées à la consommation (Voy. *Charbon*, p. 139).

Viandes tuberculeuses. — Comme nous aurons l'occasion de le dire en traitant de la tuberculose, cette maladie est très fréquente chez les bovins (1) ; quand la tuberculose de la bête de boucherie est peu avancée, on peut en général faire usage sans inconvénient de la chair musculaire bien cuite. M. Arloing avait proposé de rejeter de la consommation toute bête tuberculeuse, mais cette mesure ne semble pas avoir une utilité suffisante pour compenser les énormes pertes d'argent qu'elle ferait subir. Aussi applique-t-on seulement la mesure proposée par M. Nocard et interdit-on uniquement la vente des viandes provenant d'animaux atteints de tuberculose grave, généralisée ; mais, dans aucun cas, on ne doit manger les viscères (poumons, foie, etc.), d'animaux atteints de tuberculose, si peu avancée que soit la maladie.

Viandes morveuses. — Leur maniement est très dangereux ; quoique dans les viandes bien cuites le bacille de la morve soit tué, on ne saurait tolérer leur usage.

Viandes des animaux enragés. — On sait que les bœufs, les chevaux, les lapins sont susceptibles de prendre la rage. Or M. Galtier a montré que des chiens devenaient enragés après avoir mangé de la viande d'animaux ayant succombé à la rage, à la condition de présenter des éraillures de la muqueuse buccale ; une telle viande doit être interdite.

Il en est de même des *viandes tétaniques*, *septicémiques*, etc. : on ne doit pas les consommer.

Viscères. — Les reins ou rognons, le foie, l'encéphale ou cervelle, les poumons et le cœur des animaux de boucherie sont des objets de consommation courante.

(1) D'après M. Nocard les bovidés, en France, sont tuberculeux dans la proportion de 1 sur 4.

La valeur alimentaire de ces organes est discutable ; ils sont d'ailleurs considérés comme des comestibles de luxe : on leur trouve, et non sans raison, une saveur particulière : les rognons ont le goût d'urine, etc.

Ces organes sont, en général, de digestion difficile; ils peuvent être consommés à la condition d'être très cuits. On doit avertir les gens qui mangent du foie et des rognons à peu près crus des dangers qu'ils courent : chez les animaux malades, ces organes sont toujours frappés en premier lieu; il est certain que dans la tuberculose, par exemple, le foie, les reins, les poumons sont les organes constamment atteints. Il en est de même des viscères des volailles : les gallinacés sont sujets à la tuberculose et leurs viscères (reins, foie, etc.) sont toujours envahis les premiers par les tubercules.

Bouillon de viande. — Le bouillon de viande est très populaire ; mais, contrairement à ce qu'on croit souvent, la valeur alimentaire de ce bouillon est presque nulle (Chevreul).

L'eau bouillante dissout 80 p. 100 des sels, un peu de gélatine, enlève une portion de la graisse, mais n'emprunte à la viande que très peu de matières organiques assimilables et nutritives : le meilleur bouillon ne renferme que 2 p. 100 de matières solides, y compris les sels. Mais le bouillon, s'il n'est pas un aliment, est un véritable apéritif ; ce liquide sapide et parfumé excite, comme l'a montré Schiff, la sécrétion du suc gastrique et particulièrement de la pepsine, c'est un *peptogène* : un verre de bouillon, froid principalement, a une action bienfaisante marquée, ouvre l'appétit ; c'est à ce titre que le bouillon peut rendre de grands services aux malades et aux convalescents.

De cela il résulte que, malgré la croyance vulgaire, le bœuf bouilli est à peu de chose près aussi nourrissant que le bœuf rôti ; il est seulement moins sapide, un peu moins digestible et moins appétissant : c'est un excellent aliment cependant.

LE LAIT.

Le lait de vache a, d'après Gorup-Besanez, la composition suivante :

Eau	85.7		
Éléments solides	14.3	Caséine	4.8
		Albumine	0.6
		Beurre	4.3
	100.0	Sucre de lait	4.1
		Sels	0.5

Il renferme tous les éléments nécessaires à l'alimentation ; aussi son usage exclusif, notamment chez les enfants, peut suffire au développement de l'organisme et à l'entretien de la vie.

Le lait doit être blanc opaque, avec une légère teinte paille ou faiblement bleuâtre; la teinte bleue s'accentue quand il est coupé d'eau. L'odeur du lait est agréable à la condition qu'avant la traite on ait lavé les trayons de l'animal producteur.

La graisse ou *beurre* existe dans le lait à l'état d'émulsion : on la voit au microscope sous forme de gouttelettes très fines, très brillantes et très nombreuses.

Quand on le laisse au repos, au contact de l'air, le lait se recouvre d'une couche de crème formée par la matière grasse qui, en raison de sa légèreté spécifique, monte à la surface ; cette crème est utilisée pour la fabrication du beurre. Puis, au bout d'un temps variable, suivant la température extérieure, le lait se *caille* ou pour mieux dire se *coagule* : il se sépare en deux portions, l'une liquide, un peu louche, le *petit-lait*, l'autre qui se prend en une masse blanche, la *caséine*. La coagulation dépend de l'envahissement du lait par des microbes de deux sortes : les uns sécrètent des substances (diastases) qui coagulent les matières albuminoïdes; dans ce cas le lait se caille sans devenir acide ; les autres, et en particulier le ferment lactique (fig. 33), vivent aux dépens de la lactose ou sucre de lait qu'ils transforment en acide lactique : le lait aigrit et la caséine se précipite en ce milieu acide. On peut provoquer artificiellement cette coagulation du lait en lui ajoutant de la *présure* (fabrication des fromages) ou un acide minéral.

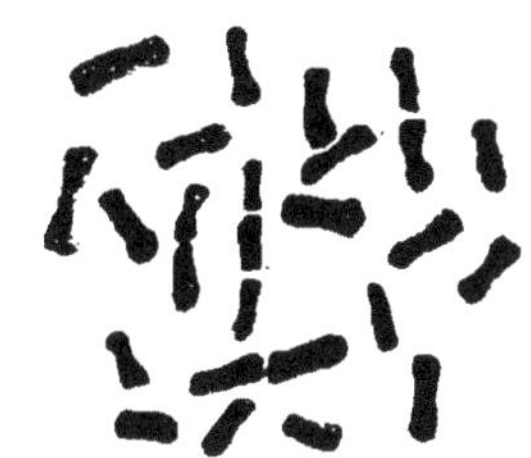

Fig. 33. — Bacille de la fermentation lactique.

Un grand nombre de microbes peuvent se développer dans le lait; beaucoup l'altèrent et le rendent impropre à l'alimentation: c'est à des bactéries que sont dues les altérations connues sous le nom de lait bleu, lait rouge, lait amer, lait filant. Le lait doit toujours être recueilli et conservé dans des vases très propres, rincés à l'eau alcaline d'abord, puis à l'eau bouillante; il faut, avant de traire, commencer par se laver les mains et nettoyer les trayons de la vache.

Falsifications, impuretés et altérations du lait. — 1° *Écrémage et mouillage.* — La falsification la plus commune consiste à ajouter de l'eau au lait; cette addition d'eau amène dans la constitution moléculaire du lait des modifications importantes, diminue considérablement ses propriétés nutritives et le dispose à subir des altérations capables d'entraîner, particulièrement chez les enfants, des troubles digestifs graves.

Le falsificateur retire du lait la crème qu'il utilise pour la préparation du beurre. La densité du liquide augmente par le fait de la soustraction des matières grasses de la crème : on ramène le lait à la densité normale en y ajoutant de l'eau (mouillage); le lait devient alors aqueux, bleuâtre; on l'épaissit au moyen de fécules et on lui rend sa teinte primitive avec diverses matières colorantes. Le lait mouillé s'altère facilement, *tourne*. On y remédie en l'additionnant de bicarbonate de sodium, qui sature l'acide lactique produit par la décomposition de la lactose, maintient l'alcalinité du mélange et empêche la précipitation de la caséine.

Les méthodes chimiques permettent de découvrir ces falsifications; beaucoup de villes possèdent des laboratoires municipaux qui surveillent les matières alimentaires et particulièrement le lait mis en vente.

2° *Addition de substances antiseptiques.* — Pour favoriser la conservation du lait on y ajoute parfois des antiseptiques, tels que l'acide borique, le borax (borate de sodium), l'acide salicylique, etc. Ce sont là des fraudes dangereuses.

3° *Addition d'eau impure.* — Quand l'eau qui sert au mouillage contient des germes pathogènes, ceux-ci passent dans le lait : c'est ainsi que certains laits ont pu contenir les germes de la fièvre typhoïde et transmettre cette maladie ; l'addition au lait d'une eau souillée par des matières fécales (*Bacterium coli*) peut entraîner des épidémies de diarrhée infantile (Lesage). Ce sont là des dangers dont on ne se préservera qu'en consommant du lait bouilli.

4° *Laits toxiques.* — Le lait provenant de bêtes malades, atteintes de péripneumonie (Hankold), de fièvre aphteuse (Herberger), de peste bovine (Monin), a une odeur et une saveur désagréables et possède des propriétés toxiques.

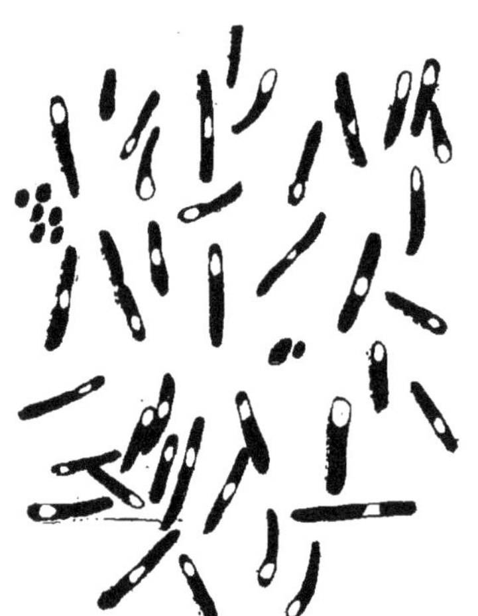

Fig. 34. — Bacille du lait bleu.

Le lait gâté, envahi par les microbes de la putréfaction, le lait bleu (fig. 34), le lait rouge, etc., sont capables de déterminer, surtout chez l'enfant, des états morbides tels que le choléra infantile.

5° *Lait tuberculeux.* — Nous savons que la tuberculose est commune chez les bovidés ; le lait des vaches tuberculeuses, et surtout de celles qui sont atteintes de tuberculose des mamelles, renferme le bacille tuberculeux et par conséquent il est dangereux de le consommer (Duclaux). On ne se mettra à l'abri de ce danger qu'en faisant bouillir le lait, en le stérilisant par la chaleur, avant de l'ingérer.

Une excellente précaution est aussi de ne faire usage que

de lait provenant du mélange de la traite de plusieurs vaches. C'est une grave erreur de croire qu'il soit préférable de consommer le lait d'une seule vache, toujours la même. Le mélange des laits a plusieurs avantages :

1° Au cas où, dans l'étable, il se trouve une bête tuberculeuse, le virus se trouve dilué dans une grande quantité de lait et est rendu ainsi infiniment moins nocif ; 2° le lait tuberculeux renferme non seulement des bacilles, mais des toxines qui résistent à l'ébullition, la dilution de ces toxines est le seul procédé par lequel nous puissions atténuer leurs propriétés nocives ; 3° la composition du lait varie avec les animaux : le lait provenant de vaches bien portantes est beaucoup plus riche en matières alimentaires que celui qui est donné par des bêtes atteintes d'une maladie même passagère et inobservée : on a donc grand avantage à mélanger les produits de la traite ; on obtient ainsi un lait moyen à peu près toujours semblable à lui-même et dont la composition se rapproche sensiblement de la normale.

Stérilisation du lait. — La stérilisation du lait par la chaleur répond à deux nécessités :

1° Elle détruit les germes pathogènes que peut contenir ce liquide.

2° Elle détruit les germes saprophytes qui ont pu être mêlés au lait pendant la traite, par le contact des mains, des vases, etc., et permet de conserver ce liquide sans qu'il subisse d'altérations.

La stérilisation peut se faire par plusieurs procédés :

1° *Ébullition.* — Ce procédé de stérilisation est le plus simple : il suffit pour détruire tous les germes pathogènes et la plupart des saprophytes.

Le lait est porté à l'ébullition dans un vase quelconque ; dès qu'il *monte*, on crève et enlève la membrane qui se forme à la surface (caséine coagulée) et on prolonge l'ébullition pendant dix minutes. Le vase est alors couvert et refroidi rapidement.

2° *Chauffage au bain-marie.* — Par ce procédé, décrit par Soxhlet, on se propose d'atteindre deux buts : 1° détruire les germes pathogènes du lait, 2° assurer la conservation de ce liquide sans altération pendant la totalité de la journée. Il s'applique surtout à l'alimentation des enfants.

De petites bouteilles, en nombre égal à celui des repas que l'enfant fait dans la journée, et de contenance de 150 et 200 grammes, sont remplies aux deux tiers et portées dans une bassine pleine d'eau bouillante où on les laisse pendant quarante minutes ; puis elles sont soigneusement bouchées. On n'ouvre chaque bouteille qu'au moment de s'en servir. L'emploi de cette méthode dans les Maternités de Paris a donné d'excellents résultats et a fait considérablement diminuer les affections gastro-intestinales.

3° *Stérilisation au-dessus de* 100°. — On stérilise aujourd'hui industriellement le lait renfermé dans des bouteilles au moyen de grands appareils, analogues à ceux que nous étudierons à propos de la désinfection. On obtient ainsi un lait privé de microbes et qui peut se conserver sans subir d'altérations.

C'est un préjugé de croire que le lait chauffé, bouilli, a perdu de ses qualités alimentaires : Budin a montré que la stérilisation du lait par la chaleur n'apporte dans la constitution de ce liquide aucune modification fâcheuse pour la santé de l'enfant.

Beurre. — Le beurre retiré du lait ou de la crème par le battage au moyen de la baratte est une matière grasse de grande valeur alimentaire : aussi est-il fréquemment falsifié. Souvent on laisse dans le beurre une grande quantité de petit-lait, ce qui constitue un profit pour le marchand qui vend du petit-lait au prix du beurre, et un inconvénient pour le consommateur dont le beurre rancit beaucoup plus vite.

La coloration du beurre, au moyen de sucs de plantes inoffensives (carottes, souci, etc.), n'a pas grand inconvénient ; il n'en est pas de même quand on l'opère avec des sels minéraux ou des couleurs d'aniline.

D'ailleurs cette coloration cache souvent une fraude plus grave : l'addition de *margarine* au beurre. La margarine est une graisse de peu de valeur préparée avec du suif de bœuf : son addition au beurre constitue un véritable vol, aussi une loi de 1887 interdit-elle la mise en vente du beurre margariné.

Dans la pâtisserie, on remplace quelquefois le beurre, sujet à rancir, par la *vaseline* qui ne s'altère pas et permet, par conséquent, de conserver très longtemps les gâteaux ; mais, si elle est inoffensive, cette substance n'a aucune propriété alimentaire, aussi son emploi en pâtisserie est-il interdit aujourd'hui.

LES POISSONS, LES MOLLUSQUES ET LES CRUSTACÉS TOXIQUES.

Les empoisonnements par le *poisson* sont assez rares en France et se bornent le plus souvent à des troubles peu graves provoqués par l'ingestion du congre, du hareng, du maquereau et surtout des œufs du barbeau et du brochet ; on observe d'ordinaire des vomissements, de la diarrhée et une éruption cutanée très douloureuse, l'urticaire.

Ces accidents sont dus à certaines *toxines* contenues dans la chair du poisson et dont la présence est liée au genre de vie de l'animal : les poissons qui habitent près des bancs de coraux, par exemple, deviennent vénéneux, car ils ingèrent des substances putréfiées provenant de ces cœlentérés.

Il faut encore faire une large part à la susceptibilité individuelle des personnes : il en est qui ne peuvent consommer du poisson sans être indisposées.

La *morue* salée s'altère quelquefois ; elle est envahie par les microbes de la putréfaction et prend, dans certains cas, une coloration rouge due au développement de moisissures ou de bactéries (Le Dantec) : la morue avariée est excessivement toxique ; on doit rejeter de la consommation la morue rouge.

Les *moules* causent souvent des empoisonnements : on a incriminé à tort ceux de ces mollusques ayant vécu contre les blindages en cuivre des navires ; M. Brieger a montré que les accidents étaient dus à la présence dans les moules d'une ptomaïne très nocive, la *mytilotoxine*; la présence de cette substance est liée à une maladie de l'animal, maladie produite par la vie dans l'eau stagnante, bourbeuse : des moules toxiques deviennent inoffensives si on les fait vivre dans une eau propre et, réciproquement, des moules excellentes, transportées dans de l'eau stagnante et sale, acquièrent rapidement des propriétés toxiques (Schmidtmann).

De même, des *huîtres* sont devenues toxiques pour avoir été parquées à l'embouchure d'un égout (Cameron).

On observe encore des empoisonnements par les *crustacés comestibles* : homards, langoustes, écrevisses. Ces animaux, comme les précédents, acquièrent des propriétés nocives en vivant dans l'eau sale; de plus ils se corrompent facilement. Les écrevisses corrompues sont très toxiques : Rapi rapporte que des écrevisses fraîches furent consommées en grande quantité sans inconvénient, mais quelques-unes restèrent et furent mangées le lendemain par neuf personnes : toutes ces personnes présentèrent des accidents graves, une même succomba.

LES CONSERVES.

Les conserves constituent des aliments indispensables dans les pays chauds, pour les armées en campagne, les voyages au long cours, etc. De plus, les conserves ont un grand rôle économique : elles permettent, pendant les années d'abondance, de faire des réserves pour les temps de disette; elles facilitent encore le transport de la viande, tendent à égaliser le prix de cette denrée et nous soustraient aux exigences des producteurs autochtones. Les conserves bien préparées sont susceptibles de rendre de grands services; il faut blâmer le parti pris avec lequel certains auteurs les ont attaquées et il convient d'encourager leur industrie.

Toute décomposition putride étant l'œuvre de microbes, il faut, pour conserver les aliments, les soustraire à l'action de ces germes. On y arrive, soit en tuant les microbes que renferme la substance à conserver, soit en créant des conditions défavorables à leur développement. Nous allons passer en revue les principaux modes de conservation des substances alimentaires.

1° Procédé Appert. — Le procédé, découvert par Appert en 1810 et universellement employé aujourd'hui, consiste à tuer par la chaleur les germes contenus dans l'aliment à conserver. On place la viande ou les légumes dans des boîtes métalliques dont on soude le couvercle en y ménageant un petit orifice; puis on porte les boîtes pendant plusieurs heures à une température de 100° à 105° : les germes sont tués et l'air est expulsé des boîtes; sans laisser celles-ci se refroidir on ferme les orifices des couvercles avec une goutte de soudure; on continue à chauffer pendant encore une heure, puis on laisse refroidir et l'opération est terminée.

Dans les conserves ainsi préparées on ne trouve plus de germes vivants (Fernbach, Laveran); elles sont *stérilisées* (1).

La pression atmosphérique, s'exerçant sur les bases des boîtes de conserves dont l'intérieur est privé d'air, fait incurver ces parois qui deviennent concaves (fig. 35, A). Si la stérilisation de la conserve n'a pas été complète, les germes restés vivants ne tardent pas à se développer, vivent anaérobiquement aux dépens de l'aliment et produisent des gaz en abondance; les gaz accumulés dans la boîte métallique en repoussent les bases primitivement incurvées en dedans : ces bases deviennent convexes; toute boîte de conserve dont les bases sont convexes (fig. 35, B) doit être tenue pour suspecte, elle

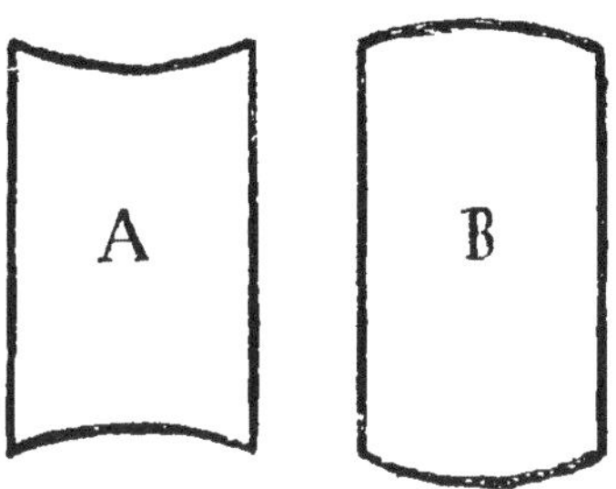

Fig. 35. — Schéma de deux boîtes de conserves.

A, conserve saine; B, conserve avariée.

(1) Les résultats obtenus par ces auteurs diffèrent absolument de ceux énoncés en 1888, par M. Poincaré : cet expérimentateur trouvait toujours des germes à l'intérieur des conserves, mais ses expériences prêtent à la critique, ainsi que le fait remarquer M. Laveran. L'un de nous, ayant eu récemment l'occasion d'examiner un certain nombre de conserves de bœuf destinées à l'armée, en a toujours trouvé le contenu stérile, ce qui confirme encore les résultats de MM. Fernbach et Laveran.

laisse échapper, à l'ouverture, des gaz fétides et ne peut être utilisée.

Les conserves doivent être consommées aussitôt après leur ouverture, sans quoi elles s'altèrent rapidement et leur ingestion peut alors causer des accidents.

Les boîtes de conserves seront toujours soudées à l'*étain fin*, et non avec un mélange d'étain et de plomb, ce qui exposerait les consommateurs à l'intoxication saturnine (Voy. p. 136).

2° Dessiccation. — Ce procédé est employé de préférence dans les pays chauds : il soustrait aux aliments l'eau nécessaire à la germination des microbes. Le *pemmican* est le type de ces conserves : il est préparé avec de la viande séchée au soleil. Les aliments perdent beaucoup de leurs propriétés par la dessiccation.

3° Salaison et fumage. — Ces procédés sont surtout appliqués à la conservation de la viande du porc et de certains poissons. La viande ainsi traitée devient un peu coriace et perd de ses propriétés nutritives : elle y gagne un fumet qui la fait rechercher. Les salaisons ne peuvent entrer dans l'alimentation que pour une part minime : l'abus de ces aliments entraîne différents troubles.

4° Congélation. — La congélation constitue une excellente méthode de conservation des viandes ; on tend aujourd'hui à en généraliser l'emploi ; on refroidit d'abord la viande aux environs de — 20° centigrades, puis on la conserve dans des chambres à — 4° centigrades. La viande prend la dureté du bois et peut garder toutes ses propriétés pendant plusieurs mois. La compagnie Sansinena importe chaque année à Paris environ cinquante mille moutons d'Amérique congelés : cette viande est excellente et trouve un écoulement facile. Il faut souhaiter l'extension de cette méthode en tous points recommandable et qui est destinée à faire diminuer les exigences des producteurs et des bouchers européens.

L'administration de la Guerre possède à Billancourt (Seine) une usine frigorifique pour la conservation de la viande ; actuellement on aménage à Paris-la Villette un établissement immense qui permettrait, en cas de siège, de conserver la viande nécessaire à la population parisienne.

5° Emploi des antiseptiques. — L'addition d'antiseptiques aux aliments assure leur conservation, mais constitue un danger pour le consommateur ; aussi le Comité consultatif d'hygiène a-t-il fait interdire (7 février 1881) l'usage de l'acide salicylique et de l'acide borique pour conserver les viandes.

LES ALIMENTS D'ORIGINE VÉGÉTALE.

LE PAIN.

Le pain est un aliment de première utilité. On le prépare en incorporant de l'eau à la farine pour former une pâte qui est soumise à la fermentation, puis cuite au four.

Les qualités du pain dépendent : 1° de la pureté de la farine qui sert à le préparer ; 2° du travail de la pâte ou pétrissage ; 3° du degré de fermentation de la pâte ; 4° de la cuisson.

La farine doit être convenablement blutée, c'est-à-dire séparée du son : la présence du son dans le pain irrite les voies digestives et entraîne le rejet par les selles de matériaux utilisables : à poids égal le pain blanc est plus nourrissant que le pain bis. Les voies digestives peuvent cependant s'accoutumer à digérer un pain très grossier : le soldat allemand mange avec profit un pain qui, en 1870, occasionnait de la diarrhée chez les prisonniers français.

La fermentation donne au pain une grande partie de ses qualités : insuffisamment levé, le pain est indigeste, et il lève d'autant plus facilement qu'il a été mieux travaillé, mieux pétri. On commence aujourd'hui à étendre l'emploi du pétrissage mécanique, infiniment plus propre que le pétrissage à la main, dont le moindre inconvénient est de mêler à la pâte la sueur du boulanger.

Un pain insuffisamment cuit renferme beaucoup d'eau ; il est lourd, ce qui est avantageux pour le boulanger, mais il a un aspect peu engageant et se digère difficilement.

Les farines de blé noir, de seigle, fermentent mal, donnent un pain compact, aqueux, indigeste et infiniment moins nutritif que le pain de blé. L'addition de farine de féveroles ou de fécule de pommes de terre, substances peu coûteuses, abaisse notablement la valeur et les qualités nutritives du pain et constitue une véritable fraude.

Le pain contient, pour 100, 38 à 40 parties d'eau, 6 parties d'albumine, 40 à 50 parties d'aliments hydrocarbonés, un peu de matières grasses et des sels. Ces composants sont en proportions telles dans le pain que celui-ci ne saurait suffire à l'alimentation : ce n'est pas un aliment complet. Pour se procurer la quantité d'azote qui lui est nécessaire, un homme devrait absorber, chaque jour, environ deux kilogrammes de pain, et l'individu soumis à ce régime exclusif ne tarde pas à perdre de son poids. Dans la constitution de la ration alimentaire, il faut ajouter au pain de la viande et de la graisse.

Caractères du bon pain. — 1° Le pain doit présenter deux *croûtes* : la croûte supérieure est jaune doré ou marron, résistante, sonore quand on la percute ; 2° l'épaisseur des deux croûtes réunies doit atteindre environ le quart de l'épaisseur de la *mie* ; 3° les croûtes doivent adhérer à la mie ; 4° celle-ci doit être élastique, ne pas coller aux doigts, présenter des trous ou *yeux* inégaux, suffisamment développés, mais ne formant jamais de larges cavités (pain mal travaillé) ; 5° le pain doit enfin avoir une odeur et un goût agréables.

Il ne faut pas consommer le pain quand il est chaud, la digestion en étant alors difficile.

Pains nocifs. — Plusieurs causes peuvent intervenir pour rendre le pain nocif ; nous devons passer en revue les principales :

1° Impuretés du blé. — Le mélange du blé avec la graine d'*ivraie* (*Lolium temulentum*) communique au pain des propriétés toxiques. Les accidents dus à l'usage d'un tel pain sont fréquents en Allemagne (Lehmann).

Le seigle est fréquemment envahi par un parasite, le *Claviceps purpurea* ou *ergot de seigle* (fig. 36). Le seigle ergoté est très toxique ; quand on le mêle au blé, il communique au pain ses propriétés nocives : les populations pauvres faisant usage de pain de blé et seigle mêlés présentent parfois de véritables épidémies d'*ergotisme*, qui ont été baptisées du nom de *feu Saint-Antoine*, *convulsions de Sologne*, etc.

2° Maladies du blé. — La *nielle du blé*, maladie due au développement d'une moisissure (*Agrostemma githago*) sur les grains, communique à la farine et au pain des propriétés toxiques : l'empoisonnement est dû à un produit de sécrétion du parasite, la *githagine* ou *sapotoxine*.

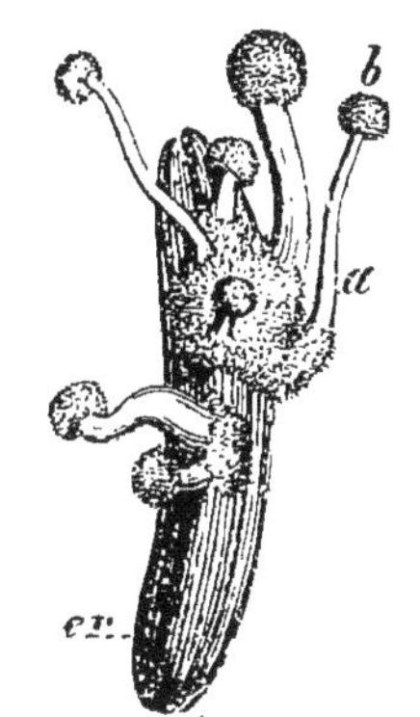

Fig. 36. — Ergot de seigle, *er*, ayant produit plusieurs *claviceps purpurea*, dont chacun montre son pied, *a*, et son chapeau, *b*.

L'usage des blés *cariés* ou *rouillés*, c'est-à-dire atteints par un champignon parasite, le *Tilletia caries*, a plusieurs fois occasionné des accidents.

3° Altérations de la farine et du pain. — Balland a montré que la farine de bonne qualité, conservée à l'humidité,

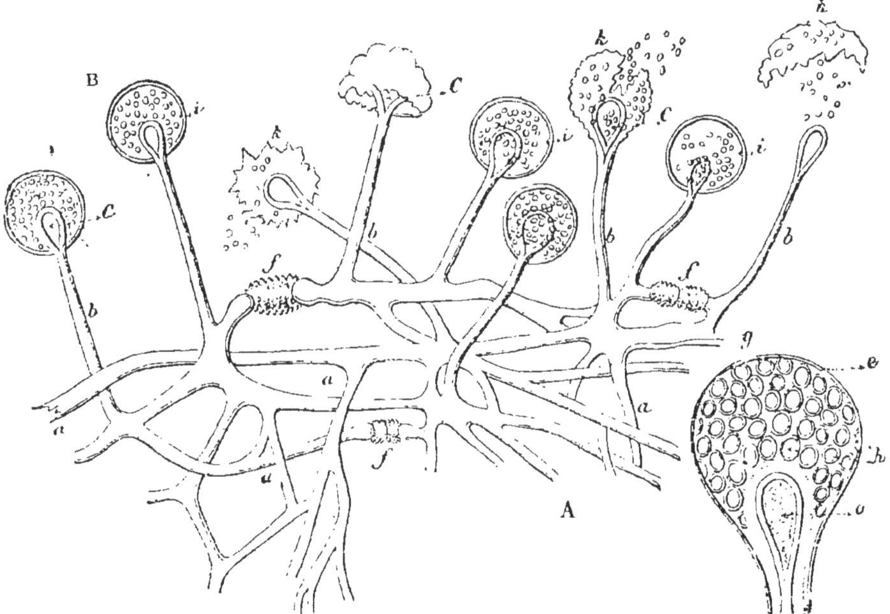

Fig. 37. — *Rhizopus nigricans*.
A. *aa*, mycelium filamenteux ; *bb*, tiges ou hyphes ; *cc*, ampoule attachée au sporange ; *k*, spore ; *f f*, azygospores et zygospores formées par conjugation. — B, sporange grossi.

s'altère et qu'il s'y produit des ptomaïnes toxiques.

Le pain peut être envahi par un grand nombre de moisissures dont la plupart sont inoffensives ; certaines cependant, et en particulier celles de couleur noire ou orangée, telles que *Rhizopus nigricans* (fig. 37), *Oïdium aurantiacum*, etc., produisent des coliques, des vertiges et même des accidents plus graves.

4° Présence de sels toxiques. — Dans certaines régions, les boulangers utilisent des farines de mauvaise qualité en y ajoutant du sulfate de cuivre et de l'alun; bien que ces sels soient peu dangereux, leur addition au pain constitue une fraude et doit être interdite.

Plusieurs fois le pain a contenu des *sels de plomb* en quantité suffisante pour occasionner des accidents chez les consommateurs. La présence de ces sels dans le pain relève de deux causes : quelquefois le plomb provient des meules ayant servi à préparer la farine; plus souvent le pain renferme du plomb parce que le four a été chauffé avec des bois de démolition peints à la céruse. L'usage des bois de démolition dans la boulangerie doit être absolument interdit.

LES POMMES DE TERRE.

La pomme de terre joue un grand rôle dans l'alimentation de la classe pauvre; c'est un bon aliment à la condition qu'on lui ajoute des graisses et des albuminoïdes, ce que les individus de cette classe ne sont malheureusement pas toujours en mesure de faire : un homme se nourrissant exclusivement de pommes de terre devrait en consommer 4 à 5 kilogrammes par jour, ce que font d'ailleurs certaines populations d'Irlande.

La partie la plus nourrissante et la plus assimilable de la pomme de terre est celle qui se trouve à la périphérie, d'où la nécessité de faire les pelures aussi minces que possible.

Intoxication par les pommes de terre. — Dans les pommes de terre germées, on trouve un poison très violent, la *solanine*, dont l'action ressemble à celle de l'atropine (belladone);

l'ingestion de telles pommes de terre a plusieurs fois occasionné des accidents graves.

LES CHAMPIGNONS.

Les champignons ont une valeur alimentaire très faible, de plus, ils sont quelquefois de digestion difficile ; mais leur parfum et leur saveur les font rechercher comme mets accessoires. Dans certaines régions, les classes pauvres consomment en grande quantité les champignons des bois.

Chaque année l'ingestion de champignons vénéneux cause des accidents, quelquefois mortels.

Les champignons de couche, les morilles, les bolets, les cèpes, l'oronge vraie, la chanterelle, etc., sont inoffensifs ; il n'en est malheureusement pas de même d'autres espèces et en particulier de la fausse oronge (*Amanita muscaria*), qui sont très vénéneuses et souvent confondues avec les champignons comestibles : toujours les empoisonnements par les champignons proviennent d'erreur dans la récolte, le seul moyen de les prévenir est donc de ne manger que les champignons que l'on connaît parfaitement. D'ailleurs les espèces vénéneuses ont des caractères bien tranchés et, en quelques leçons, chacun devient capable de les reconnaître sans erreur possible.

Il faut bien savoir que les procédés vulgairement vantés tant pour reconnaître les champignons comestibles que pour rendre inoffensifs les vénéneux n'ont pas de valeur certaine : il n'est aucunement démontré, en particulier, que la macération dans l'eau vinaigrée diminue la toxicité des champignons vénéneux.

LE SUCRE.

Le sucre est un véritable aliment, c'est un hydrocarboné facilement assimilable. Pris en quantité modérée, il a l'avantage d'exciter la sécrétion salivaire et de faciliter la digestion ; mais l'ingestion de quantités trop considérables de sucre amène des troubles digestifs divers. On a accusé l'usage exagéré du sucre de causer la carie dentaire : il faut au moins qu'il soit combiné au défaut des soins de propreté qu'exige la bouche.

Longtemps le sucre retiré de la canne à sucre a été un objet de luxe, un médicament qu'on ne vendait que chez les pharmaciens; la fabrication industrielle du sucre de betterave n'a été réalisée qu'en 1812 par B. Delessert.

Falsifications. — Le sucre en pain, tel qu'on le trouve dans le commerce, n'est l'objet d'aucune falsification; le sucre en poudre, au contraire, est fréquemment additionné d'amidon, de plâtre, etc.

Confiseries. — Sucreries. — Dans les sirops et les liqueurs commerciales, le sucre est très souvent remplacé par du *glucose*, obtenu par l'action de l'acide sulfurique sur la fécule de pomme de terre. Ce glucose a une valeur bien inférieure à celle du sucre; de plus, il est toujours impur: il contient un peu d'acide sulfurique, des sels divers et quelquefois même des traces d'arsenic provenant de l'acide sulfurique impur qui a servi à le préparer.

On a aussi remplacé le sucre dans les sirops, la confiserie, par la *saccharine*, produit dérivé de la benzine et retiré industriellement du goudron de houille; d'où le nom de *sucre de charbon*, sous lequel on désigne quelquefois la saccharine. Ce corps sucre environ 300 fois plus que le sucre de canne et, à pouvoir édulcorant égal, il revient à peu près la moitié moins cher que ce dernier; mais la saccharine n'est pas assimilable, ce n'est pas un aliment; de plus, son emploi n'est pas sans inconvénient pour les fonctions digestives: le Comité d'hygiène en a proscrit l'introduction dans les substances alimentaires.

Les confiseries, sucreries diverses, sont souvent coloriées; certaines des substances employées comme colorants sont toxiques et leur emploi est interdit par les règlements; ce sont:

Les sels de cuivre (bleus).
— de plomb (oranges, jaunes, blancs).
— de baryum (jaunes).
— de mercure (vermillon).
— d'arsenic (verts).

Vu la très petite quantité des *couleurs d'aniline* nécessaire à la coloration des bonbons, le Comité d'hygiène a permis, en 1890, l'emploi de ces couleurs, mais uniquement dans la confiserie ; les plus employés de ces produits sont les roses (*éosine*), les bleus, les jaunes et leur mélange qui donne les verts.

LE CHOCOLAT.

Le chocolat est un mélange de sucre et des graines du cacaotier (*Theobroma cacao*).

Le chocolat possède une valeur nutritive réelle, est d'une saveur agréable, se met en tablettes qui permettent de le transporter facilement : aussi constitue-t-il un aliment précieux.

Il contient environ 55 p. 100 de sucre de canne, 32 p. 100 de *beurre de cacao*, matière grasse d'odeur agréable, 5 p. 100 d'albuminoïdes, des sels et jusqu'à 1 p. 100 d'un alcaloïde, la *théobromine*, très analogue à la caféine et jouissant des mêmes propriétés stimulantes.

Falsifications. — Le chocolat est peut-être un des aliments les plus falsifiés. On y remplace le sucre et le cacao par des matériaux moins coûteux et l'on obtient un produit qui n'a du chocolat que le nom.

1° *Cacao*. — Tantôt on utilise les graines de cacao avariées ; tantôt on les remplace par des amandes grillées, des farines, de la fécule ; on y mélange même de la brique pilée, des terres ocreuses, des sels métalliques divers.

Une falsification fréquente consiste à employer, à la fabrication du chocolat, des graines de cacao dont on a retiré le beurre. On ajoute alors des graisses de peu de valeur pour remplacer le beurre de cacao.

2° *Sucre*. — Le sucre lui-même est souvent remplacé par des glucoses impurs ou des cassonades.

LES CONDIMENTS.

La plupart des aliments, et en particulier les matières albuminoïdes, sont insipides : ils n'excitent pas la sécrétion de la salive et du suc gastrique et se digèrent très difficilement s'ils ne sont mélangés avec des sels et diverses substances, les *condiments*, qui leur donnent de la saveur, excitent l'appétit et augmentent le pouvoir digestif.

Le *sel* est le plus utile de tous les condiments. La quantité de chlorure de sodium nécessaire à la vie étant contenue dans les aliments du régime mixte, le sel que nous ajoutons à notre nourriture a surtout pour effet d'en relever le goût ; il est néanmoins indispensable. On falsifie quelquefois le sel marin en l'additionnant de plâtre, de sel provenant de la fabrication du salpêtre, etc.

Le *poivre* (baies du *Piper nigrum*) est souvent falsifié avec de l'argile, de la poudre de moutarde, de noyaux d'olives, de piment, de la farine, etc.

Dans la *moutarde* on ajoute quelquefois, aux graines du *Sinapis alba* et du *Sinapis nigra*, de la farine ou de la fécule de pomme de terre.

Le *vinaigre* devrait être le produit de la fermentation du vin sous l'action du *Mycoderma aceti*; en réalité les vinaigres industriels résultent de la fermentation acétique de l'alcool mélangé d'eau. Souvent encore on étend d'eau le vinaigre, puis on lui rend son acidité par des additions d'acides sulfurique, chlorhydrique ou tartrique, ce qui constitue des falsifications dangereuses.

CHAPITRE IV

LES BOISSONS

L'eau pure est la boisson indispensable à la vie : la civilisation a développé l'usage d'autres boissons, non indispensables, artificielles, dont les plus communes sont les *alcooliques* et les *caféiques*.

LES BOISSONS ALCOOLIQUES.

Leur base est l'alcool proprement dit ou *alcool éthylique* (éthanol) dilué dans une plus ou moins grande quantité d'eau. L'alcool prend naissance dans la fermentation des liquides sucrés sous l'influence de la levure de bière ; une molécule de glucose se dédouble en deux molécules d'alcool et deux molécules d'anhydride carbonique :

$$C^6H^{12}O^6 = 2C^2H^6O + 2CO^2.$$

En même temps se forment de petites quantités d'acide succinique, de glycérine, et d'alcools de poids moléculaires supérieurs (alcools propylique, butylique, amylique, etc).

Le liquide sucré soumis à la fermentation peut être de provenances très diverses : c'est, tantôt le jus de certains fruits, raisins, poires, etc., tantôt le suc de la betterave, de la canne à sucre, ou encore une solution de glucose obtenue par la saccharification de l'amidon des céréales, du riz ou de la pomme de terre.

Les boissons fermentées peuvent être consommées en nature (vin, bière, cidre) ; d'autres fois, on les distille pour en séparer des solutions alcooliques plus concentrées, les eaux-de-vie, qui sont mises en usage telles que ou après aromatisation et addition de sucre (liqueurs).

Rôle des boissons alcooliques dans l'alimentation. — L'alcool n'est pas brûlé dans l'économie; il traverse simplement l'organisme ou s'accumule dans certaines de ses parties: ce n'est pas un aliment. Avant tout, l'alcool constitue une boisson d'agrément; les matières alimentaires pures sont insipides, indigestes, et on ne les rend sapides et véritablement nutritives qu'en leur associant des condiments qui aident à la digestion en excitant les sécrétions glandulaires et les mouvements de l'estomac et de l'intestin: l'alcool est un condiment. De plus l'alcool a une action excitante sur les fonctions intellectuelles, il leur donne « un coup de fouet » (Voit).

L'hygiène reconnaît donc certains avantages à l'usage des boissons alcooliques, mais elle en proscrit sévèrement l'abus: si l'absorption de petites doses d'alcool est compatible avec la conservation de la santé, l'usage immodéré de cette substance entraîne de graves accidents. L'hygiène nous apprend comment et sous quelles formes il convient d'user de l'alcool.

1° LES BOISSONS FERMENTÉES.

Vin. — Le vin est le produit de fermentation du jus obtenu par l'écrasement du raisin (moût).

Le vin contient, pour 100, 80 à 92 parties d'eau, 8 à 16 d'alcool, 1 à 3 d'extrait sec (glycérine, sels, tannin, matière colorante), enfin, en petite quantité, des éthers qui lui donnent son bouquet.

La richesse des vins en alcool varie suivant les régions où les raisins ont été récoltés, la température de l'année et le degré de fermentation du moût. Quand les raisins contiennent beaucoup de sucre, il se forme, par la fermentation, jusqu'à 20 p. 100 d'alcool: cette grande quantité d'alcool tue les levures, la fermentation s'arrête et le vin reste sucré (malaga, etc.). Les vins de France contiennent 8 à 12 p. 100

d'alcool ; voici d'après M. Arm. Gautier la composition moyenne d'un vin rouge :

Eau	869.00
Alcool éthylique	100.00
Alcools divers, éthers	traces.
Glycérine	6.50
Acide succinique	1.50
Matières albuminoïdes, grasses, sucrées, gommeuses	16.00
Tartrate de potasse	4.00
Acides acétique, propionique, citrique, malique, carbonique,	1.50
Chlorures, bromures, iodures, fluorures, phosphates de potasse, soude, chaux, magnésie, fer, alumine, etc	1.50
	1000.00

Le vin naturel est la meilleure et la plus agréable des boissons alcooliques. A la complexité de sa composition il doit d'exercer sur l'organisme une action toute autre qu'un mélange d'alcool et d'eau ; il introduit dans notre économie des substances qui ont une véritable valeur alimentaire.

On peut se passer de vin comme de toute boisson alcoolique, mais, chez l'individu sain, l'usage modéré de ce liquide ne présente que des avantages. Pasteur a dit avec beaucoup de raison que l'abondance du vin de bonne qualité est le réel préservatif d'un pays contre les désastres de l'alcoolisme.

FALSIFICATIONS DU VIN. — Le vin, malheureusement, est sujet à de nombreuses falsifications dont la plupart constituent un danger pour le consommateur.

1° *Vinage et mouillage*. — Ces deux opérations, liées l'une à l'autre, sont doublement lucratives pour le marchand. L'industrie fournit à très bas prix des alcools détestables ; en ajoutant de ces alcools au vin (vinage), on augmente son titre, sa force ; puis, en l'additionnant d'eau (mouillage) on le ramène au titre alcoolique normal : avec 20 litres de vin et une dépense insignifiante d'alcool, on peut ainsi obtenir 30 à 40 litres d'un liquide qui sera vendu sous le nom de vin. La teneur en extrait d'un tel mélange est considérablement réduite par la dilution, mais, ce qui est plus grave, le vin est en même temps devenu nuisible, toxique, par l'addition d'alcool impur (Voir page 120).

Dans les villes, le vinage a encore un autre avantage pour le débitant; les octrois imposent une taxe uniforme à tous les vins sans tenir compte de leur richesse alcoolique : le vin est viné, entré en ville, puis mouillé; le marchand fait ainsi échapper à l'impôt environ la moitié du vin qu'il débite. Les octrois sont un encouragement au vinage. Dans les grandes villes, les classes ouvrières ne consomment que du vin ainsi falsifié : ce liquide devient alors un facteur important de l'empoisonnement par l'alcool. Le vinage vient d'être interdit par une loi (1894) qu'il faut souhaiter de voir appliquer.

2° *Coloration artificielle.* — Le vinage et le mouillage entraînent la coloration artificielle : il faut rendre au vin sa couleur compromise par l'addition de liquides incolores. On y parvient à l'aide, soit de couleurs végétales, le plus souvent inoffensives (baies de troène, de sureau, myrtilles, etc.), soit de couleurs tirées de la houille et en particulier de fuchsine fréquemment arsenicale et par conséquent toxique. La coloration artificielle cache toujours une autre fraude ; tout vin ainsi traité doit être proscrit comme le fait très justement la loi française.

3° *Sucrage.* — Le sucrage est appliqué aux vins médiocres, trop acides ; on ajoute au moût assez d'eau pour ramener son acidité au degré normal, puis on introduit une certaine quantité (environ 20 parties pour 100 parties d'eau ajoutée) de glucose ou de sucre de betterave.

Dans d'autres cas, après avoir retiré le vin de première cuvée, on ajoute au marc du sucre et de l'eau et on produit une nouvelle fermentation.

Les vins obtenus par ces procédés sont toujours pauvres en extrait sec. Quand on y a ajouté du sucre de canne, ils ne sont pas malfaisants; mais il en est tout autrement quand on les a additionnés de glucose : la fermentation de ce corps, toujours impur dans le commerce, produit, non seulement de l'alcool éthylique, mais d'autres alcools beaucoup plus toxiques : les vins ainsi traités sont nuisibles. La loi du 11 juillet 1891 prescrit que les produits de fermentation des marcs additionnés ou non de sucre ne peuvent être mis en vente que sous le nom de *vins de marc* ou *vins de sucre*.

4° *Plâtrage.* — « Le plâtrage consiste à ajouter à la vendange, dans la cuve, et par couches alternant avec le raisin, du plâtre dans la proportion de 2 à 8 kilogr. p. 100 kilogr. de vendange » (Richard). Cette addition rend la fermentation plus rapide et plus complète, augmente l'acidité du vin, lui donne une coloration plus intense et plus vermeille, le dépouille et le clarifie, enfin facilite sa conservation. Mais le traitement du vin par le plâtre n'est pas sans inconvénient pour le consommateur : le plâtre décompose le tartrate de potasse du moût : il reste dans le marc du tartrate de chaux insoluble et il passe dans le vin du sulfate de potasse, corps purgatif et irritant, et même de l'acide sulfurique.

On peut concilier les intérêts de l'hygiène avec ceux des viticulteurs : le sulfate de potasse en petite quantité peut être toléré dans le vin, et, après avis de l'Académie de médecine, la loi du 11 juillet 1891 a interdit la vente des vins plâtrés seulement quand leur teneur en sulfates dépasse deux grammes par litre.

5° *Déplâtrage.* — La loi du 11 juillet 1891 a conduit les viticulteurs à *déplâtrer* leurs vins ; ils traitent les vins plâtrés par une solution d'un sel de strontium : le sulfate de strontium insoluble se précipite, et le liquide se trouve dépouillé d'une plus ou moins grande quantité de l'acide sulfurique provenant du plâtrage. Malheureusement, les sels de strontium du commerce contiennent toujours, comme impureté, du baryum, métal dont les sels sont très toxiques : le déplâtrage substitue à un mal un mal plus grand, il doit être absolument proscrit.

6° *Salicylage.* — L'addition d'acide salicylique aux vins de mauvaise qualité a pour but d'assurer leur conservation ; elle constitue une véritable falsification, dangereuse pour le consommateur : l'ingestion répétée de petites doses d'acide salicylique peut entraîner des troubles graves. La circulaire du 7 février 1881 interdit le salicylage des matières alimentaires.

7° *Addition d'acide oxalique.* — Elle a pour but d'aviver la couleur des vins ; l'acide oxalique est très toxique. C'est donc une falsification dangereuse.

Bière. — La bière doit être une boisson résultant du brassage du malt d'orge et du houblon. L'amidon de l'orge est transformé par la germination en glucose, maltose et dextrine; la fermentation du glucose et du maltose sous l'influence de la levure de bière produit de l'alcool. Le houblon donne à la bière son goût et son amertume particuliers; de plus, il empêche le développement de fermentations secondaires produisant des essences empyreumatiques nuisibles.

La bière renferme 3 à 6 p. 100 d'alcool, 80 à 90 p. 100 d'eau, de la glucose, de la dextrine, des matières albuminoïdes, des acides gras et des sels divers.

La bière est plus nourrissante que le vin et constitue un aliment véritable grâce aux nombreux principes organiques et minéraux qu'elle contient. C'est une boisson de premier ordre, de saveur agréable, désaltérante et favorisant la digestion : son emploi à doses modérées est très recommandable. Malheureusement elle est, comme le vin, sujette à de nombreuses falsifications, si bien que beaucoup de bières sont véritablement nuisibles.

1° *Sucrage; bière de glucose.* — On prépare une grande quantité de bières en substituant au malt d'orge une solution de glucose provenant de la fécule de pomme de terre ; ce glucose de très bas prix, toujours impur, donne naissance en fermentant à des produits très toxiques qui passent dans la bière (alcool amylique, etc.).

2° *Succédanés du houblon.* — De même que l'on remplace le malt, on substitue au houblon des produits moins coûteux, amers comme lui, mais n'ayant aucune de ses propriétés bienfaisantes et qui, de plus, sont souvent toxiques. L'acide picrique, la colchique, la strychnine, sont les plus dangereux de ces produits; l'addition de *Quassia amara*, de centaurée, de gentiane, n'a qu'un inconvénient, c'est de masquer l'absence du houblon.

3° *Alcoolisation.* — Quand la bière doit être transportée, on assure sa conservation en l'additionnant d'alcools industriels, véritables poisons.

4° *Salicylage.* — Le salicylage répond au même but; il est proscrit par la circulaire que nous avons déjà citée.

5° *Coloration artificielle.* — On a coloré certaines bières avec l'acide picrique, le méthyl-orange, etc., tous produits toxiques.

Cidre. — Le cidre, obtenu par la fermentation du jus de pommes, contient de l'eau, de l'alcool (4 à 5 p. 100), de l'acide malique, de l'acide acétique, des matières sucrées, albuminoïdes et gommeuses, et des sels.

Au point de vue de l'hygiène, le cidre constitue une boisson de qualité inférieure : il se digère mal et n'a aucune action excitante sur l'estomac, aussi dans les pays à cidre fait-on une grande consommation d'eau-de-vie.

Le cidre est souvent falsifié; on le salicyle, on le colore avec des couleurs de la houille, et, chose plus grave, pour neutraliser son acidité, on lui ajoute parfois de la céruse et de la litharge : ces sels de plomb sont très nocifs et leur addition au cidre peut occasionner des accidents graves sur lesquels nous aurons à revenir.

2° LES BOISSONS DISTILLÉES.

Les boissons distillées ou spiritueuses comprennent les eaux-de-vie et les liqueurs : obtenues par la distillation d'un moût fermenté, les eaux-de-vie sont composées d'alcool, d'eau et de certains aromes ; l'extrait a disparu, par contre elles titrent plus d'alcool que le moût.

La distillation porte sur le vin, la bière, le cidre, les marcs, ou encore sur des moûts fermentés de céréales, de betteraves, de pommes de terre. Les propriétés des alcools obtenus varient beaucoup suivant leur provenance : dans certains moûts il se produit des fermentations secondaires qui mettent en liberté des alcools de molécule plus complexe que l'alcool éthylique, plus toxiques que ce dernier et communiquant au produit, dit *alcool mauvais goût*, une odeur désagréable.

Eau-de-vie de vin. — L'eau-de-vie de vin est constituée par un mélange d'eau et d'alcool éthylique à peu près pur. Elle titre 50 degrés alcooliques; d'abord incolore elle jaunit par le séjour en fût. Elle est devenue très rare aujourd'hui.

Eau-de-vie de marc. — Elle a une odeur spéciale due à de nombreuses impuretés : elle contient, à côté de l'alcool éthylique, des quantités notables d'alcools propylique, amylique, caprylique, caproïque, et œnanthylique.

Eau-de-vie de cidre. — Cette eau-de-vie n'est pas moins impure que la précédente; son bouquet est dû à un mélange d'alcools propylique (2 à 3 p. 100), butylique et amylique.

Alcools industriels. — A côté des eaux-de-vie que nous venons d'énumérer et que l'on consomme en nature, il faut faire une large part aux alcools industriels que leur odeur repoussante empêche d'absorber tels que la distillation les fournit et qu'on est forcé de *rectifier*.

Ces alcools sont obtenus par la distillation des mélasses et des moûts fermentés de betteraves, pommes de terres, etc. Ils contiennent des proportions considérables d'impuretés : alcools propylique, amylique, butylique, éthers divers. L'alcool de pommes de terre renferme toutes les variétés d'alcools monoatomiques et en première ligne l'alcool amylique ou huile de pomme de terre. Ces impuretés peuvent être éliminées par la *rectification* : par cette opération on sépare de l'alcool éthylique les composés plus volatils que lui ou *produits de tête* (éthers, etc.), puis les moins volatils ou *produits de queue* (alcools supérieurs, etc.). Malheureusement la rectification industrielle des alcools est souvent très imparfaite ; bien plus, les alcools destinés à être livrés à la consommation ne sont souvent pas rectifiés : on se borne à en masquer la saveur horrible au moyen de *bouquets*, on en fait des liqueurs.

Liqueurs. — Les liqueurs ont pour base l'alcool, le sucre et l'eau aromatisés à l'aide de différentes substances.

Au point de vue de l'hygiène, il faut étudier dans une liqueur : 1° l'alcool, presque toujours impur ; 2° le bouquet, le plus souvent nocif ; 3° le sucre remplacé fréquemment par du glucose impur.

Rhum. — Le rhum devrait être obtenu par la distillation des mélasses de canne à sucre ; il est en réalité composé le plus souvent d'alcools industriels additionnés d'éthers divers : butyrique, acétique et surtout méthyl-formique.

Cognacs. — Les cognacs commerciaux ne sont le plus souvent que de l'alcool de grain additionné de poivre, de caramel, d'éther œnanthique, etc.

Kirsch artificiel, eau de noyau. — Leur bouquet s'obtient quelquefois avec l'essence d'amandes amères, bien plus souvent avec la nitrobenzine (essence de mirbane), l'acide cyanhydrique, l'aldéhyde benzoïque et le cyanure de phényle (benzonitrile).

Absinthe. — C'est de l'alcool à 70° additionné de neuf essences différentes dont les plus dangereuses sont les essences d'absinthe et d'anis. La haute saveur de ces essences permet d'employer pour la préparation de l'absinthe des alcools non rectifiés : M. Vallin cite des fabriques d'absinthe où l'on utilise de l'alcool dénaturé par le fisc à l'aide du méthylène et de l'acétone, valant 45 francs l'hectolitre, et que l'on ne croit d'ordinaire bon qu'à la fabrication des vernis.

Vermouth, bitters, amers. — Alcools très impurs, aromatisés avec des poisons tels que l'aldéhyde salicylique, le salicylate de méthyle, etc.

Eaux de mélisse, de menthe ; chartreuse, etc. — Ces liqueurs doivent leur toxicité aux essences des plantes qui entrent dans leur composition : absinthe, fenouil, anis, angélique, etc.

L'ALCOOLISME.

L'usage habituel des boissons alcooliques entraîne de si fréquents et si redoutables accidents que l'on a dû créer un mot, l'*alcoolisme*, pour les désigner et les étudier.

L'alcoolisme est en progression croissante; c'est le fléau des nations civilisées, il mène à la déchéance physique et à l'anéantissement intellectuel. Nous devons en rechercher les causes, en décrire les ravages et étudier les mesures à opposer à son extension.

Action de l'alcool éthylique sur l'organisme. — Appareil digestif. — A faible dose et suffisamment dilué (vin, bière), l'alcool excite les contractions de l'estomac, la sécrétion du suc gastrique et favorise la digestion. Mais, par la répétition des doses, cet effet bienfaisant cesse de se produire, l'estomac devient atone, paralysé, ses glandes s'altèrent et, au lieu de suc gastrique, ne sécrètent plus que du mucus incapable de dissoudre l'albumine.

A forte dose l'alcool coagule les matières albuminoïdes de l'estomac, arrête la sécrétion du suc gastrique, trouble la digestion et produit le vomissement.

L'alcool s'accumule dans le foie; il tue les cellules actives de cet organe ou cellules hépatiques et cause une maladie mortelle : la cirrhose du foie.

Appareil circulatoire. — L'alcool altère la texture des vaisseaux; sous son influence leurs parois s'infiltrent de graisse, de sels calcaires, et deviennent d'une fragilité extrême : c'est ainsi que les petites artères peuvent se rompre chez les alcooliques et produire des hémorrhagies internes telles que l'hémorrhagie cérébrale.

Reins. — Le passage de l'alcool à travers le rein amène la destruction progressive des cellules sécrétantes de cet organe : il en résulte des troubles graves de la santé, en particulier l'albuminurie, maladie souvent mortelle.

Nutrition. — L'alcool n'est pas comburé dans notre organisme, il ne lui fournit pas de chaleur; bien plus, à la suite de l'absorption d'alcool, le température du corps peut s'abaisser notablement.

L'alcool rend l'organisme plus sensible à l'action de la température extérieure, son ingestion rend plus graves et plus fréquents le coup de chaleur et le coup de froid.

L'alcool entrave les échanges organiques, il diminue l'élimination d'acide carbonique et d'urée. Souvent les buveurs deviennent obèses; cet état indique un trouble profond de la nutrition, un ralentissement des oxydations.

Système nerveux. — A faible dose, chez les individus non accoutumés, l'alcool dilué produit une stimulation agréable du système nerveux, une exaltation des forces physiques et intellectuelles, un besoin plus grand d'activité.

A dose plus forte, il détermine une véritable excitation générale ; la volonté perd toute son influence sur les fonctions psychiques, l'imagination, les passions basses se donnent libre carrière, l'homme le plus réservé manifeste des sentiments honteux : c'est l'*ivresse*. Puis survient un affaissement, une véritable paralysie de l'intelligence, la parole s'embarrasse, l'individu chancelle, tombe, s'endort d'un sommeil pénible et lourd. La mort peut survenir pendant ce sommeil ; quand l'homme se réveille il reste abattu, stupide, pendant quelquefois plusieurs jours.

La répétition de cet empoisonnement aigu aussi bien que l'empoisonnement chronique consécutif à l'usage de doses faibles et fréquentes d'alcool entraînent des troubles permanents des fonctions cérébrales, tantôt la folie, tantôt des altérations du cerveau, des nerfs, des méninges, se manifestant par le tremblement des buveurs, les paralysies, l'épilepsie, l'apoplexie.

En résumé : *l'alcool porte son action sur tous les tissus, c'est un poison violent pour toute matière vivante, il détruit le protoplasma ; il atteint de préférence les cellules les plus délicates de notre organisme, celles qui jouent le plus grand rôle dans les phénomènes vitaux, les cellules glandulaires de l'estomac, du rein, du foie, et surtout les éléments nerveux.*

Action des impuretés de l'alcool sur l'organisme. — Bien plus redoutable encore est l'action des impuretés que renferment la plupart des alcools. Nous avons vu que si le vin, la bière, l'eau-de-vie de vin contiennent à peu près uniquement de l'alcool éthylique, il n'en est pas de même des boissons alcooliques industrielles et des eaux-de-vie de marc et de cidre : les impuretés de ces liquides possèdent une toxicité bien supérieure à celle de l'alcool éthylique. Passons en revue les principales :

1° Alcools supérieurs. — Les alcools industriels, les eaux-de-vie de marc et de cidre contiennent, comme nous l'avons dit, de nombreux alcools de poids moléculaire plus élevé que l'alcool éthylique et appelés en chimie alcools supérieurs. Les principaux de ces alcools sont les suivants :

Alcool propylique.....	C^3H^8O.	3 fois plus toxique que l'alc. éthyl.
Alcool butylique......	$C^4H^{10}O$.	4 à 5 fois — —
Alcool amylique.......	$C^5H^{12}O$.	5 à 6 fois — —
Alcool œnanthylique..	$C^7H^{16}O$.	de même toxicité que l'alcool éthylique.
Alcool caprylique.....	$C^8H^{18}O$.	

On conçoit combien sont dangereuses les eaux-de-vie qui contiennent de ces produits.

2° Aldéhydes. — Les aldéhydes qui se rencontrent dans les alcools industriels jouissent d'une grande toxicité. Les aldéhydes éthylique (C^2H^4O), propylique (C^3H^6O), butylique (C^4H^8O), amylique ($C^5H^{10}O$) sont quinze à trente fois plus dangereuses que l'alcool de vin. Dans les eaux-de-vie de grains on trouve l'aldéhyde pyromucique ou *furfurol*, poison excessivement violent.

La saveur d'un grand nombre de bouquets est due à des aldéhydes : l'aldéhyde salicylique, qui donne au vermouth son arome, est cent cinquante fois plus toxique que l'alcool, elle cause la mort après des convulsions horribles; il en est de même de l'aldéhyde benzoïque du kirsch.

3° Éthers. — Les éthers que l'on rencontre ordinairement dans les bouquets sont plus toxiques que les alcools correspondants.

4° Alcaloïdes. — Les alcools industriels mal rectifiés

renferment, en petite quantité, des alcaloïdes volatils, tels que la pyridine, la collidine, qu'il faut ranger parmi les poisons les plus énergiques.

5° ACIDE CYANHYDRIQUE. — Le plus violent de tous les poisons : à doses excessivement faibles il arrête instantanément la vie. Il possède un parfum très prononcé d'amandes amères ; des traces de cet acide suffisent pour parfumer le kirsch artificiel.

6° NITROBENZINE. — Elle est employée pour la fabrication du kirsch, c'est un poison violent.

7° ESSENCES. — Les essences sont des poisons énergiques. Les unes sont *convulsivantes* et amènent la mort après des convulsions terribles : l'essence d'absinthe est le type de ces toxiques ; l'usage habituel de la liqueur d'absinthe crée un empoisonnement spécial, l'*absinthisme*, plus redoutable encore que l'alcoolisme. Les autres essences, telles que l'essence d'anis, de menthe, affaiblissent progressivement l'activité cérébrale jusqu'à la mort, ce sont des poisons *stupéfiants*.

Les facteurs de l'alcoolisme. — L'empoisonnement par les boissons alcooliques reconnaît dès à présent deux facteurs : 1° l'alcool éthylique ; 2° les impuretés, les bouquets.

Nous venons de voir que les impuretés sont beaucoup plus nocives que l'alcool éthylique lui-même ; de cette constatation il résulte que l'*hygiène interdit formellement l'usage de tout alcool impur*.

L'expérience montre, d'autre part, que chez l'adulte bien portant l'usage modéré de vin naturel, de bonne bière, n'a pas d'inconvénients (l'enfant avant cinq ou six ans ne doit pas absorber de liquides alcooliques quels qu'ils soient). Mais, même de ces boissons véritablement hygiéniques, on ne doit pas faire abus ; un demi-litre ou un litre de vin par jour constituent une ration d'alcool largement suffisante pour un travailleur. L'eau-de-vie de vin véritable, contenant à peu près uniquement de l'alcool éthylique, peut être permise aussi à très faibles doses et surtout à doses espacées, non répétées. Il en serait de même des alcools industriels s'ils étaient véritablement rectifiés : on peut retirer, par la rectification, de l'alcool éthylique pur, des alcools de pommes de terre et de grains ; cet alcool purifié, coupé d'eau et aromatisé avec des substances inoffensives, serait avantageusement livré à la consommation, mais on n'obtiendra jamais des industriels qu'ils vendent de tels produits : la fraude est trop facile et trop rémunératrice.

Nous venons de dire que l'alcool, même de bonne qualité, ne doit être consommé qu'à doses minimes et non répétées; en effet un troisième facteur, très important, de l'alcoolisme est la *répétition des doses.*

L'alcool s'accumule dans notre organisme, s'éliminant lentement par les glandes ; si à une dose inoffensive par elle-même, absorbée aujourd'hui, nous ajoutons demain une nouvelle dose semblable, celle-ci trouve les cellules glandulaires déjà fatiguées par le travail qu'on leur a imposé la veille : l'élimination se fait moins facilement, l'accumulation augmente d'autant ; après-demain une nouvelle ingestion d'alcool entraînera un nouveau trouble, petit à petit une lésion se créera, qui bientôt deviendra menaçante. Au début l'organisme s'accoutume au poison qu'on lui impose chaque jour, la santé générale n'est pas altérée, l'attention du buveur n'est pas éveillée. Mais le jour où les lésions ont atteint une gravité suffisante les organes sont débordés et, brusquement, l'intoxication se manifeste ; quelquefois l'homme cesse alors de boire, malheureusement les altérations organiques de l'alcoolisme sont acquises et la santé est compromise à jamais.

On ne saurait trop le dire, l'habitude du *petit verre*, pris chaque jour, une, deux, trois fois et souvent davantage, a des conséquences funestes; plus sûrement encore que des excès répétés de loin en loin elle conduit à l'alcoolisme ; sournoisement elle s'établit dans les familles les plus respectables, chez les femmes même : on ne connaît pas le danger auquel on s'expose, on ne croit pas à sa réalité, et, souvent même, quand les accidents éclatent, on ne veut pas admettre que l'usage du petit verre, de *vraie* eau-de-vie, en soit la cause.

Plus dangereux encore que le petit verre sont les prétendus *apéritifs* ; sans insister davantage sur la composition de ces produits, véritables poisons dont il appartient aux pouvoirs publics d'interdire le débit, nous devons attirer l'attention sur un autre fait : l'alcool exerce une action irritante sur la muqueuse digestive, cette action est beaucoup plus malfaisante quand l'estomac est vide ; ingéré après ou pendant le repas, au contraire, l'alcool est mêlé aux aliments, dilué, ses propriétés irritantes et caustiques sont par conséquent affaiblies.

En résumé, l'alcoolisme reconnaît comme causes l'*absorption immodérée ou l'usage modéré, mais habituel, de l'alcool et surtout de l'alcool impur.*

Les ravages de l'alcoolisme. — L'*ivresse* est la manifestation de l'empoisonnement aigu par l'alcool, c'est un état passager d'abrutissement et de dégradation morale résultant d'un excès.

L'habitude des excès alcooliques constitue l'*ivrognerie.*

L'ivrognerie aussi bien que l'habitude des doses non excessives, mais suffisamment répétées, conduisent à l'*alcoolisme*.

La première manifestation de l'alcoolisme est la disparition de l'appétit, puis se produisent, de préférence le matin, des vomissements de glaires : c'est la pituite. L'alcoolique s'anémie, sa peau devient pâle; tantôt il maigrit, tantôt la graisse s'accumule en abondance sous la peau, dans les cavités du corps, autour du cœur. Les yeux prennent un éclat vitreux particulier, la parole est lente, embarrassée, les mains tremblent, quelquefois le nez prend une coloration rouge intense. Les forces physiques et intellectuelles diminuent chaque jour, l'humeur devient inégale, triste; le sentiment du devoir s'efface, l'homme dégradé, avili, n'a plus que des passions basses et honteuses. Alors se manifeste le délire des buveurs, le *delirium tremens* : ce sont d'abord des hallucinations, l'alcoolique voit des animaux, des rats, des insectes courir sur lui, il sent le chatouillement de leurs pattes, puis surviennent le délire, la manie, les idées de persécution, de suicide, la folie en un mot. L'alcoolique est alors dangereux pour les autres et pour lui-même, force est de l'enfermer dans un cabanon matelassé contre les parois duquel il ne peut se meurtrir. Si les altérations des organes, les maladies du foie et des reins n'enlèvent pas le malade, il tombe dans « l'idiotisme paralytique », selon l'expression de Nothnagel, et meurt dans un état d'épuisement général.

A l'autopsie, on trouve des lésions de l'estomac, de l'intestin, des altérations profondes du foie et des reins, l'envahissement du cœur par la graisse, un état d'anémie et de sécheresse du cerveau.

Souvent encore le buveur succombe à la tuberculose, à laquelle son organisme affaibli est très réceptif (Lancereaux).

Si l'ivresse cause relativement peu de décès, il n'en est pas de même de l'alcoolisme invétéré : en Angleterre, par exemple, il y eut, de 1847 à 1874, 13 203 cas de mort par *delirium tremens* ; les médecins anglais admettent que l'alcoolisme cause la moitié des maladies qu'ils observent. D'ailleurs toutes les maladies revêtent une gravité spéciale chez les alcooliques.

L'alcoolisme croît chaque année en France, et en même temps que lui croissent la folie, les crimes, les suicides. Au moins 25 p. 100 des cas de folie sont imputables à l'intoxication par l'alcool. En même temps que l'homme s'abrutit et se dégrade, ses passions mauvaises augmentent : aussi la criminalité est-elle plus forte dans les régions où l'alcoolisme est plus répandu. Le délire alcoolique entraîne souvent des idées de suicide : en 1885, 11 p. 100 des suicides, soit 868, étaient dus à l'alcoolisme. L'individu étourdi ou abruti par les excès de spiritueux devient oublieux des précautions les plus vulgaires, il ne sait plus veiller à sa propre conservation, aussi observe-t-on chaque année de nombreuses morts accidentelles relevant de l'alcoolisme (538 cas en 1885).

L'alcoolique ne nuit pas à lui seul : il condamne sa descendance à des tares ineffaçables. Souvent les enfants du buveur héritent d'une véritable manie qui les pousse à boire à leur tour; souvent encore, les convulsions, une sensibilité exagérée à la douleur, sont leur premier apanage; puis surviennent, chez eux, l'hystérie, l'épilepsie : sur 83 enfants épileptiques, M. Martin a reconnu que 60 avaient des parents alcooliques. Expérimentalement, M. Féré a constaté que des œufs de poule exposés à des vapeurs d'alcool ne donnaient plus naissance qu'à des monstres. Les enfants des alcooliques manquent d'équilibre des fonctions intellectuelles, ils fournissent le plus grand nombre des criminels précoces. Leur personne physique elle-même peut porter des tares, leur taille reste souvent peu élevée : dans l'arrondissement de Domfront (Orne), où se commettent de nombreux excès d'alcool, la taille s'est abaissée à ce point que certains cantons n'ont pu fournir aucun conscrit de la taille réglementaire (Rotureau).

La descendance des buveurs est incapable de résister à la concurrence vitale et ne tarde pas à disparaître.

Extension de l'alcoolisme. — L'alcoolisme augmente chaque jour. Sans tenir compte des vins, bières et cidres, on consommait en France, d'après M. Lancereaux :

En 1830..........	1 litre d'alcool	par tête	et par an.
— 1885..........	3 litres	—	—
— 1891..........	4 —	—	—
— 1892..........	4,5 —	—	—

D'ailleurs la consommation d'alcool se répartit très irrégulièrement dans les divers départements : elle est d'autant plus considérable que le pays est moins riche en vin : elle atteint son maximum dans le nord et l'ouest; l'ouvrier qui ne peut boire de vin chez lui cherche l'excitation de l'alcool dans les petits verres de l'horrible eau-de-vie du cabaret. Ainsi, dans le département de la Seine-Inférieure, on consomme 13 litres d'alcool par habitant et par an (17 litres à Rouen et à Caen), tandis que dans le Gers on n'en boit que 0^{lit},7 par habitant. A Paris, la consommation moyenne est de 8 litres.

A mesure que la consommation d'alcool a augmenté, la production d'eau-de-vie de vin, un des spiritueux les moins dangereux, a diminué : en 1854 la fabrication des alcools d'industrie était presque inconnue et la distillation du vin fournissait 900 000 hectolitres d'eau-de-vie ; en 1885 la *production* totale d'alcool en France se répartit comme il suit :

Alcool de mélasses	728.523	hectolitres.
— de grains	567.768	—
— de betteraves	465.451	—
— de marcs	43.853	—
— de vins	23.240	—
— de cidres	20.908	—
— de fruits et divers	14.771	—

Soit au total 1 864 514 hectolitres d'alcool, dont 23 240 hectolitres seulement d'alcool de vin.

La *consommation* totale d'alcool en France a été, pour cette même année 1885, de 1 444 386 hectolitres ; elle augmente en 1892, où elle atteint 1 735 369 hectolitres (chiffre officiel), qui se répartissent ainsi :

Esprits et eaux-de-vie	1.280.684	hectolitres.
Kirsch, rhum et genièvre	185.824	—
Absinthe et similaires	129.670	—
Liqueurs	82.923	—
Bitters	41.445	—
Fruits à l'eau-de-vie et divers.	14.823	—

A ces chiffres, il faut ajouter 100 000 à 200 000 hectolitres, et peut-être plus, qui échappent à tout contrôle par suite de l'absurde privilège des bouilleurs de cru.

Le nombre des cabarets a augmenté en même temps que la consommation. Un décret très sage du 29 décembre 1850 limitait le nombre de ces établissements, en exigeant une *autorisation préalable* et certaines garanties de moralité pour ouvrir un débit de boissons ; la loi néfaste du 17 juillet 1880 a abrogé ce décret : le premier venu peut ouvrir un cabaret, aussi le nombre des cabarets a augmenté d'un quart en cinq ans (1882-1887). En 1887, il existait déjà 428999 cabarets en France, c'est-à-dire 1 cabaret pour 89 habitants, et, en tenant compte des femmes, des enfants, des gens sobres, cela revient, d'après M. Léon Say, à 1 débit pour 25 consommateurs. Bien entendu, le nombre des cabarets n'a fait qu'augmenter depuis 1887 : c'est ainsi qu'à Paris, où il existait, en 1890, 38 875 propriétés bâties et 29 583 débits, soit 1 pour 2,83 (moins de 3) maisons et pour 82 habitants, on a ouvert, en 1890, 5 470, en 1891, 4 948 et, en 1892, 5 238 nouveaux cabarets (Rapport de M. Rochard à l'Académie de médecine, août 1895).

La lutte contre l'alcoolisme. — « Il faut le dire et le répéter, l'alcoolisme est un fléau plus terrible que l'incendie, plus effrayant que la rage, plus meurtrier que la tuberculose, plus destructif de l'espèce humaine que toutes les épidémies ensemble » (L. Malo). — Pouvons-nous lutter contre lui? Oui, et c'est ce que nous prouve l'exemple donné par un grand nombre d'États d'Amérique, par la Suisse, par la Suède et la Norvège. La France aussi doit se défendre.

1° La première mesure à opposer à l'alcoolisme consiste, ainsi que vient de le prescrire M. Poincaré (circulaires ministérielles du 2 août 1895 et du 30 janvier 1896), à répandre dans le peuple, en instruisant la jeunesse des écoles, la connaissance exacte des méfaits de l'alcool : beaucoup pèchent par ignorance, auxquels il suffira d'ouvrir les yeux.

2° Étant donné que l'alcoolisme sévit dans un pays en raison inverse de la consommation du vin, il faut s'efforcer de propager l'usage de cette boisson hygiénique. Les cépages américains, les vignobles algériens, assurent à la France autant de vin qu'elle en peut consommer. Cela ne suffit pas, il faut décharger de tous droits les boissons hygiéniques, c'est-à-dire le vin et la bière, et, pour ce qui les concerne, supprimer les octrois qui constituent une vraie prime au vinage et par conséquent à l'alcoolisme. Enfin, il faut sévir rigoureusement contre les falsificateurs ; nous en sommes encore à demander ce que A. Karr réclamait en 1850 : que le commerçant qui empoisonne sciemment ses concitoyens avec des boissons falsifiées soit considéré et puni comme un voleur et un empoisonneur.

3° L'État doit limiter le nombre des cabarets; c'est là une mesure indispensable : on y arrivera par le rétablissement de l'autorisation préalable.

4° Enfin, étant donné que les alcools industriels doivent la plus grande partie de leur toxicité à leurs impuretés, l'État doit assurer leur *rectification exacte;* il n'y parviendra qu'en s'attribuant le *monopole des alcools*, ainsi que le propose M. Alglave : tout le monde y gagnera et les bénéfices qui en résulteront pour la caisse publique compenseront largement les déficits occasionnés par la suppression des droits sur les boissons hygiéniques.

Malheureusement tout est encore à faire. Il n'existe en France qu'une loi contre l'ivresse, celle du 23 janvier 1873 punissant d'amende, et même de prison en cas de récidive, l'*ivresse publique*. Cette loi est rarement appliquée.

BOISSONS CAFÉIQUES.

Les boissons caféiques consistent le plus ordinairement en infusions de *café* et de *thé*. Elles doivent leurs propriétés à un alcaloïde, la *caféine* ($C^{16}H^{10}Az^{4}O^{4}$), qui se trouve aussi bien dans les graines du café que dans les feuilles du thé, et aussi à des principes aromatiques spéciaux à chacune de ces substances.

LE CAFÉ.

Les graines du caféier (*Coffea arabica*) (fig. 38) torréfiées et moulues donnent l'infusion noirâtre que chacun connaît. Cette infusion contient à peu près 10 centigrammes de caféine par tasse préparée avec 16 grammes de café, et aussi de la *caféone*, huile volatile qui se développe pendant la torréfaction et qui donne au café son arome et beaucoup de ses propriétés.

Comme l'alcool, le café est un stimulant et non un aliment, il réchauffe le corps, excite le système nerveux et facilite la digestion; sous son influence la pensée devient plus active, l'imagination plus vive, les sens plus impressionnables.

L'infusion légère de café désaltère très bien ; sa préparation exige que *l'eau soit portée à l'ébullition*, ce qui est un grand avantage quand ce liquide est suspect.

En quantité modérée l'infusion de café peut en général être absorbée chaque jour, pendant toute la vie, sans inconvénient ; on finit par s'y habituer tellement qu'il devient difficile de s'en passer et sa suppression entraîne certaines incommodités, parti-

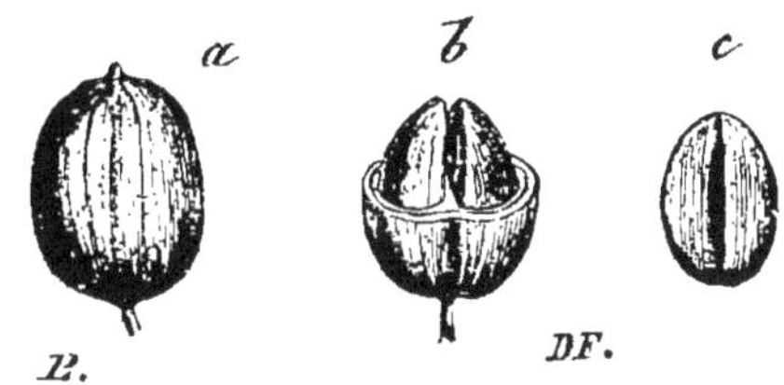

Fig. 38. — Café. — Graines.

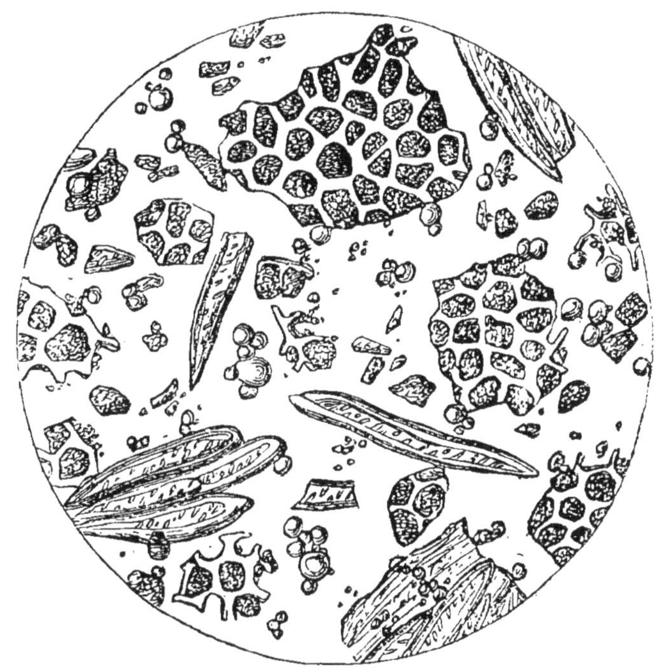
Fig. 39. — Aspect du café torréfié et moulu exempt de sophistication.

culièrement l'inaptitude et l'inapplication au travail de l'esprit.

Falsifications. — Les falsifications du café sont très nombreuses. Au café vert on mêle des grains avariés et recolorés avec des sels de plomb, de cuivre, etc. Le café torréfié est fabriqué de toutes pièces en Allemagne avec des farines grillées et même de l'argile agglutinées et caramélisées à la surface. Dans le café en poudre (fig. 39), on

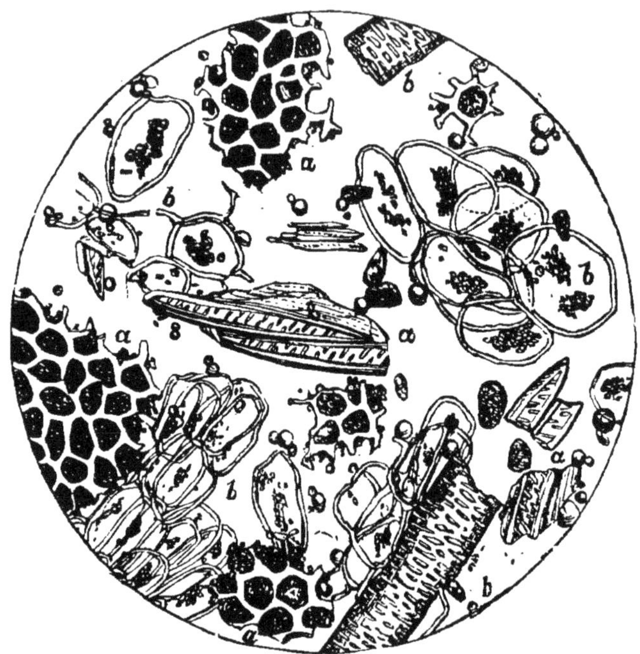

Fig. 40. — Aspect du café torréfié et moulu altéré avec de la chicorée.

ajoute des farines, de la poudre de gland ou de chicorée, du marc de café épuisé, et bien d'autres substances encore; le microscope permet de déceler ces falsifications (fig. 40).

LE THÉ.

Le thé est la feuille séchée et torréfiée du *Thea sinensis* (fig. 41). Le thé renferme de la caféine et une *essence* qui donne à l'infusion une partie de ses propriétés et son odeur agréable.

L'infusion de thé est un excitant et non un aliment; une tasse de thé contient à peu près autant de caféine qu'une tasse de café. Les effets de cette infusion sont analogues à ceux du café, mais cependant moins favorables: la stimulation des facultés intellectuelles est moins vive et moins utilisable. L'usage immodéré du thé entraîne assez rapide-

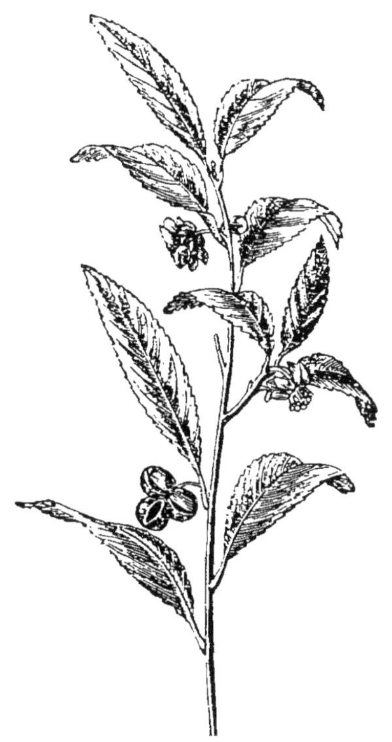

Fig. 41. — Thé.

ment des accidents : insomnie, agitation, tremblement, etc. (empoisonnement chronique des dégustateurs de thé en Amérique).

Falsifications. — On ajoute au thé des feuilles ayant déjà servi et aussi des feuilles de rosier, de frêne, d'érable, plus ou moins colorées avec du bois de Campêche, du bleu de Prusse. Aux poudres de thé on mêle les produits les plus divers et même du sable fin.

L'INTOXICATION PAR LES COMPOSÉS DU PLOMB.

Les sels de plomb tiennent une si grande place dans les

intoxications alimentaires que nous devons consacrer un article spécial à leur étude.

Il n'est peut-être pas un aliment dans lequel on n'ait rencontré du plomb, or les sels de ce métal sont très dangereux : même quand on les ingère à dose infinitésimale ils sont susceptibles d'altérer gravement la santé et de provoquer une série de troubles que l'on a réunis sous le nom de *saturnisme*.

Les eaux sont souvent distribuées dans les villes au moyen de tuyaux en plomb; or, l'oxygène en dissolution dans l'eau attaque le plomb, le transforme en hydrate de plomb, corps assez soluble dans l'eau pour la rendre impropre à l'alimentation.

Si l'eau contient des sels calcaires et de l'acide carbonique le danger est minime : il se forme sur les tuyaux un dépôt d'hydrocarbonate de plomb insoluble et de sels calcaires qui protège le métal contre une oxydation ultérieure : mais les eaux peu riches en sels et en particulier l'eau de pluie dissolvent énergiquement le plomb (Gautier).

L'eau peut encore se charger de plomb dans les réservoirs peints au minium.

Les eaux gazeuses contenues dans des siphons munis de pièces en plomb dissolvent également de ce métal : M. Moissan en a trouvé jusqu'à 3 milligrammes par litre dans des eaux de Seltz.

Le vin, le cidre, le rhum, l'eau-de-vie, la bière, peuvent se charger de plomb au contact des pièces métalliques des pressoirs, alambics, pompes à bière, etc.; nous avons dit qu'on ajoutait parfois de la litharge au cidre pour en saturer l'acidité; ces liquides peuvent encore dissoudre du plomb dans les bouteilles où sont restés quelques grains de plomb employés à les nettoyer.

Nous avons énuméré les circonstances dans lesquelles le pain peut contenir du plomb; souvent les aliments sont frauduleusement colorés avec des composés plombiques (chromate, etc.).

Le vernis de certaines poteries renferme du plomb qui

passe facilement dans les aliments lorsque ce vernis s'écaille; mais la cause la plus fréquente d'intoxication alimentaire par le plomb consiste en la cuisson et la conservation des aliments dans des vases étamés avec un mélange d'étain et de plomb : l'alliage des étameurs contient parfois 40 à 50 p. 100 de plomb. Aujourd'hui on impose, pour l'étamage des ustensiles de cuisine, l'usage d'étain fin contenant au plus 0,5 p. 100 de plomb et $\frac{1}{10\,000}$ d'arsenic; les feuilles métalliques enveloppant le chocolat et le thé, les soudures des boîtes de conserves, doivent être en étain fin.

Mais les sels de plomb peuvent encore pénétrer dans notre organisme par d'autres voies; divers cosmétiques (poudre de riz, fards, teintures, etc.), les pains à cacheter, renferment souvent du plomb et peuvent occasionner le saturnisme aussi bien que les poussières des peintures à la céruse, les jouets colorés au plomb que les enfants portent à la bouche, etc.

Les ouvriers qui extraient les minerais de plomb, ceux qui préparent la litharge, le minium, la céruse, sont très sujets au saturnisme. Il y a quelques années, à l'usine de Clichy (céruse), chaque ouvrier entrait en moyenne quatre fois par an à l'hôpital; aujourd'hui, grâce aux progrès de l'hygiène, on ne note plus d'accidents que chez 25 p. 100 des ouvriers.

L'empoisonnement chronique par le plomb se traduit surtout par les *coliques de plomb*, qui sont très douloureuses et s'accompagnent de constipation; puis surviennent des douleurs articulaires, du tremblement, des paralysies (paralysie saturnine), des troubles nerveux graves, etc. Cette intoxication évolue parfois lentement et aboutit souvent à la mort.

Quelquefois la seule manifestation de l'empoisonnement chronique par le plomb est, au bout de plusieurs années d'absorption de doses infinitésimales telles que celles qui peuvent exister dans l'eau, les aliments, etc., le développement d'une *néphrite*, maladie des reins, qui entraîne fatalement la mort.

Les sels de plomb ne doivent jamais entrer, à aucun titre, dans la préparation des aliments.

Les objets en plomb doivent être bannis de la cuisine dont tous les ustensiles en fer-blanc seront étamés à l'étain fin.

CHAPITRE V

LES MALADIES INFECTIEUSES

Nous avons dit, au commencement de cet ouvrage, ce qu'il fallait entendre par *maladies infectieuses;* nous avons appris ensuite que l'eau, les aliments et les poussières étaient leurs agents les plus fréquents de transmission. Nous devons maintenant passer en revue les caractères des plus répandues de ces maladies ; l'étude complète de l'une d'entre elles, le charbon, achèvera de nous faire comprendre en quoi consiste la transmissibilité, la contagion, l'inoculation, etc. Connaissant les maladies infectieuses nous verrons qu'elles sont *évitables :* de l'examen de leur mode de transmission et des conditions qui permettent à leurs germes de se développer dans notre organisme, nous déduirons les *moyens de les éviter* et nous étudierons sous le nom de *prophylaxie* la manière de mettre ces procédés en pratique.

LE CHARBON.

Il y a une cinquantaine d'années la *fièvre charbonneuse* sévissait épidémiquement sur les troupeaux en Beauce, en Auvergne, dans la Camargue, etc., atteignant de préférence les moutons, mais aussi les bovidés et les chevaux : en Beauce, 20 p. 100 des moutons succombaient chaque année. La cause de cette maladie était inconnue ; d'aucuns l'attribuaient à la trop grande richesse des pâturages ! En 1846, les agriculteurs d'Eure-et-Loir résolurent de faire étudier le fléau pour arriver à le combattre et réunirent un certain nombre de médecins et de vétérinaires. Cette assemblée, connue dans la science sous le nom de *commission d'Eure-et-Loir*, établit que la fièvre charbonneuse du mouton, des bovidés, du cheval et aussi une affection qui atteignait assez souvent les bergers, la *pustule maligne*, constituaient une seule et même maladie; bien plus, les recherches de la commission montrèrent que le charbon est inoculable de l'animal à l'animal et aussi de l'homme à l'animal : l'inoculation réussit chez le mouton, la vache, le cheval et le lapin.

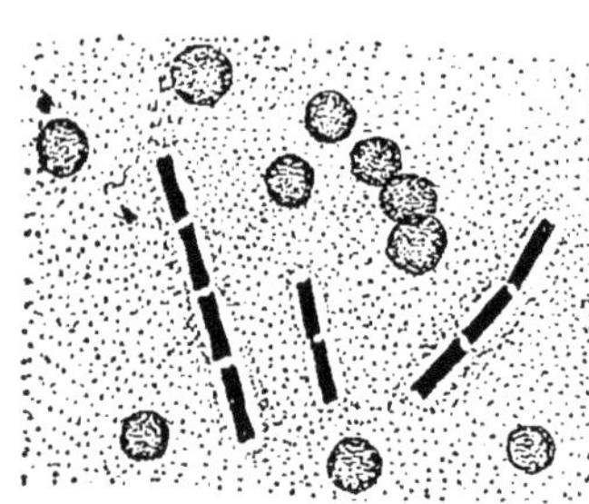

Fig. 42.
Sang charbonneux.

La commission d'Eure-et-Loir avait jeté la base de l'étude du charbon en montrant l'inoculabilité, la transmissibilité de cette maladie. Dans ses travaux, elle s'était adjoint un savant, Davaine, à qui il était réservé de découvrir la cause du charbon. C'est en 1850 que Davaine, examinant au microscope du sang charbonneux, y vit, à côté des éléments normaux, de nombreux petits bâtonnets ayant une longueur égale à 3 ou 4 fois le diamètre des globules rouges du sang et une largeur qui n'atteignait guère que le cinquième du diamètre de ces globules (fig. 42). Bientôt après, Davaine montrait que ces bâtonnets, qu'il désigna sous le nom de *bactéridies*, apparaissent dans le sang quatre ou cinq heures avant la mort chez tous les animaux charbonneux : avant leur apparition le sang peut être inoculé sans danger, mais dès que les bactéridies s'y rencontrent le sang devient virulent et, inoculé à un animal sain, il lui transmet le charbon.

On opposa de nombreuses objections à la découverte de Davaine, on ne voulut pas admettre avec lui que la bactéridie fût la cause du charbon; elle n'en était qu'une conséquence, disait-on, la véritable cause étant une substance dissoute dans le sang, un principe analogue au venin des serpents.

Il était réservé à MM. Pasteur et Joubert de compléter

en 1877, la démonstration que Davaine avait ébauchée. Ils y réussirent en utilisant la méthode des *cultures successives* en dehors de l'économie.

Pasteur avait démontré, en 1859, que si les infusions organiques, végétales ou animales, se corrompent quand elles sont exposées à l'air, c'est parce qu'elles sont envahies par les microbes contenus dans les poussières, répandus sur les parois des vases, etc. Ce savant montrait en même temps que ces infusions, ces bouillons, peuvent se conserver indéfiniment quand on les chauffe dans un ballon à col étiré (fig. 43), dont on ferme le col à la lampe, en pleine ébullition : dans ces conditions, les germes existants dans le liquide sont tués par la chaleur, les microbes de l'extérieur ne peuvent plus y pénétrer : le bouillon est stérilisé. Le même résultat est obtenu en chauffant l'infusion dans un ballon ordinaire, mais dont on ferme le col avec un tampon d'ouate, l'ouate filtrant l'air et empêchant les poussières, les germes, de rentrer dans le ballon.

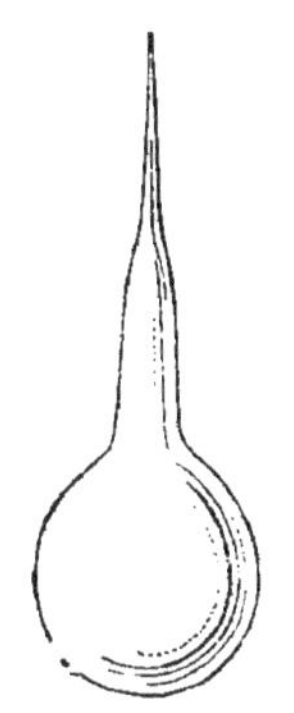

Fig. 43. — Ballon Pasteur à col étiré.

Si, dans un ballon ainsi préparé, on fait tomber une trace de poussière, bientôt l'infusion se trouble, il se produit une *culture*, c'est-à-dire une multiplication des germes contenus dans la poussière.

Dans un ces ballons, Pasteur et Joubert introduisirent une trace de sang charbonneux, le liquide se troubla et ils obtinrent une *culture pure* de la bactéridie charbonneuse. Une gouttelette de cette infusion, reportée dans un second ballon stérilisé, donna une culture analogue à la première. Ces savants firent ainsi un grand nombre de cultures successives : à la centième, la dilution de la gouttelette de sang originelle était telle que l'on ne pouvait admettre, dans l'infusion, l'existence d'une quantité appréciable du venin liquide dont les contradicteurs de Davaine avaient invoqué la présence dans le sang charbonneux, et cependant l'inoculation à l'animal d'une trace de cette centième culture produisait à coup sûr le charbon. Ces sagaces expérimentateurs firent plus encore et filtrèrent la culture sur une plaque de plâtre durci : toutes les bactéries restaient sur le filtre, le liquide qui passait n'en renfermait plus une seule, aussi pouvait-il être inoculé aux animaux sans jamais leur donner le charbon.

La démonstration était irréfutable : *la bactéridie est la cause du charbon.*

Il restait à établir comment, dans les conditions naturelles, la bactéridie peut envahir l'organisme. C'est ici qu'intervient

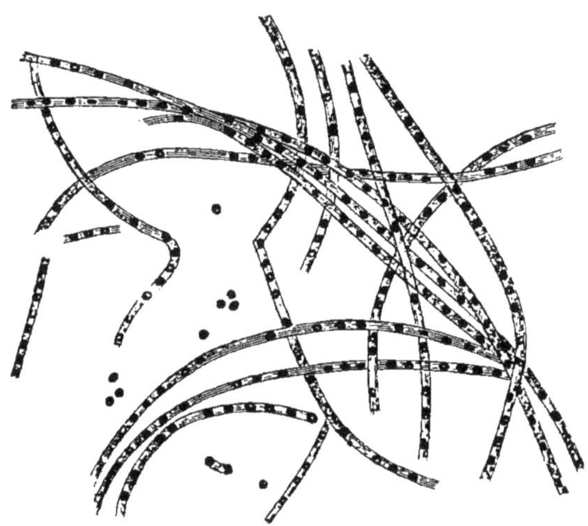

Fig. 44. — Bacille du charbon sporulé.

le rôle de la *spore*. Nous avons vu que certaines bactéries produisent dans leur intérieur des corpuscules brillants, les spores, comparables à la graine des végétaux supérieurs et douées d'une résistance considérable vis-à-vis des agents de destruction.

La bactéridie charbonneuse possède des spores très résistantes que l'on aperçoit sous forme de petits points ronds dans l'intérieur des filaments (fig. 44). Une fois desséchées, ces spores peuvent se conserver plusieurs années, elles résistent à la chaleur (jusqu'à 85°), au soleil, aux antiseptiques; inoculées à l'animal elles se montrent aussi actives, aussi virulentes, que la bactéridie elle-même.

Or, on savait que le charbon apparaît de préférence dans certains pâturages; toujours, les moutons broutant dans ces endroits, baptisés par les cultivateurs du nom de *champs maudits*, prennent la maladie, tandis que les troupeaux des champs voisins restent indemnes. Pasteur trouva la spore charbonneuse dans la terre des champs maudits et obtint le charbon en inoculant de cette terre aux animaux. D'où proviennent donc les spores contenues dans les champs maudits? Dans un troupeau où sévit le charbon les moutons atteints succombent très rapidement, subitement même, le seul symptôme qu'ils présentent alors est une émission d'urine sanguinolente, quelques instants avant la mort : les bergers connaissent bien le *pissement de sang*. Cette urine sanglante contient des bactéridies qui, déposées sur le sol, donnent des spores.

Mais il est une autre source plus importante de diffusion des germes: souvent le mouton mort est dépouillé de sa peau sur place par le berger et le corps est enfoui très superficiellement; dans ces conditions, les bactéridies du sang souillent facilement le sol; mais même quand les cultivateurs, plus soigneux, enfouissent très profondément les cadavres, on trouve encore des spores à la surface des fosses et même après 15 et 20 ans. Pasteur montra que sous l'influence du ballonnement du corps par les gaz de la putréfaction, le sang et par conséquent les bactéridies se répandent dans la terre : les bactéridies sporulent; reste à ramener les spores à la surface : ce travail est dévolu aux vers de terre. Ces animaux, dans la profondeur du sol, absorbent l'humus et en même temps les spores; celles-ci se conservent sans altérations dans leur tube digestif et, quand le ver remonte à la surface, sont rendues intactes dans les petits tortillons de terre rejetés par l'animal : quand les tortillons sont délayés par la pluie, les spores éclaboussent et souillent les objets en contact avec le sol, c'est-à-dire les plantes et les herbes.

Pasteur et Chamberland démontrèrent que c'est en absorbant ces herbes souillées que les moutons se contaminent, par la voie digestive : on communique artificiellement le charbon à ces animaux en leur faisant manger du fourrage mêlé de spores et, cela d'autant plus sûrement que ce fourrage contient des corps durs (fragments d'épines, etc.), qui créent sur la muqueuse buccale des érosions facilitant la pénétration du germe pathogène dans l'organisme.

Le charbon est la première maladie infectieuse dont l'origine microbienne ait été démontrée. Pasteur en a écrit l'histoire complète; à ses travaux il n'y a rien à ajouter ni à retrancher : aujourd'hui encore le charbon est la mieux connue de toutes les maladies microbiennes, il sert de type pour l'étude de toutes les autres.

Pasteur a fait plus encore, il a trouvé le moyen de prévenir le charbon; ce fléau jadis si redouté des agriculteurs a disparu dans toutes les régions où l'on a mis en pratique la *vaccination pastorienne.*

RÉCEPTIVITÉ ET IMMUNITÉ. LA VACCINATION CHARBONNEUSE.

Si l'existence d'un germe pathogène spécifique, la bactéridie, est indispensable pour le développement du charbon, elle ne constitue pas la condition suffisante de cette maladie. Le germe, pour se développer, exige certaines qualités de l'organisme abordé, ce qu'on exprime en disant que cet organisme doit être *réceptif:* un grain de blé ne germe, ne se développe pour donner une plante, que s'il est placé dans un terrain favorable ou réceptif. Toutes les espèces animales ne sont pas réceptives pour chacun des germes pathogènes; ainsi un certain nombre d'animaux sont réceptifs au charbon, ce sont la souris, le cobaye, le mouton, le lapin, le cheval, le bœuf, l'homme; au contraire, les oiseaux, le chien, etc., ne sont pas susceptibles de contracter cette maladie : autrement dit, ils sont *réfractaires* au charbon, ils jouissent de l'*immunité* vis-à-vis de cette maladie.

Nous sommes amenés à rechercher les conditions de la réceptivité et de l'immunité. Mais nous devons d'abord remarquer qu'il existe des degrés dans la réceptivité. A la suite de l'inoculation du charbon, la souris, le cobaye, le mouton même meurent fatalement, l'homme, au contraire, guérit souvent de la pustule maligne.

Or, si nous étudions ce qui se passe chez ces divers animaux, nous remarquons que chez le cobaye, après l'inoculation, il ne se produit à peu près aucune lésion au point où a pénétré l'aiguille chargée du virus : on peut observer un peu d'œdème, c'est-à-dire d'épanchement dans le tissu cellulaire sous-cutané d'un liquide clair, séreux, mais jamais ce liquide n'est trouble, ne renferme de cellules animales, jamais la peau ne rougit ; la bactéridie se multiplie rapidement, envahit la totalité de l'organisme et la mort survient en quelques heures.

Au contraire, chez l'homme, la pustule maligne est caractérisée par un gonflement considérable accompagné d'une violente inflammation; à ce niveau la peau est chaude, rouge, bleuâtre même, le derme est infiltré d'une sérosité trouble renfermant quelques globules blancs, mais on n'observe pas de pus véritable, épais, crémeux. Le malade présente de la fièvre, des symptômes généraux graves, mais il guérit fréquemment ; en tous cas la mort ne survient qu'au bout de plusieurs jours.

Si nous nous adressons maintenant à un animal non réceptif, la poule, par exemple, nous voyons que chez elle l'inoculation de la bactéridie ne provoque aucun trouble général, aucune maladie, mais au lieu d'inoculation apparaît un abcès constitué par un pus épais, très riche en éléments cellulaires.

Des faits analogues s'observent avec les différents microbes, si bien qu'on peut admettre comme loi que, *la lésion locale au lieu d'inoculation est en proportion inverse de la maladie générale;* plus la lésion locale est marquée, moins une généralisation du microbe est à craindre. Cette lésion au point d'inoculation joue donc un grand rôle dans le mécanisme de la réceptivité ou de l'immunité : au prix d'un abcès nous voyons la poule échapper à l'infection charbonneuse. C'est à M. Metchnikoff que revient le mérite d'avoir montré l'importance de ce rôle. Pour bien comprendre les faits mis en lumière par M. Metchnikoff, il nous faut entrer dans quelques détails de physiologie.

Les animaux unicellulaires inférieurs, les *monères*, les *amibes* (fig. 45) possèdent un protoplasma contractile : si une amibe, rampant à la surface d'un végétal, rencontre un corps plus petit qu'elle, immédiatement elle se déforme, son protoplasma entoure progressivement le corps étranger et bientôt le corpuscule se trouve incorporé à la substance de l'animal.

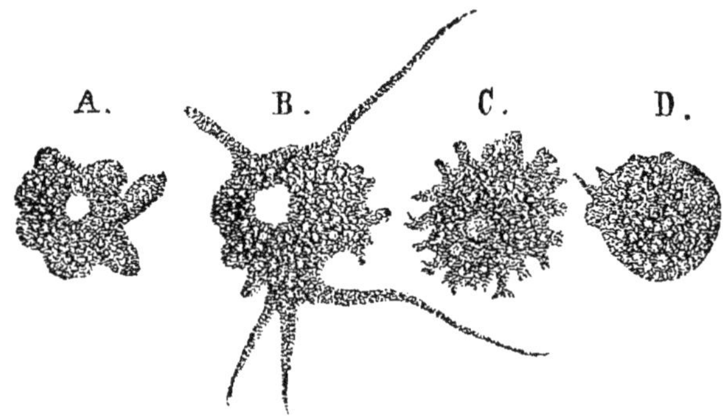

Fig. 45. — Amibes.

A, B, C, D, formes diverses présent en un quartées d'heure par l'*Amœba diffluens*, remplie de granules et grossie 400 fois.

Si la particule ingérée est apte à servir à la nutrition de l'amibe, elle se fond peu à peu dans le protoplasma par une véritable digestion intracellulaire ; dans le cas contraire, le corps étranger est rejeté.

Bien plus, l'amibe est *sensible* et peut se diriger de préférence vers tel ou tel endroit : qu'un rayon de soleil vienne à tomber sur le vase qui la contient, elle se met en mouvement du côté de la lumière. La sensibilité des protoplasmas inférieurs peut s'exercer aussi vis-à-vis des agents chimiques : les organes femelles des fougères sécrètent de l'acide malique qui attire les zoospermes. (Pfeiffer.)

Chez les animaux supérieurs où les cellules se différencient pour se grouper en tissus, certains éléments ont conservé la propriété de se mouvoir et d'englober les corps étrangers ; ils sont, comme a dit M. Metchnikoff, *amœboïdes* et *phagocytaires* (χυτος, cellule, φαγειν, manger). Chez les vertébrés, ces propriétés sont capitalement dévolues à certains globules blancs du sang ou *leucocytes*, aux *leucocytes polynucléaires*, composés d'un protoplasma et d'un noyau divisé en plusieurs segments (fig. 46).

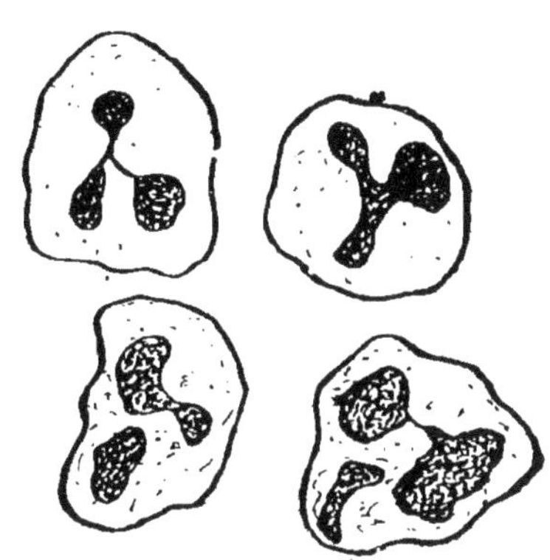

Fig. 46. — Leucocytes.

A côté de ces éléments mobiles, certaines cellules fixes sont susceptibles d'englober sur place les corps étrangers, telles sont par exemple les cellules qui tapissent les *alvéoles pulmonaires*.

Les phagocytes n'englobent pas indifféremment tous les corps qui se trouvent dans leur voisinage; ils jouissent d'un véritable sens leur permettant de faire un choix : tandis que certaines substances

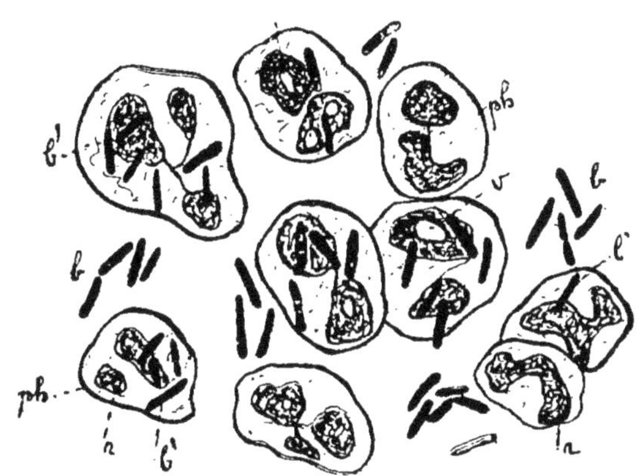

Fig. 47. — Phagocytose.

b, bacilles libres ; *ph*, phagocytes ; *n*, noyaux ; *b'*, bacilles englobés ; *V*, vacuoles. (D'après une préparation de Besson.)

les attirent, comme l'essence de térébenthine par exemple, d'autres les repoussent, c'est ainsi qu'agit l'acide lactique (1).

(1) Pfeiffer a créé le mot de *chimiotaxie* pour désigner cette propriété des cellules amœboïdes d'être influencées par des substances étrangères; il y a chimiotaxie positive quand la cellule est attirée, chimiotaxie négative quand elle est repoussée.

Les secrétions microbiennes possèdent, à un haut degré, la propriété d'influencer les mouvements des leucocytes.

Examinons ce qui se passe quand on inocule à un animal un microbe, dans le cas où les produits de sécrétion de ce dernier ont la propriété d'attirer les phagocytes de l'animal servant à l'expérience. Dès que les produits du microbe diffusent autour du point d'inoculation, les leucocytes attirés se portent en foule vers cet endroit, les vaisseaux sanguins voisins se dilatent pour permettre l'afflux de ces cellules amœboïdes : celles-ci parvenues dans les capillaires ont la propriété de traverser les parois de ces vaisseaux (*diapédèse*), puis elles pénètrent dans les interstices du tissu envahi et arrivent au contact des microbes. Elles les englobent alors, se les incorporent et les détruisent par un phénomène de digestion analogue à celui que nous avons observé chez l'amibe : les microbes disparaissent ; ils n'ont pu envahir l'organisme et l'animal est sauvé (fig. 47).

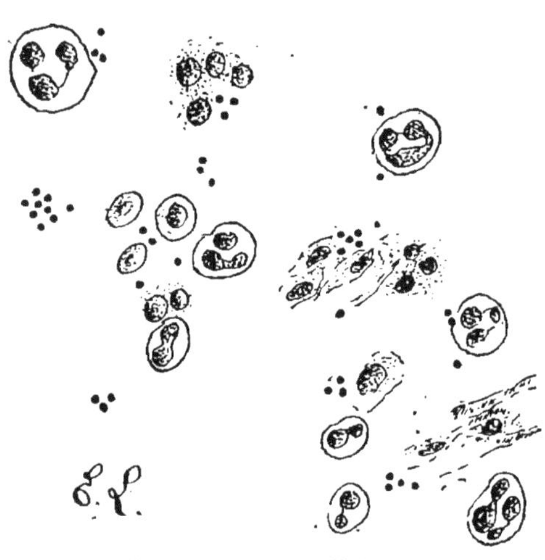

Fig. 48. — Pus d'abcès.

Mais la phagocytose s'est accompagnée de la dilatation des vaisseaux au point inoculé, et par conséquent de rougeur, de chaleur, l'arrivée des leucocytes a provoqué un gonflement, un véritable abcès, c'est-à-dire de l'inflammation (fig. 48).

C'est ce qui s'est passé chez la poule inoculée avec le microbe du charbon : l'animal a présenté une lésion locale accentuée et pas de maladie générale, il n'était pas réceptif. L'*inflammation* est l'acte de résistance, de défense de l'organisme ; plus celui-ci est réfractaire, plus la phagocytose s'opère activement, plus la lésion locale est marquée.

Au contraire, le microbe inoculé produit-il des toxines repoussant les phagocytes, ceux-ci ne peuvent arriver au point inoculé, il ne se produit pas d'inflammation, le microbe végète librement, pullule, envahit l'organisne, cause la maladie et la mort : c'est ce qui arrive chez le cobaye ou le mouton charbonneux.

En résumé, la phagocytose juge de la réceptivité ou de l'immunité d'un animal vis-à-vis d'une infection : si les phagocytes englobent et détruisent le microbe, l'animal est réfractaire, au contraire il est réceptif quand ses phagocytes, ses défenseurs, sont repoussés par la sécrétion microbienne et ne peuvent accomplir leur tâche.

La poule jouit vis-à-vis du charbon d'une immunité qu'on appelle *naturelle*. L'expérience a établi qu'on peut conférer, par des procédés spéciaux, une *immunité artificielle* aux animaux réceptifs, ce qui revient à dire qu'il est possible de donner aux leucocytes de ces animaux la propriété d'être attirés par des substances qui, primitivement, les repoussaient : il suffit de les accoutumer à ces substances, comme nous nous habituons au tabac, par exemple : c'est là le principe des *vaccinations*.

Pasteur avait observé que le charbon ne récidive pas, c'est-à-dire que les animaux ayant échappé une fois aux atteintes de cette maladie, n'étaient plus aptes à la contracter de nouveau, étaient devenus réfractaires. Il songea à donner aux animaux réceptifs un charbon très léger, espérant ainsi les mettre à l'abri, pour l'avenir, de la fièvre charbonneuse. Il réussit à *atténuer* la bactéridie, c'est-à-dire à diminuer son activité, au point qu'inoculée au mouton elle ne lui donne plus qu'une affection bénigne, insignifiante. Or, les animaux ainsi inoculés ne peuvent plus contracter le charbon : la vaccination charbonneuse était trouvée. Quand un animal, un lapin par exemple, a été inoculé avec une culture de bactéridie charbonneuse atténuée (*vaccin charbonneux*) et qu'on lui injecte une culture de bactéridies virulentes, il se forme un petit abcès à cet endroit, la phagocytose s'exerce, les microbes sont détruits et la santé de l'animal n'est pas atteinte.

Au début, la méthode rencontra des oppositions; la célèbre expérience de Pouilly-le-Fort convainquit les moins crédules : cinquante moutons furent divisés en deux lots, vingt-cinq furent vaccinés, vingt-cinq furent laissés intacts. Quelques jours après, les animaux furent inoculés avec du sang charbonneux ; les vingt-cinq vaccinés restèrent indemnes, les vingt-cinq non vaccinés succombèrent. Les agriculteurs français adoptèrent immédiatement la vaccination : depuis 1882 c'est par millions que l'on vaccine chaque année les animaux domestiques ; le charbon a presque disparu en France. Longtemps M. Koch, accumulant les objections et les critiques, empêcha la méthode de se répandre à l'étranger; à l'heure actuelle les cultivateurs ont jugé le débat par leur attachement à la vaccination, force a été à M. Koch d'abandonner son opposition et l'on vaccine dans le monde entier.

LES VOIES DE TRANSMISSION DES MALADIES INFECTIEUSES. LES CONDITIONS MODIFIANT LA RÉCEPTIVITÉ.

Les microbes pathogènes peuvent s'introduire dans notre organisme par trois voies différentes ; nous avons vu que les moutons contractaient le charbon par le *tube digestif;* à propos des impuretés de l'air nous avons appris que l'homme, exposé à des poussières contenant des spores charbonneuses, se contaminait par les *voies respiratoires;* enfin nous savons que l'on peut inoculer le charbon sous la peau des animaux, c'est la transmission par *voie cutanée.* Ce dernier mode de transmission, que l'on pratique dans les labora toires à l'aide d'une aiguille introduite sous la peau, ne peut se réaliser quand la peau est intacte : les microbes étant dans l'impossibilité de franchir le revêtement épithélial ; il exige une érosion, une déchirure du tégument (solution de continuité) ; c'est par une plaie que l'inoculation se produit naturellement.

Quel que soit le mode d'entrée du microbe, celui-ci doit

lutter contre l'organisme dans lequel il pénètre. La réceptivité d'un même individu est susceptible de varier d'un moment à l'autre; toute cause venant affaiblir l'organisme, le priver de ses moyens de résistance, en mettant ses phagocytes hors d'état de le défendre, augmente et crée même la réceptivité.

Les parasites les plus divers sont répandus autour de nous : grâce à l'intégrité de notre tégument et à l'activité incessante de nos phagocytes nous échappons souvent à leurs atteintes. Pour que la maladie se produise il faut qu'une porte d'entrée soit ouverte et que notre pouvoir de résistance soit vaincu par le microbe. Les déchirures de la peau créent une porte d'entrée aux germes de la *suppuration*, de la *septicémie ;* mais, dans le derme, ces microbes rencontrent une résistance active des phagocytes : ils en triomphent quelquefois et la maladie éclate.

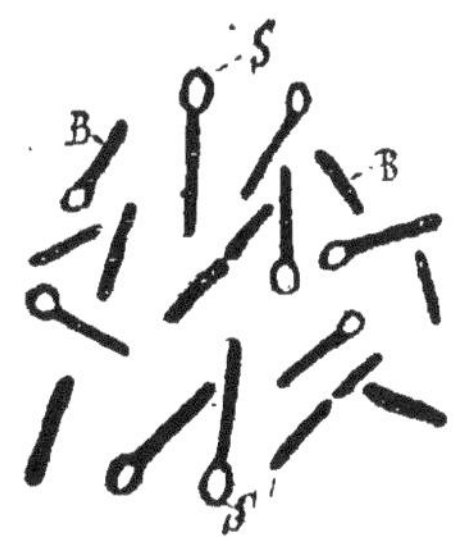

Fig. 49. — Bacille du tétanos.
B, bacilles. — S, spores.

Pour le *tétanos*, la *gangrène gazeuse*, il faut plus encore. Les microbes de ces maladies ne se trouvent dans les milieux extérieurs qu'à l'état de spores; ces spores, très abondantes dans la terre, sont facilement englobées par les phagocytes : inoculées seules elles sont inoffensives. Mais ici interviennent des faits de la plus haute importance dans l'histoire des infections : nous voulons parler de l'action des *associations microbiennes*. Les *spores* du tétanos (fig. 49), inoffensives à l'état pur, se trouvent, dans la terre, mélangées à un grand nombre d'autres germes : quand une plaie est souillée par cette substance, les phagocytes, qui englobaient aisément les spores pures, sont gênés dans leur action par les microbes associés aux spores; repoussés par les toxines sécrétées par ces microbes ils ne peuvent suffire à leur tâche; il en résulte que les spores, soustraites à l'action des cellules amœboïdes, se développent et donnent naissance à des bacilles qui possèdent une grande nocivité et amènent rapidement l'apparition du tétanos (Vaillard, Vincent et Rouget). Il en est de même pour les germes de la gangrène gazeuse (Besson) (fig. 50).

Les associations microbiennes jouent un grand rôle dans le développement de beaucoup d'infections; M. Roux a montré leur action dans la *diphtérie*, M. Metchnikoff dans le *choléra :* elles agissent dans tous ces cas, en *favorisant* le développement du germe pathogène.

Inversement certaines associations ont une action *empêchante* sur le développement de tel ou tel germe : Pasteur a montré que plusieurs de ces associations empêchaient le développement de la bactéridie charbonneuse dans l'organisme, etc.

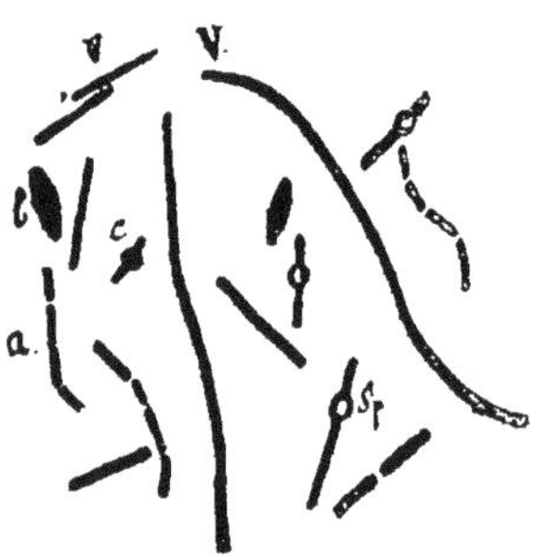

Fig. 50.—Vibrion septique. *V*, vibrion; *Sp*, vibrion sporulé; *b,c*, germination de la spore; *a*, multiplication par scissiparité.

Les grands traumatismes, les brûlures, les écrasements, amenant la destruction des tissus, empêchent ou retardent la phagocytose et favorisent l'infection : il est d'observation vulgaire que les plaies contuses, déchirées, mâchées, sont de beaucoup les plus dangereuses.

Dans nos voies respiratoires se déposent incessamment des poussières, des germes souvent pathogènes; de plus, ces voies sont en relation de voisinage avec la cavité buccale où vivent de nombreux microbes, elles sont donc en perpétuel danger d'envahissement, ce sont les frontières les plus menacées de notre organisme; aussi possèdent-elles de nombreux organes lymphatiques, où les globules blancs sont abondants et où s'exerce activement la phagocytose (amygdales, etc.). En outre les parois des alvéoles pulmonaires sont très richement pourvues de vaisseaux capillaires permettant un mouvement incessant des phagocytes amœboïdes, et la surface libre de ces alvéoles est tapissée de cellules fixes douées, comme nous l'avons dit, du pouvoir phagocytaire : les germes, les poussières y sont incessamment englobés et détruits. Mais, que les cellules défensives viennent à subir une influence qui diminue leur activité fonctionnelle, par exemple si l'on respire un gaz irritant, de l'air très froid ou trop chaud et sec, des poussières trop abondantes (anthracosis, etc.), elles ne suffiront plus à immobiliser les microbes, elles seront débordées et les germes des bronchites, de la pneumonie, de la tuberculose pourront se développer dans les voies respiratoires. Il en est de même des angines : elles apparaissent le plus souvent sous l'influence d'un refroidissement local portant sur le cou, la gorge ; la phagocytose se ralentit alors dans les amygdales et les germes s'y développent.

A côté de ces influences toutes locales, susceptibles de favoriser l'aggression des microbes, il en est d'autres non moins efficaces, dont l'action s'exerce sur la totalité de l'organisme. Nous allons les passer en revue :

1° CHALEUR ET FROID. — Nous avons eu l'occasion de dire qu'en dehors des accidents qui leur étaient dus en propre, la chaleur et le froid exagérés favorisaient le développement de certaines maladies.

L'action du froid augmente nos dépenses organiques, affaiblit nos moyens de résistance ; elle est souvent la cause occasionnelle de la tuberculose, de la pneumonie, des bronchites, du rhumatisme articulaire aigu. Une expérience de Pasteur prouve la réalité de cette influence : la poule, dans les conditions normales, est réfractaire au charbon ; or, il suffit de maintenir les pattes de cet animal dans l'eau froide pour qu'il devienne réceptif et succombe à l'inoculation de la bactéridie.

L'expérience inverse montre l'action d'une température trop élevée : la grenouille, non réceptive à l'état normal, succombe à l'inoculation de la bactéridie, si on la maintient à une température de 35° (Gibier).

Nous avons vu que certaines maladies se développent de préférence en été et dans les pays chauds, ce sont surtout les affections dont la porte d'entrée est le tube digestif ; il est de notion vulgaire, en effet, que pendant les chaleurs la digestion est plus ou moins troublée : l'appétit diminue, on a une tendance à l'exciter au moyen d'un abus de condiments; la soif est vive et les boissons, absorbées en abondance, diluent les sucs digestifs; de plus les aliments sont beaucoup plus sujets qu'en hiver à subir certaines altérations. De toutes ces causes il résulte un état de souffrance de l'estomac et de l'intestin, état qui se traduit par la fréquence des *diarrhées estivales :* dans ces conditions, les voies digestives se laissent facilement envahir par les microbes du choléra, de la fièvre typhoïde, les agents de la dysenterie, etc.

2° Insuffisance alimentaire. — L'insuffisance, la mauvaise qualité des aliments, créent rapidement un état d'affaiblissement et de déchéance de l'organisme : la *misère physiologique.* La privation complète amène bientôt l'*inanition,* avec de violentes douleurs épigastriques survient un abattement général, de l'affaiblissement musculaire : « ubi fames, laborandum non est », a dit Hippocrate; le pouls, la respiration se ralentissent, la peau est froide, la maigreur devient extrême, l'haleine est fétide, le délire se produit et la mort arrive après plusieurs jours d'atroces souffrances.

On conçoit que de tels états prédisposent l'organisme à l'invasion des microbes : la misère physiologique entraîne le plus souvent après elle la tuberculose, la fièvre typhoïde; l'inanition favorise le développement du scorbut et surtout du typhus, cette « maladie de famine » si fréquente en temps de disette. Expérimentalement, Canalis et Morpurgo ont rendu des poules réceptives au charbon en les soumettant à un jeûne prolongé.

3° Intoxications. — La plupart des intoxications lentes, chroniques, prédisposent l'organisme à l'envahissement des germes pathogènes : c'est ainsi qu'on peut noter la fréquence de la tuberculose chez les alcooliques.

C'est par intoxication qu'agit la *putridité du milieu :* les émanations des égouts, des substances en putréfaction, sont susceptibles de rendre l'organisme animal réceptif à certains germes : Aselli ayant inoculé plusieurs cobayes avec le bacille de la fièvre typhoïde en exposa un certain nombre aux émanations d'un égout; tous les animaux ainsi traités moururent d'infection typhique, au contraire ceux qui, après l'inoculation, avaient été conservés au laboratoire, échappèrent à la maladie.

4° ENCOMBREMENT. — C'est l'intoxication par les poisons exhalés par l'organisme qui joue le plus grand rôle dans l'action nocive de l'*encombrement*.

Par encombrement, on entend l'accumulation d'un grand nombre de personnes dans un espace restreint; dans ces conditions l'air perd ses propriétés vivifiantes, devient méphitique, l'organisme souffre profondément et devient un terrain de culture favorable pour un grand nombre d'infections : fièvre typhoïde, typhus, scorbut, etc. De plus, l'encombrement multiplie les contacts entre les malades et les valides et, par conséquent aussi, les chances de contagion.

5° FATIGUE. — SURMENAGE. — La fatigue est le sentiment douloureux, accompagné de difficulté d'agir, causé par un travail excessif ou trop prolongé. Le repos fait cesser la fatigue et tout rentre dans l'ordre : « *Quies lassitudinis remedium.* » Mais si la fatigue s'exagère, elle aboutit au *surmenage*. Entre la fatigue et le surmenage il y a la même différence qu'entre la faim et l'inanition (Dufour). Le surmenage peut être physique ou intellectuel.

Pour ce qui est du *surmenage intellectuel*, il peut résulter d'un travail excessif et prolongé ou aussi d'émotions morales, de sentiments tristes longtemps ressentis; souvent les deux causes se combinent.

On a beaucoup exagéré les effets du surmenage intellectuel chez l'enfant, du *surmenage scolaire :* le surmenage intellectuel véritable n'existe pas avant seize ou dix-huit ans; on ne l'observe jamais dans les collèges, a dit Charcot (Académie de médecine, 1886). L'enfant possède une « merveilleuse faculté d'inattention », il ne prend que ce qu'il peut prendre matériellement; il est incapable de produire par la volonté cette puissance de surchauffement, d'hypertension cérébrale, nécessaire pour fournir une somme de travail au-dessus de ses forces. Le séjour prolongé dans les salles d'études, le manque de grand air, d'exercices physiques, les attitudes vicieuses peuvent apporter des obstacles au développement matériel des enfants, mais ce n'est point là du surmenage intellectuel.

Chez l'homme, le surmenage intellectuel ou moral peut entraîner des accidents sérieux et durables, dont le moindre est la *migraine*, et un des plus graves, la *neurasthénie* ou épuisement nerveux; il peut encore prédisposer à certaines maladies infectieuses, surtout à la tuberculose.

Bien autrement dangereux est le *surmenage physique;* quelquefois il revêt une forme aiguë et détermine des accidents fébriles graves : il joue un grand rôle dans le développement de la *fièvre de croissance;* plus fréquemment il donne lieu à des accidents chroniques. Il aggrave l'influence malfaisante des températures extrêmes, favorise le développement de certaines maladies du cœur, des poumons et aussi l'invasion microbienne de l'organisme : la fièvre typhoïde (Kelsch), le typhus, la tuberculose, sévissent de préférence sur les individus surmenés.

MM. Charrin et Roger ont montré expérimentalement l'influence favorisante du surmenage sur les infections. Les rats blancs sont réfractaires au charbon; or, si l'on force ces animaux à fournir une longue course dans un tambour rotatif analogue à celui des cages à écureuil, ils succombent fatalement à l'inoculation charbonneuse : chez eux, le surmenage a créé la réceptivité.

Nous ne saurions trop insister sur la nécessité d'éviter l'excès dans les exercices physiques, surtout chez les enfants et les adolescents, beaucoup plus sensibles au surmenage que les adultes. C'est un préjugé vulgaire et dangereux de croire que la fatigue physique repose de la fatigue intellectuelle : les deux causes de surmenage ne font que s'ajouter.

Nous ne pouvons mieux faire que de rappeler, en terminant, les vœux adoptés par le Congrès de Caen en 1894 :

1° Faire examiner l'enfant par un médecin avant que de le laisser se livrer à tel ou tel exercice physique.

2° Encourager l'exercice, mais faire la guerre au sport dans les établissements scolaires.

CHAPITRE VI

LES MALADIES INFECTIEUSES

(SUITE)

LA FIÈVRE TYPHOÏDE.

La fièvre typhoïde est due à la pénétration dans notre organisme d'un petit bacille découvert par un savant allemand, Eberth. Ce bacille se développe de préférence dans notre tube digestif; il sécrète une toxine fort active, le *poison typhique*, qui cause les symptômes de la maladie.

Le bacille d'Eberth vivant dans l'intestin du typhoïdique est rejeté au dehors avec les matières fécales, d'autant plus aisément que la diarrhée est un des symptômes de la fièvre typhoïde. Se trouvant ainsi replacé dans le milieu extérieur, le bacille devient une source de danger, de contagion.

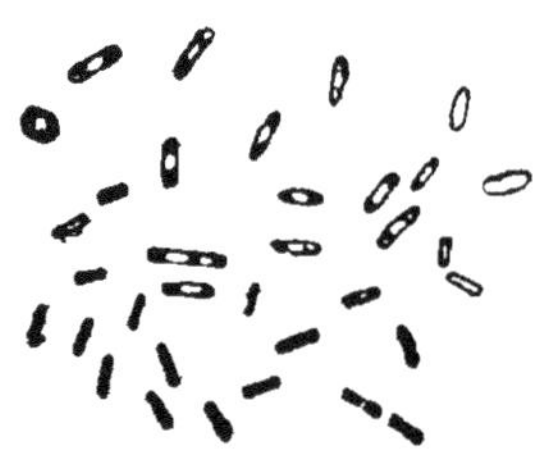

Fig. 51. — Bacille de la fièvre typhoïde.

La transmission s'opère par différents procédés, mais toujours la voie d'entrée dans l'organisme est le tube digestif. Qu'en soignant un typhoïdique une personne souille ses mains au contact des matières fécales qui salissent le linge, les draps du malade, elle pourra s'infecter en portant ses mains, non lavées ou mal lavées, à sa bouche ou sur ses aliments. La cause la plus ordinaire de transmission de la fièvre typhoïde est le passage du germe dans l'eau de boisson : soit qu'on lave dans un ruisseau des linges provenant d'un typhoïdique, soit qu'un puits, une rivière reçoivent les infiltrations d'une fosse d'aisances où l'on a jeté les matières fécales du malade, le bacille trouve là un moyen facile de pénétrer dans notre organisme. Nous aurons l'occasion de dire combien sont dangereuses les fosses d'aisances fixes : toujours leurs parois se crevassent, elles ne sont jamais parfaitement étanches, laissent suinter les parties liquides de leur contenu et contaminent le sol, les ruisseaux, les puits à leurs alentours.

C'est ce qui est arrivé à Pierrefonds en 1886 : vingt-quatre personnes viennent habiter pour l'été trois maisons contiguës situées dans ce village; vingt d'entre elles prennent la fièvre typhoïde, quatre meurent. L'enquête révéla que les maisons frappées s'approvisionnaient en eau de boisson dans un puits qui recevait les infiltrations de fosses d'aisances non étanches : dans l'eau du puits on trouva le bacille d'Eberth, la démonstration était complète (Brouardel, Chantemesse et Widal).

Il en fut de même à l'école normale de Cluny, au lycée de Quimper : l'enquête prouva que les graves épidémies qui sévirent dans ces établissements étaient dues à la souillure de l'eau de boisson par des matières fécales.

Dans plusieurs épidémies de casernes, M. Vaillard, M. Kamen, ont rencontré le bacille typhique dans l'eau que consommaient les hommes.

Récemment, les troupes de la garnison de Tunis présentèrent de nombreux cas de fièvre typhoïde, fréquents surtout parmi les soldats habitant une caserne située à quelque distance de la ville (caserne d'artillerie). Or, la plupart des malades reconnurent avoir fréquenté des auberges situées dans un village voisin, à Ras Tabia : c'est ainsi que trois hommes, pris le même jour de la fièvre, avaient mangé ensemble, quelque temps auparavant, dans un de ces établissements. Toutes ces auberges s'approvisionnaient en eau de boisson à un puits exposé à des infiltrations de matières fécales; Besson trouva le bacille typhique dans l'eau de ce puits. Les auberges furent consignées à la troupe et dès ce jour il ne se produisit aucun cas nouveau de fièvre typhoïde dans la garnison de Tunis.

On conçoit que le lait *coupé* avec une telle eau puisse transmettre la fièvre typhoïde; on a encore pu incriminer l'ingestion de légumes crus, arrosés avec une eau souillée.

Aussi répéterons-nous ici qu'on ne doit faire usage pour la boisson que d'eau de source; encore faut-il que cette eau soit canalisée avec soin pour ne pas être exposée à se souiller pendant son trajet; les réservoirs doivent être surveillés avec la plus grande sollicitude : insuffisamment protégés ils offrent aux germes une porte d'entrée et constituent un danger. Disons encore, qu'à mesure que l'on substitue, dans les villes, l'eau de source à l'eau de rivière ou de puits, les cas de fièvre typhoïde diminuent; à Paris on observe des poussées épidémiques chaque fois que dans un arrondissement on distribue l'eau de rivière.

Le rapport établi, au mois d'avril 1895, par M. le médecin inspecteur Dujardin-Beaumetz, sur la diminution des cas morbides dans l'armée, est très instructif à cet égard. Avant 1887, la fièvre typhoïde atteignait chaque année près de 8000 soldats; à partir de cette époque on se préoccupe d'approvisionner les casernes en eau de source ou à son défaut en eau filtrée : trois ans après (1890-91) la fièvre avait diminué de 36 et de 49 p. 100. C'est ainsi que, tandis qu'en 1886 on avait observé dans l'armée 7 771 cas avec 964 décès, on n'en trouve plus que 3 060 avec 530 décès en 1894. — Dans quelques garnisons, en particulier, les résultats obtenus sont suggestifs : à Paris, par exemple, à la suite de l'adduction de l'eau de la Vanne dans les casernes, le nombre des cas de fièvre typhoïde diminue de 75 p. 100. — A Melun il y eut, en 1889, 122 cas militaires de fièvre typhoïde : on buvait de l'eau de Seine dans les casernes; on y établit des filtres et immédiatement le nombre des cas de fièvre typhoïde tombe à 15 (1890), 6 (1891), 2 (1892) et 7 (1893 et 1894); au commencement de l'année 1895, la gelée arrête le fonctionnement des filtres, les hommes d'un escadron de dragons boivent de l'eau de Seine non filtrée, 28 d'entre eux prennent la fièvre, les hommes des autres escadrons et du bataillon d'infanterie logés dans la même caserne consomment de l'eau bouillie et restent indemnes. — A Cherbourg, où l'on utilise l'eau impure de la Divette, il y eut en 1888 et 1889, 110 et 119 cas de fièvre; on installe des filtres en 1890, la morbidité typhoïdique tombe à 21, 8, 11, 3 et 3 cas (1890-1894).

Toutes ces observations ont la valeur de faits expérimentaux; elles prouvent d'une manière irréfutable le rôle de l'eau impure dans le développement de la fièvre typhoïde.

Il est enfin peu de maladies dans le développement desquelles les *causes adjuvantes* jouent un aussi grand rôle que dans la fièvre typhoïde. Alors que les hommes bien portants restent indemnes, la maladie frappe de préférence les personnes surmenées, mal nourries, exposées à l'encombrement : d'où sa fréquence chez les jeunes soldats quittant les champs, la vie au grand air, pour la caserne, chez les ouvriers de la campagne venant travailler à la ville, etc. Plus que jamais c'est le cas de dire ici que pour ne pas devenir malade il faut commencer par se bien porter.

L'intestin et, par conséquent, les matières fécales de l'homme sain renferment en abondance un bacille, ressemblant par la forme au bacille d'Eberth, mais en différant par un certain nombre de propriétés, c'est le *Bacillus coli communis*. Ce microbe ne crée pas la fièvre typhoïde, mais il est capable, quand on l'ingère, d'occasionner des accidents graves tels que diarrhée, etc., et de favoriser l'infection typhoïdique; on comprend qu'une eau qui renferme ce germe doive être rejetée de l'alimentation : elle a été en contact avec des matières fécales.

LE CHOLÉRA.

Le choléra, maladie d'origine asiatique, apparut pour la première fois en Europe en 1830; depuis il tend à s'acclimater dans nos climats : chacun connaît les récentes épidémies françaises.

Le choléra est dû au développement, dans notre tube digestif, d'une bactérie (fig. 52) en forme de virgule, ou *coma bacille*, se mouvant rapidement, découverte par Koch en 1883 et généralement connue sous le nom de *vibrion cholérique*. Cette bactérie sécrète dans l'intestin de l'homme une toxine, cause immédiate de la maladie.

Tout ce que nous avons dit à propos de la transmission de la fièvre typhoïde est applicable au choléra : ici encore l'origine hydrique est la plus fréquente ; la diarrhée abondante que présentent les malades favorise la diffusion des germes. M. Koch aux Indes, MM. Nicati et Rietsch à Toulon, M. Fraenkel à Duisbourg, ont constaté la coïncidence de la présence du vibrion dans les eaux et du développement de l'épidémie.

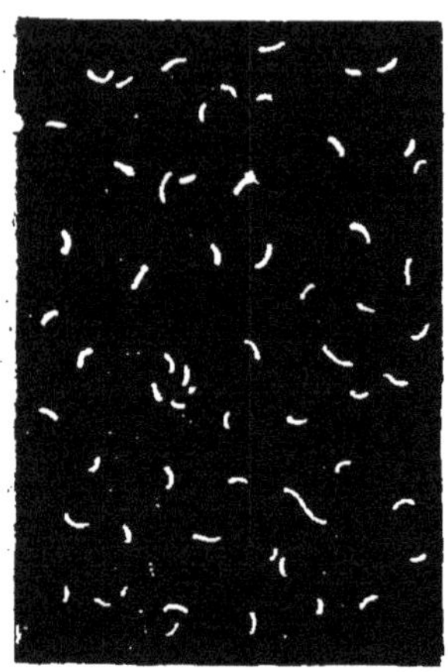

Fig. 52. — Vibrion du choléra.

Dans l'étiologie du choléra, encore, les conditions adjuvantes jouent un grand rôle : M. Metchnikoff vient de démontrer que le développement du vibrion dans l'intestin est lié à la présence de *microbes favorisants* : un vibrion, inoffensif quand il est ingéré seul, donne un choléra mortel si on l'associe à certaines autres bactéries.

LA TUBERCULOSE.

La tuberculose sévit sur la plupart des espèces animales : l'homme, les bovidés, les porcins, le chien, les volailles, etc., sont réceptifs à cette maladie.

On croyait autrefois que la tuberculose se transmettait uniquement par hérédité ; on sait aujourd'hui qu'elle est éminemment contagieuse.

A Villemin revient le mérite d'avoir démontré, en 1868, la transmissibilité, l'inoculabilité de la tuberculose : sa découverte fut complétée par celle du bacille tuberculeux faite par M. Koch quelques années plus tard. Le bacille de Koch se rencontre dans toutes les lésions tuberculeuses ; c'est un très petit bâtonnet doué de propriétés caractéristiques (fig. 53).

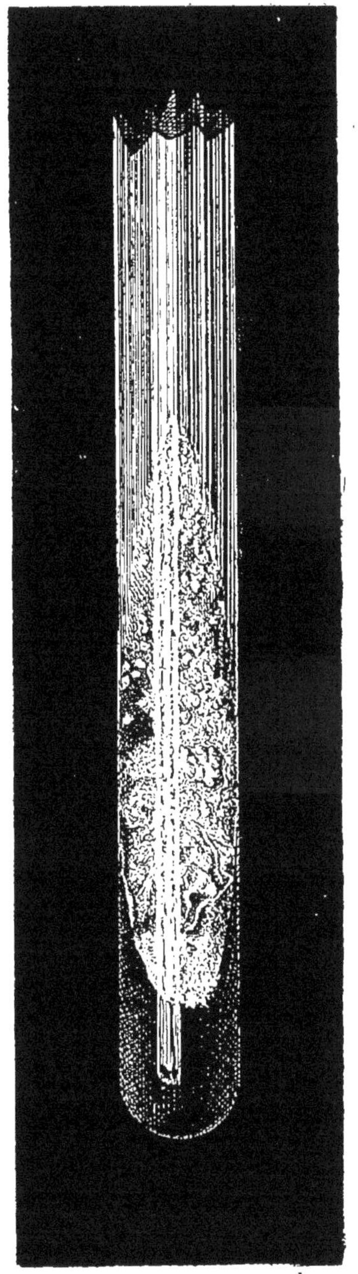

Fig. 53. — Culture de tuberculose.

Il n'est pas de tissu que ce microbe ne puisse envahir : il cause des méningites, des péritonites, la plupart des pleurésies (Kelsch et Vaillard), les tumeurs blanches des articulations, des ostéites, des suppurations diverses, et surtout la tuberculose pulmonaire qui aboutit à la phtisie, maladie très répandue (poitrinaires).

Toutes les voies de transmission que nous avons étudiées peuvent être utilisées par le bacille de la tuberculose pour aborder notre organisme. On a vu des médecins succomber à la maladie pour s'être piqué en autopsiant des cadavres tuberculeux (voie cutanée) : c'est ainsi que mourut Laënnec ; plus souvent on prend la tuberculose par les voies digestives en l'absorbant des viandes et surtout du lait provenant d'animaux tuberculeux ; mais le mode de contamination le plus fréquent est l'absorption du bacille par les voies respiratoires.

Le bacille tuberculeux, muni de spores, est très résistant

aux agents de destruction ; desséché dans les crachats il conserve fort longtemps sa virulence. Les crachats des phtisiques (fig. 54) renferment en abondance des bacilles ; projetés sur le sol, sur des linges, ils se dessèchent, se réduisent en poussière et l'inhalation de ces poussières avec l'air inspiré inocule la maladie. Ce mode de transmission, démontré expérimentalement en faisant respirer au chien et au singe des crachats tuberculeux réduits en poussière, a été prouvé encore par de nombreuses observations faites sur l'homme. M. Marfan rapporte, par exemple, que, dans un bureau occupant 22 employés, de nombreux cas de tuberculose se manifestèrent après l'admission d'un individu atteint de tuberculose pulmonaire : l'épidémie ne cessa que lorsqu'on eut licencié les malades, désinfecté le local, brûlé et refait les planchers souillés par les crachats. On ne compte plus les faits de transmission de la tuberculose d'un époux à son conjoint, de parents à leurs enfants.

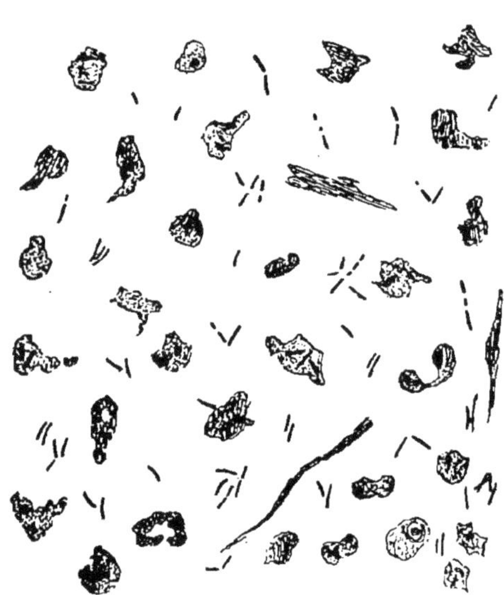

Fig. 54. — Crachats tuberculeux.

On conçoit combien il est dangereux de vivre dans le voisinage de phtisiques : ce sont des malades à *isoler*, comme nous le dirons plus tard ; au moins doit-on veiller avec le plus grand soin à détruire leurs crachats et à les empêcher de se répandre dans les milieux extérieurs.

Les individus atteints de tuberculose conservent quelquefois longtemps une santé relative et peuvent vaquer à leurs affaires : ils répandent partout leurs crachats, dans les rues, dans les omnibus, les wagons de chemins de fer, etc. ; ces crachats, desséchés, réduits en poussière, sont mis en mouvement par le balayage, l'époussetage; aussi ne saurait-on trop applaudir à la décision du préfet de police qui, conformément à l'avis du Comité d'hygiène, interdit de cracher sur le plancher des voitures publiques à Paris.

Heureusement, notre organisme, en état de santé, est, en général, assez résistant au bacille tuberculeux, la réceptivité variant, du reste, beaucoup d'un individu à l'autre ; cela explique pourquoi tous les habitants des villes ne deviennent pas tuberculeux.

Les bacilles tuberculeux arrivent facilement à nos poumons, mais ils y rencontrent les phagocytes qui leur font une guerre acharnée et souvent victorieuse ; cependant si les phagocytes sont paralysés par un état de souffrance de l'organisme (insuffisance alimentaire, misère physiologique, etc.), ou débordés par l'arrivée d'une quantité trop considérable de poussières, le bacille pourra se développer. Il ne s'ensuit pas encore que la mort doive arriver fatalement : la tuberculose guérit et guérit souvent : la vie au grand air, une alimentation appropriée, sont des remèdes très efficaces et dont l'action est souvent couronnée d'un plein succès.

Il ne faut pas compter, pour guérir la tuberculose, sur la *tuberculine* de Koch. La tuberculine est le poison fabriqué par le bacille et extrait des cultures stérilisées par le chauffage à 100° ; au lieu de guérir, cette substance aggrave la tuberculose et précipite le dénouement fatal : quand on injecte de la tuberculine à un homme ou à un animal tuberculeux, il réagit, a de la fièvre et les lésions s'accentuent plus ou moins.

C'est en se basant sur ce fait que M. Nocard a découvert la véritable utilisation de la tuberculine. Les bovidés sont souvent tuberculeux, et si l'on introduit une vache tuberculeuse dans une étable, toutes ses voisines sont exposées à contracter la maladie. Or, la tuberculose au début ne peut être reconnue chez la vache par la simple observation vétérinaire, mais si l'on injecte à l'animal un peu de tuberculine, si minimes que soient les lésions tuberculeuses qu'il présente, il réagit et a de la fièvre ; la vache saine, au contraire, ne présente rien d'anormal dans ces conditions. On est ainsi fixé sur l'état sanitaire de l'animal, on peut l'isoler et éviter la propagation de la maladie : la tuberculine est donc appelée à rendre de grands services pour le diagnostic et la prophylaxie de la tuberculose animale.

LA DIPHTÉRIE.

La diphtérie, maladie fréquente chez les enfants, est due au développement, dans les voies respiratoires, d'un bacille (fig. 55) découvert par MM. Klebs et Lœffler. Si le bacille se développe dans la gorge on a l'*angine couenneuse*, caractérisée par la formation de membranes blanches ou *couennes* sur les amygdales ; s'il envahit le larynx, la trachée, on se trouve en présence du *croup*.

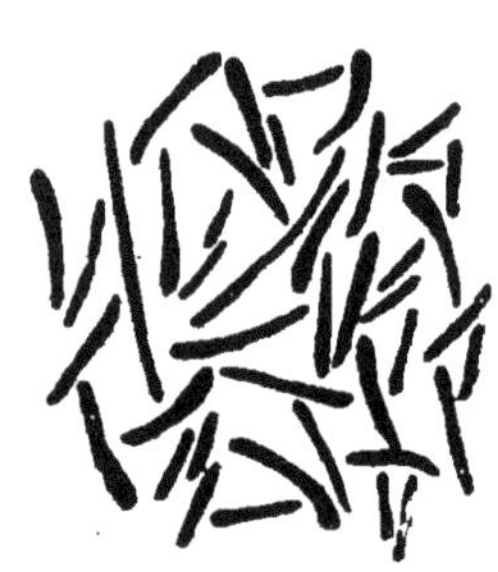

Fig. 55. — Bacille de la diphtérie.

Dans le croup les membranes développées autour des bacilles peuvent gêner l'accès de l'air dans le poumon et entraîner la mort par asphyxie : à ces accidents on oppose la *trachéotomie ;* mais le véritable danger de la diphtérie est l'*intoxication* par le poison que sécrète le bacille.

Les *associations microbiennes* jouent encore un rôle dans le développement de la diphtérie (Roux et Yersin) : quand le bacille est associé à un microbe en forme de chaînettes, le *streptocoque*, la maladie est beaucoup plus grave.

La diphtérie est éminemment contagieuse : le simple contact d'un fragment de couenne ou d'un peu de salive diphtérique avec les muqueuses est capable de transmettre la maladie ; le séjour auprès d'un diphtérique est dangereux, il est rare que, dans une famille, un seul individu soit atteint. L'angine couenneuse ne s'accompagne quelquefois pas de symptômes graves, du moins au début, l'enfant continue à sortir, à aller à l'école : il peut, comme cela a été maintes fois constaté, contagionner ses camarades, créer autour de lui une véritable épidémie.

Tous les objets qui ont été en contact avec un diphtérique, qui ont été souillés par sa salive, peuvent transmettre le contage, même après un temps fort long ; le bacille est très résistant : un pinceau ayant servi à faire des badigeonnages dans la gorge d'un diphtérique a pu infecter une autre personne après plusieurs années.

Sérothérapie. — Aujourd'hui la diphtérie est devenue moins redoutable : M. Behring a découvert une méthode permettant de guérir cette maladie, MM. Roux et Martin sont arrivés à rendre cette méthode pratique, utilisable chez l'homme et en particulier chez l'enfant : ils ont fondé la sérothérapie.

Le microbe de la diphtérie sécrète un poison découvert par M. Roux : quand on filtre les cultures sur une bougie Chamberland, l'on obtient un liquide privé de germes et qui renferme ce poison : il tue par intoxication les animaux auxquels on l'injecte. Mais en donnant à un animal, à un cheval, par exemple, des doses d'abord très faibles, puis progressivement croissantes de la culture filtrée, on l'accoutume au poison, il ne meurt pas et sa santé n'en souffre point. Or, le sang d'un cheval ainsi préparé peut *vacciner* contre la diphtérie et même *guérir* la diphtérie déclarée ; le principe auquel le sang doit cette action se trouve dans sa partie liquide, le *sérum*.

Un enfant a-t-il la diphtérie, on lui inocule une certaine quantité de ce sérum de cheval, bientôt son état s'améliore, les leucocytes arrivent dans les parties malades, englobent les bacilles, l'enfant est sauvé. Le sérum antidiphtérique guérit la diphtérie et la guérit en excitant la phagocytose, en rendant possible la destruction des bacilles par les cellules amœboïdes.

LA RAGE.

La rage est une maladie commune à un grand nombre d'espèces animales et à l'homme. On prend la rage par une solution de continuité des téguments, le plus souvent par la morsure d'un chien, quelquefois aussi par une plaie quelconque, érosion, égratignure, léchée par un animal enragé.

La rage du chien n'est pas caractérisée dans toutes ses périodes par de l'excitation et de la fureur ; toujours le début se manifeste par une modification du caractère du chien: tel animal redouble d'affection pour son maître, recherche les caresses, tel autre devient hargneux et sombre. Dès ce moment la salive est virulente et peut communiquer la rage. *Tout chien qui change d'allures doit être considéré comme suspect.* Plus tard seulement la *voix rabique* apparaît : c'est un aboiement avorté, rauque, saccadé, lugubre ; toujours la voix du chien enragé change de timbre; l'animal est pris d'accès de fureur avec besoin de mordre, il se jette sur tous les corps animés ou inanimés qu'il rencontre, sur les chiens, les hommes et même sur son maître. Ces accès de fureur deviennent de plus en plus fréquents ; enfin la mort arrive par paralysie ou au milieu d'un accès.

Dans des cas plus rares on observe, non plus la *rage furieuse*, mais la *rage mue :* l'animal n'aboie pas, ses cordes vocales, sa mâchoire inférieure sont paralysées, il ne peut mordre par conséquent ; mais souvent le maître croit que son chien a dans la gueule un os qui le gêne, il cherche à retirer cet os imaginaire, introduit sa main entre les dents et s'inocule lui-même.

Le chat, le loup peuvent aussi communiquer la rage à l'homme.

L'*hydrophobie*, dont on parle tant à propos de la rage, n'existe pas, à proprement dire, dans cette maladie : le chien enragé n'a pas horreur de l'eau; au contraire, il boit avec avidité tant que cela lui est possible ; mais, à un moment donné, il se produit un spasme, une constriction de la gorge, qui empêche l'animal d'avaler les liquides, d'où la croyance vulgaire que l'animal a horreur de l'eau ; encore ce symptôme manque-t-il souvent.

L'homme mordu par un animal enragé ne prend pas fatalement la rage; on a d'autant plus de chances de contracter la maladie que les morsures ont été plus profondes, ou surtout qu'elles ont porté sur la face ; mais une fois la maladie déclarée, elle est toujours mortelle. Les premiers symptômes ne se manifestent que six semaines ou deux mois après la morsure ; cette période d'*incubation* est quelquefois beaucoup plus longue.

Pasteur a découvert le moyen de prévenir le développement de la rage ; ce savant avait déduit de certaines observations que la rage ne récidivait pas : il chercha à *atténuer* le virus de la rage et à donner à l'animal une rage légère, inoffensive, pour le préserver de la rage vraie. Les efforts de Pasteur furent couronnés de succès ; il parvint à vacciner les animaux, puis, transportant la méthode à l'espèce humaine, il utilisa la longue période d'incubation de la maladie chez l'homme pour arriver à le *vacciner après la morsure*. Quand un homme a été mordu par un chien enragé, on lui inocule d'abord un virus très atténué, inoffensif, puis de jour en jour, pendant environ deux semaines, on lui donne un virus de plus en plus actif : on arrive ainsi à conférer l'immunité avant que la période d'incubation soit écoulée et la rage ne se développe pas.

Les résultats de la vaccination antirabique ont dépassé toutes les espérances ; aujourd'hui les cas de mort chez les sujets traités sont exceptionnels : avant 1885 il mourait 80 p. 100 des individus mordus à la face par des animaux enragés : aujourd'hui, après vaccination, il en succombe à peine 2 p. 100. Sur la totalité des hommes mordus, 16 p. 100 prenaient la rage et mouraient; chez les individus vaccinés la mortalité est à peine de 1 p. 200.

Quand on se trouve en présence d'un cas de morsure par un chien suspect de rage, il faut se conformer aux règles suivantes :

1° Si la rage du chien n'est pas manifeste, s'assurer de l'animal, ne pas l'abattre, mais le mettre à l'attache pour l'observer et voir si la rage se déclare.

2° Si l'animal est manifestement enragé, l'abattre immédiatement.

3° Dans les cas douteux, quand l'animal a été tué avant que d'avoir été observé, bien savoir que l'*autopsie vétérinaire* est absolument incapable de renseigner sur l'existence ou la non-existence de la rage : la tête du chien doit être envoyée le plus tôt possible à l'Institut Pasteur, où l'on y recherchera le virus par la méthode expérimentale.

4° La morsure sera cautérisée ; se rappeler que la cautérisation est le plus souvent insuffisante : elle réussit rarement à atteindre et à détruire le virus.

5° L'individu mordu par un chien enragé sera envoyé le plus tôt possible à l'Institut Pasteur pour y être inoculé.

6° Tous les animaux mordus ou roulés par un chien enragé seront immédiatement abattus. (Règlement sanitaire de 1882.)

Cette dernière mesure, malheureusement, est fort mal appliquée ; beaucoup de personnes sont douées d'une sensibilité égoïste et mal placée qui leur fait préférer la vie de leur chien à celle de leurs concitoyens. L'autorité administrative rencontre une opposition universelle quand elle prend des mesures contre les chiens errants sur la voie publique ; les âmes charitables partent immédiatement en campagne et la loi reste sans action devant la mauvaise volonté générale. Il faut cependant bien se dire que ce n'est que par l'application exacte des règlements sanitaires qu'on arrivera à faire disparaître la rage. En Allemagne, où la police sanitaire est rigoureusement faite, la rage n'existe plus.

La rage est évidemment une maladie microbienne, mais on ne connaît pas encore le microbe qui la cause.

LA MORVE.

La morve et le farcin sont deux formes d'une même maladie qui sévit sur l'âne et le cheval. L'homme est susceptible de prendre la morve au contact des animaux malades.

La morve est incurable et aboutit fatalement à la mort.

Elle est éminemment contagieuse ; le danger est d'autant plus grand que la maladie passe souvent inaperçue pendant longtemps chez les chevaux, le diagnostic précoce étant impossible par la simple observation : les animaux malades sont laissés en contact avec les bêtes saines et les contaminent.

Heureusement, M. Nocard a indiqué une méthode certaine pour reconnaître la morve dès son début. La toxine sécrétée par le bacille de la morve, ou *malléine*, agit chez les animaux morveux d'une façon analogue à la tuberculine chez les tuberculeux : après inoculation de malléine, le cheval sain ne présente aucun symptôme anormal, tandis que le cheval morveux a un violent accès de fièvre; le diagnostic est alors certain, on peut faire abattre l'animal malade et supprimer ainsi la cause de contagion.

Le bacille de la morve étant très peu résistant aux agents de destruction, il est aisé de désinfecter les écuries, les harnais ayant servi à des animaux morveux.

CHAPITRE VII

LES MALADIES INFECTIEUSES

(SUITE).

LES FIÈVRES ÉRUPTIVES.

On groupe sous le nom de *fièvres éruptives* un certain nombre de maladies transmissibles qui se caractérisent par une *éruption cutanée* accompagnée de *fièvre.*

Les trois plus importantes de ces maladies sont la *rougeole*, la *scarlatine* et la *variole.*

Nous ne connaissons le microbe d'aucune d'elles, c'est dire que nous ne pouvons pas déterminer à coup sûr leur mode de transmission. Toujours est-il que les fièvres éruptives sont éminemment contagieuses : elles se propagent, soit par contact direct entre le malade, et les personnes qui l'entourent, soit par contagion indirecte : les croûtes, les produits de desquamation, le mucus nasal, la salive souillent le linge, les draps du malade, et ces objets transmettent souvent le contage. De même les personnes qui approchent le malade peuvent échapper à la contagion et transmettre l'affection à leurs proches, à leurs enfants. L'air peut aussi transporter les germes des fièvres éruptives, mais cette source de contagion est peu redoutable, la dissémination ne se faisant jamais au delà de quelques mètres.

L'homme est doué d'une grande réceptivité vis-à-vis des fièvres éruptives; la rougeole frappe à peu près tous les enfants des villes, la scarlatine a aussi une grande prédilection pour le jeune âge ; mais, si un individu élevé à la campagne a échappé dans son enfance à ces maladies et qu'adulte il vienne habiter la ville, il est exposé à leur payer son tribut : la scarlatine et la rougeole sont très fréquentes chez les jeunes soldats arrivant du village à la caserne. La variole, aussi, était autrefois très répandue : dans certaines régions personne n'y échappait ; aujourd'hui elle est en voie de disparition, grâce à la vaccination.

Les fièvres éruptives ont encore un caractère commun : *elles ne récidivent pas ;* on connaît quelques exceptions à cette règle, mais elles sont très peu nombreuses.

C'est à l'école que ces maladies se transmettent le plus souvent aux enfants ; tout élève atteint d'une fièvre éruptive doit être écarté de l'école, il ne pourra y être admis de nouveau que quand il ne sera plus un danger de contagion pour ses condisciples. Tout enfant présentant sur la peau une éruption quelconque doit être renvoyé et soumis à l'examen du médecin. Quand une épidémie a nécessité le licenciement d'un établissement scolaire, celui-ci ne peut être ouvert de nouveau qu'après désinfection complète.

ROUGEOLE.

Pendant la première période l'éruption n'existe pas ; l'enfant a la fièvre, ses yeux pleurent, il tousse, éternue. Dès ce moment la maladie est contagieuse et le danger est d'autant plus grand que les personnes non prévenues ne soupçonnent pas l'existence de la fièvre éruptive.

Au bout de quatre à cinq jours se produit l'éruption : la peau se couvre de très petits boutons rouges disséminés sur tout le corps; puis la teinte rouge de l'éruption pâlit, et vers le huitième jour les boutons disparaissent; aux places qu'ils occupaient se détachent de fines écailles de peau, c'est la *desquamation* qui joue un grand rôle dans la propagation de la maladie.

La rougeole est le plus souvent bénigne; elle peut se compliquer de bronchite, de broncho-pneumonie et entraîner la mort. Elle est contagieuse pendant toute sa durée et tant que la desquamation n'est pas achevée. Les rougeoleux doivent être isolés pendant au moins vingt-cinq jours.

SCARLATINE.

Moins fréquente que la rougeole, la scarlatine est souvent plus grave ; à côté de cas très bénins, on en observe qui peuvent entraîner la mort en quelques heures.

Elle débute par de la fièvre, un violent mal de gorge, puis toute la peau se couvre de larges taches d'un rouge intense, framboisé; après l'éruption la desquamation se fait en vastes écailles s'enlevant sous forme de larges feuillets d'épiderme.

La scarlatine est contagieuse pendant toute sa durée et principalement pendant la desquamation; elle nécessite un isolement d'au moins quarante jours.

VARIOLE.

La variole ou petite vérole débute par de la fièvre, du mal de tête, des douleurs de reins et des vomissements. Puis apparaît l'éruption, constituée par des boutons rouges, saillants, abondants surtout sur la figure ; bientôt les boutons se remplissent de pus (pustules), enfin ils se dessèchent et à leur place apparaît une croûte; chaque croûte laisse en tombant une cicatrice indélébile.

La variole est une affection grave, mettant souvent la vie en danger. Elle est éminemment contagieuse tant que dure l'éruption et que les croûtes n'ont pas entièrement disparu ; les croûtes sont l'agent le plus actif de la dissémination du contage.

Les varioleux doivent être isolés au moins pendant quarante jours.

Variolisation et Vaccination. — Depuis longtemps, les peuples orientaux, très éprouvés par la variole, étaient parvenus à prévenir cette redoutable maladie. Sachant qu'elle ne récidive pas, ils avaient pensé à se conférer une maladie légère mettant à l'abri de la variole épidémique ; ayant remarqué que la *variole inoculée* est beaucoup moins grave que la *variole spontanée*, ils eurent recours à l'inoculation de croûtes ou de pus varioleux : telle est la *variolisation*. Cette pratique fut importée en Europe, en 1721, par lady Montague, femme d'un ambassadeur anglais à Constantinople, et l'emploi s'en généralisa : on introduisait, à l'aide d'une lancette, sous la peau des enfants, un peu de pus pris dans un bouton de variole ; il s'ensuivait une légère éruption localisée au point d'inoculation et l'enfant devenait réfractaire.

Mais la pratique de la variolisation n'était pas sans danger : quelquefois la variole inoculée était grave et même mortelle ; bien plus le variolisé était susceptible de contaminer les personnes de son entourage, de devenir un foyer de contagion. Aussi la variolisation fut-elle abandonnée dès qu'on eut découvert la *vaccination*, qui préserve de la variole et n'expose à aucun danger.

En 1775, un médecin anglais chargé de pratiquer la variolisation, Jenner, apprit, dans le comté de Glowcester, que, suivant une croyance populaire, les individus atteints accidentellement de *cow-pox* ne contractaient pas la variole.

Le cow-pox est une maladie sévissant sur les vaches, et caractérisée par l'éruption de pustules sur les pis ; la même maladie existe chez le cheval, on la nomme alors *horse-pox*. Les bergers, en trayant les vaches malades, peuvent s'inoculer le cow-pox ; ils présentent alors sur les mains des pustules semblables à celles de l'animal ; c'étaient les gens ainsi atteints qui, disait-on, échappaient à la variole.

Jenner constata en effet que la variolisation échouait sur les personnes ayant eu le cow-pox. Il inocula un enfant avec le contenu d'une pustule prise sur une vache malade : l'enfant eut une éruption de cow-pox ; puis, à deux reprises, Jenner essaya de le varioliser, sans pouvoir y parvenir.

Après avoir multiplié ses expériences, Jenner put, en 1798, faire connaître la *vaccination*.

La vaccination jennerienne consiste donc à inoculer à

l'homme une maladie sans gravité, le cow-pox, pour le préserver d'une autre maladie très redoutable, la variole. Aussitôt connue, cette méthode se répandit dans toute l'Europe.

Un enfant inoculé avec du cow-pox de vache présente des pustules dont le contenu peut servir à inoculer d'autres personnes : le vaccin ainsi transmis de l'homme à l'homme ne s'affaiblit pas, garde ses propriétés, aussi nombreuses que soient les transmissions.

Après avoir joui d'une grande réputation, la vaccination vit, il y a cinquantaine d'années, sa faveur décroître subitement : on observa que beaucoup de vaccinés prenaient néanmoins la variole ; la maladie était le plus souvent bénigne, mais dans quelques cas la mort survint. On accusa d'abord un *affaiblissement* du vaccin, mais on reconnut bientôt que l'immunité due à la vaccination n'est pas indéfinie ; elle ne persiste qu'un certain temps, environ sept à dix ans. Il faut donc, pour être à l'abri de la variole, non seulement être vacciné, mais encore subir de temps en temps la *revaccination*.

En général, en dehors de la vaccination pratiquée dans les premiers mois de la vie, il est nécessaire d'effectuer au moins trois revaccinations : une au moment où l'enfant entre au collège (10 ans), la seconde quand l'adolescent arrive au régiment (vers la 20e année), la troisième enfin aux environs de la trentième année ; en temps d'épidémie, bien entendu, les hommes au-dessus de cette âge doivent être revaccinés encore. Ainsi pratiquée la vaccination préserve sûrement de la variole.

La vaccination jennerienne, pratiquée *de bras à bras*, c'est-à-dire en prenant le vaccin sur un enfant pour le transporter sur un autre, a des inconvénients : elle peut transmettre des maladies du vaccinifère au vacciné ; de plus, elle est incapable de fournir les quantités de vaccin nécessaires en temps d'épidémie ou pour inoculer les hommes d'un régiment, d'un établissement important. Aussi aujourd'hui, la *vaccination animale* est-elle généralement adoptée.

VACCINATION ANIMALE. — Le cow-pox n'est pas assez répandu

pour qu'on puisse utiliser, comme sources de vaccin, les animaux qu'il atteint. On a songé à produire artificiellement, par inoculation, des pustules de cow-pox pour en retirer le vaccin destiné à conférer à l'homme l'immunité contre la variole (Troja, Viennois, Chambon, Vaillard, Layet) ; tel est le principe de la vaccination animale.

En pratique, on utilise, comme vaccinifères, de jeunes génisses de quatre à six mois, bien portantes. L'animal étant choisi, on le rase sur un flanc, de la cuisse à l'aisselle ; on nettoie la peau avec soin, puis on pratique sur toute la surface rasée de petites incisions superficielles ou *scarifications* sur lesquelles on dépose un goutte de vaccin provenant d'un bouton de cow-pox ou d'une éruption vaccinale obtenue sur une autre génisse. Vers le troisième jour qui suit l'inoculation, il se produit autour de chaque incision un peu de rougeur et de gonflement et bientôt il se forme une pustule bordée d'un liséré rouge; dès ce moment, c'est-à-dire au cinquième ou sixième jour, on peut recueilir le contenu de la pustule, le vaccin.

Pour pratiquer les vaccinations on charge la lancette sur la pustule de la génisse et l'on transporte immédiatement le virus sur l'homme : la vaccination a lieu, alors, de *pis à bras*. On peut encore recueillir le contenu des pustules, le mélanger avec une petite quantité de glycérine, et l'enfermer dans les tubes de verre ; le *vaccin de conserve* ainsi préparé peut être transporté, il garde son activité pendant plusieurs mois ; les tubes ne doivent être ouverts qu'au moment d'être utilisés.

L'inoculation à l'homme se fait d'ordinaire sur le membre supérieur : avec la lancette mouillée d'une gouttelette de vaccin on pratique, sur chaque bras, au niveau de l'insertion du muscle deltoïde, trois petites scarifications ou trois piqûres peu profondes; en cas de réussite, les boutons vaccinaux sont développés vers le septième ou huitième jour.

Fréquence de la variole. — Du VIe siècle, époque où les Sarrasins l'importèrent en Europe, jusqu'à nos jours, la variole fut une des maladies les plus répandues et les plus meurtrières de nos régions. Avant que la pratique de la vaccination se fût généralisée, cette maladie causait un dixième de la totalité des décès (1); quand une épidémie régnait, 90 p. 100 des enfants contractaient la variole. A l'heure actuelle encore, parmi certaines populations réfractaires à la vaccination, chez les Arabes, les Tonkinois, tous les individus arrivés à l'âge de quarante ans ont eu la variole.

C'est un fait démontré d'une façon irréfutable, que la pratique de la vaccination et de la revaccination tend à faire disparaître la variole : cette disparition serait absolue si la vaccination était rendue obligatoire pour tous les individus; il suffira de quelques exemples pour éclairer notre religion à cet égard.

Avant la vaccination, chaque année, en Suède, sur 100000 individus, on observait 165 décès par variole; ce chiffre tomba à 55 quand on eut établi la vaccination facultative, et à 18 lorsqu'on eut rendu cette pratique obligatoire.

En Prusse, la vaccination fut rendue obligatoire dans l'armée en 1835; depuis cette époque les décès par variole ont à peu près disparu dans l'armée prussienne, ainsi que le montre la statistique suivante :

De 1835 à 1845	on note	30	décès annuels	par variole.
— 1845 à 1852	—	0	—	—
— 1852 à 1863	—	1	—	—
— 1863 à 1870	—	2 à 3	—	—

Dans l'armée allemande, où la vaccination et les revaccinations sont obligatoires, on n'a perdu de 1874 à 1887 qu'un seul homme par variole.

Dans la population civile, en Allemagne, la vaccination reste facultative jusqu'en 1874 : on observe chaque année environ 3000 décès par variole. En 1874, la vaccination devient obligatoire dans l'année qui suit la naissance, et la revaccination entre dix et douze ans : immédiatement le

(1) Au xe siècle, au dire du médecin arabe Rhazès, sur vingt personnes une ou deux seulement échappaient au fléau.

chiffre des décès annuels par variole s'abaisse, et en 1887, dans l'Allemagne entière, pour une population de quarante à cinquante millions d'habitants on ne comptait plus que 168 cas de mort par variole, soit à peu près 3 p. 1000000 d'habitants.

Si nous nous reportons maintenant à ce qui se passe en France nous serons frappés de la fréquence des décès par variole dans notre pays ; c'est que, chez nous, la vaccination n'est obligatoire que dans l'armée (depuis 1857) et reste facultative pour la population civile (1). La comparaison des cas de mort par variole à Berlin et à Paris nous fournit une preuve édifiante de la valeur prophylactique de la vaccination :

Décès annuels par variole pour 100 000 *habitants.*

	Berlin. (Vaccination obligatoire.)	Paris. (Vaccination facultative.)
1880	0.81	108.91
1881	4.74	49.48
1882	0.43	29.65
1883	0.33	20 4

En 1870-71, pendant l'invasion, l'épidémie de variole tue 23000 soldats français et ne cause que 314 décès parmi les 1200000 soldats allemands de l'invasion : ces hommes étaient revaccinés.

Dans l'armée française, la vaccination à l'arrivée des hommes sous les drapeaux et les revaccinations au moment des périodes d'appel des réservistes sont obligatoires aujourd'hui. De 1863 à 1882, alors que les revaccinations n'étaient pas pratiquées, la mortalité annuelle par variole était de 75, elle n'est plus que de 15 en moyenne depuis 1883. Si cette mortalité est encore plus considérable que celle de l'armée allemande, il est plusieurs causes à ce fait : 1° les 3/4 de la totalité des décès par variole sont observés dans notre armée d'Afrique, qui comporte cependant à peine 1/10 de l'effectif total, mais où les hommes se trouvent au contact

(1) On exige maintenant un certificat de revaccination pour tous les candidats aux emplois du gouvernement et pour les élèves des écoles de l'État.

de foyers épidémiques intenses créés par les Arabes, réfractaires à la vaccination ; 2° pour expliquer les décès observés en France, il faut tenir compte de la fréquence relative de la variole dans notre population civile : les soldats se trouvent ainsi exposés à de nombreuses sources de contage.

Nous terminerons ce chapitre par un exemple prouvant la nécessité des revaccinations. Il y a quelques années, éclatait en Angleterre, à Sheffield, une grave épidémie de variole ; la maladie atteignit :

75 p. 100 des non-vaccinés, avec 50 décès p. 100 malades.
23 p. 100 des vaccinés, avec 4,8 —
0,11 p. 100 des revaccinés, aucun décès.
0,13 p. 100 des personnes antérieurement variolisées. 1 décès p. 100.

Ainsi, la revaccination confère une immunité plus complète que la variole elle-même.

CHAPITRE VIII

LES MALADIES PARASITAIRES

Comme les maladies infectieuses, les *maladies parasitaires* sont contagieuses, mais les parasites qui les causent ne déterminent que des lésions locales, au point même où ils vivent; ils ne produisent pas de substances nuisibles pour notre organisme et sont, par conséquent, incapables de causer une maladie générale, une intoxication.

En étudiant les substances alimentaires, nous avons appris que l'ingestion de certaines viandes peut introduire dans notre tube digestif des parasites, des vers; nous devons maintenant passer en revue quelques affections parasitaires de la peau, très répandues chez les enfants et capables de se transmettre très activement par contagion directe ou indirecte.

Maladies parasitaires du cuir chevelu. — Ces maladies peuvent se transmettre par contact direct, mais le plus souvent la contagion se fait au moyen des brosses à cheveux, peignes, etc., ou encore par les échanges de coiffure entre les sujets malades et les personnes saines. Très difficiles à guérir, elles laissent souvent après elles des cicatrices au niveau desquelles les cheveux ne repoussent jamais; aussi sont-elles redoutées à juste titre.

Les enfants contractent très souvent ces affections à l'école ; les maîtres doivent veiller avec la plus grande attention à l'état des cheveux des élèves qui leur sont confiés : chaque semaine la tête des jeunes enfants doit être examinée. Pour cela, les cheveux seront relevés de façon à bien voir leur point d'implantation sur la tête et, par conséquent, le cuir chevelu; cet examen est plus

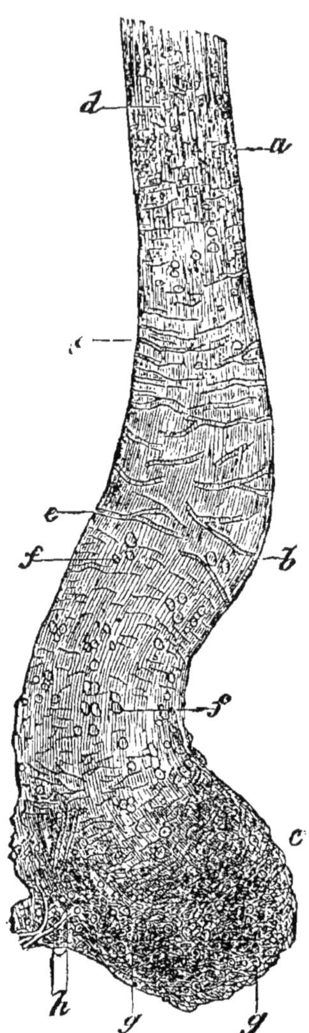

Fig. 56. — Cheveu favique.

a, commencement de la tige; *b*, souche; *c*, bouton; *d*, fibres longitudinales entre lesquelles existent des spores; *e*, stries transverses; *f*, sporules sur la souche; *g*, sporules sur le bouton; *h*, filaments tubuleux (Bazin, *Affections cutanées parasitaires*, pl. II).

difficile chez les filles que chez les garçons à cause de la longueur des cheveux qu'il faut alors écarter avec soin; la peau de la tête doit être colorée en brun ardoisé chez les bruns, en blanc rosé chez les blonds. L'existence de pellicules semblables à de petits fragments de son, se détachant facilement, n'entraîne aucun danger de contagion: d'ailleurs quelques lavages à eau tiède suffisent souvent pour faire disparaître les pellicules des enfants. Il en est autrement des maladies que nous allons étudier : tout enfant qui en est atteint doit être exclu de l'école.

Teigne faveuse ou favus. — C'est la plus redoutable des affections parasitaires du cuir chevelu; elle se caractérise par l'apparition sur la tête de croûtes jaunâtres qui se groupent de façon à former de petites saillies excavées, comparables à des cratères de volcans minuscules et que l'on nomme *godets*. Ces godets, plus ou moins nombreux, peuvent envahir la totalité de la tête; à leur niveau, les cheveux se décolorent, deviennent ternes, cassants (fig. 56), puis ils tombent et les endroits malades restent complètement dénudés. Le favus guérit très difficilement; il laisse après lui des cicatrices incurables où les cheveux ne repoussent jamais.

La cause du favus est un champignon microscopique, l'*achorion*, qui pénètre le cheveu lui-même, sa racine, le follicule et le derme qui l'entoure. Dans les follicules pileux

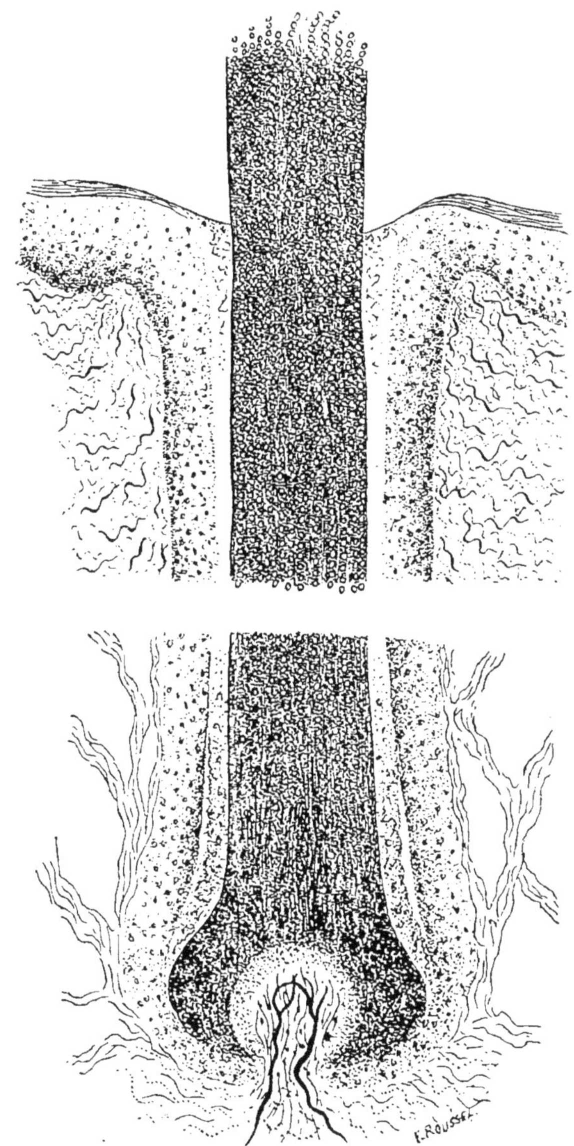

Fig. 57. — Cheveu envahi par le *Trichophyton tonsurans* (d'après Sabouraud).

l'achorion se trouve profondément enfoui et à l'abri de toutes les substances que l'on applique sur la peau; cela explique pourquoi le favus est très rebelle au traitement.

Teigne tondante ou trichophytie. — Ici, il ne se produit jamais de godets; de place en place on observe des plaques où les cheveux se cassent très courts, irrégulièrement : on dirait que ces endroits ont été tondus de près. La maladie est susceptible de s'étendre à la peau du corps; elle donne alors des plaques rosées, couvertes de pellicules farineuses ou d'éruptions boutonneuses et toujours disposées en forme de cercles. Cette maladie est due à un champignon, analogue à l'achorion, le *trichophyton* (fig. 57).

Tandis que la trichophytie de la peau guérit facilement, la teigne tondante du cuir chevelu est très rebelle, mais après guérison, elle ne laisse aucune cicatrice et les cheveux repoussent.

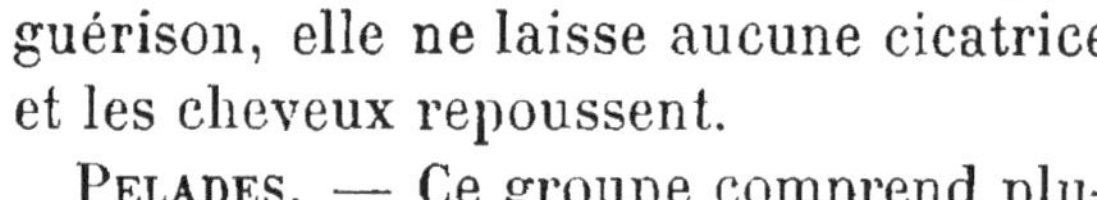

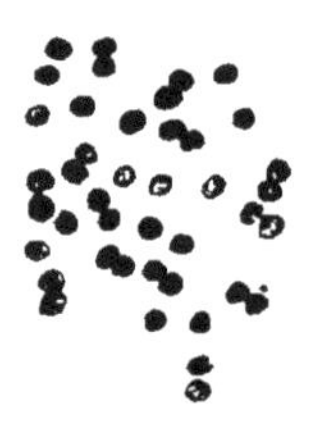

Fig. 58. — Microbe de la pelade (Vaillard et Vincent).

Pelades. — Ce groupe comprend plusieurs maladies. Tantôt la pelade est due à un *champignon* et constitue une affection assez analogue à la teigne tondante : les cheveux se cassent et semblent couverts d'une poussière bleuâtre très fine. Plus fréquemment la pelade a pour cause une bactérie : le *microcoque de Vaillard et Vincent* (fig. 58). Ce parasite envahit les follicules pileux; les cheveux tombent et, sur la tête, on voit des plaques dénudées, rondes, où la peau apparaît blanche et polie. Quelquefois les plaques sont très nombreuses et envahissent tout le cuir chevelu. La pelade guérit assez facilement, mais souvent les cheveux ne repoussent pas aux endroits atteints.

Pédiculose. — Les personnes qui se tiennent proprement ne sont pas exposées à l'invasion de leur cuir chevelu par les poux, autrement dit à la pédiculose. Les enfants négligés ont souvent des poux. Il faut rechercher l'existence de ces parasites, de préférence, à la nuque : on trouve au voisinage des racines des cheveux, tout près du cuir chevelu, de petits corps ronds, intimement accolés aux cheveux, ce sont les œufs des poux ou *lentes* (fig. 59); ils sont l'indice certain de la pédiculose. De plus, l'individu porteur de poux présente souvent sur le cou et les épaules une éruption causée par l'irritation due aux parasites.

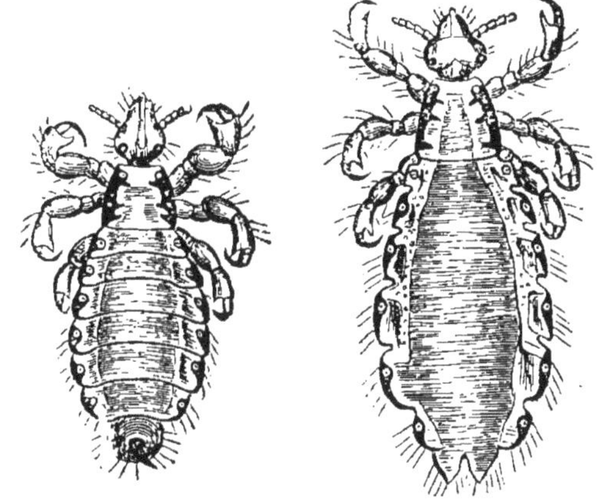

Fig. 59. — Pou mâle et pou femelle.

Quand un enfant a des poux tous ses condisciples sont exposés à en être rapidement infestés; il faut surveiller les enfants à ce point de vue et faire immédiatement soigner ceux qui sont atteints de pédiculose. Les lavages de la tête avec une solution antiseptique (voy. plus loin) constituent le remède le plus efficace.

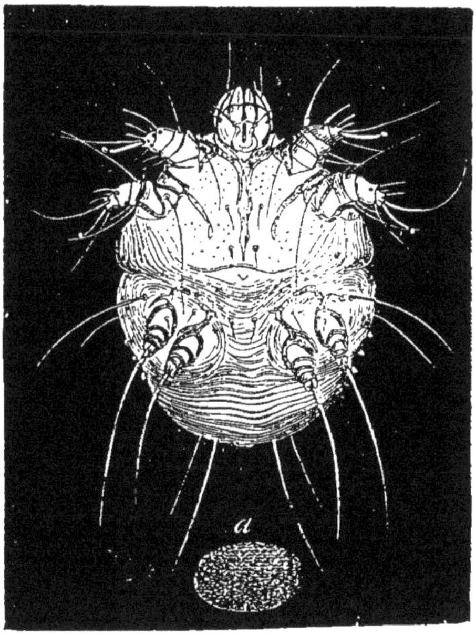

Fig. 60. — Sarcopte de la gale.

Gale. — La gale est une affection parasitaire, très contagieuse, de la peau. Elle est due à un parasite de la classe des arachnides, à un *acarus* : le *sarcopte de la gale* (fig. 60). Le sarcopte femelle se loge dans la peau et y creuse des galeries, les *sillons*, dans lesquels il vit et dépose ses œufs; sa présence cause de violentes démangeaisons et les parties envahies se couvrent de petits boutons que le malade écorche en se grattant.

La gale débute le plus souvent par les mains (fig. 61), car ce sont les parties les plus exposées à la contagion qui s'effectue par contact direct avec un galeux ; la maladie peut s'étendre à la peau du corps entier.

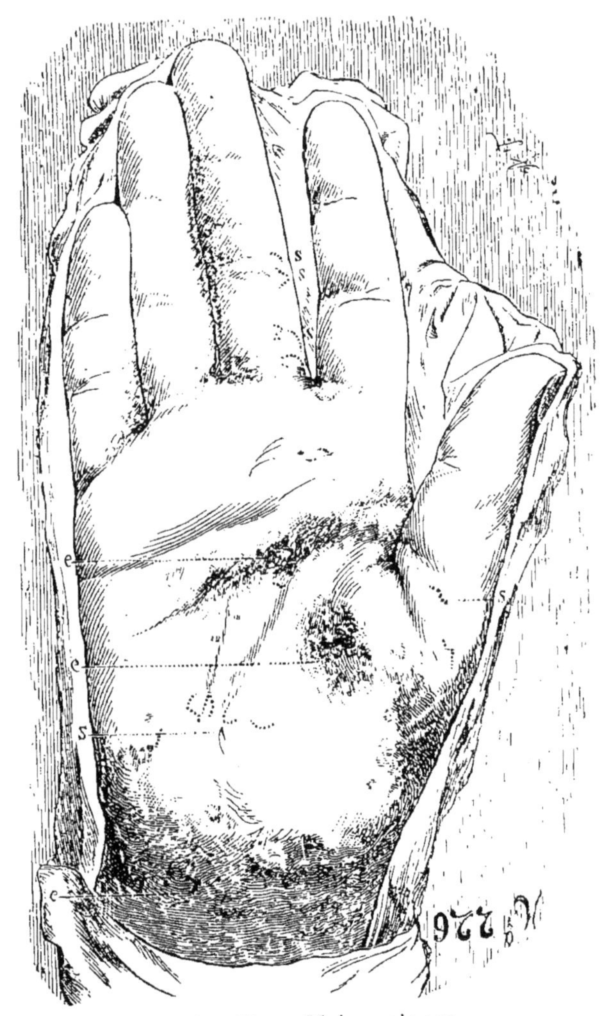

Fig. 61. — Main galeuse.

Jadis la gale passait pour une affection très rebelle ; aujourd'hui on la guérit en quelques heures par des frictions avec la pommade soufrée ou le pétrole. Tout enfant galeux doit être immédiatement écarté de l'école ; il ne peut y rentrer qu'après complète guérison.

CHAPITRE IX

LA PROPHYLAXIE DES MALADIES TRANSMISSIBLES

La prophylaxie des maladies transmissibles comporte deux chapitres différents.

Notre organisme ne peut être envahi par les microbes pathogènes que s'il présente certaines conditions de réceptivité ; or la réceptivité est augmentée et quelquefois créée par les troubles résultant de l'action des modificateurs physiques et chimiques. Le premier objet de la prophylaxie est de prévenir ces troubles, de nous donner les moyens d'entretenir le bon fonctionnement de nos appareils, d'écarter, en un mot, les *circonstances adjuvantes* de l'infection. Nous savons que l'insuffisance alimentaire, l'action déréglée de la chaleur ou du froid, l'encombrement, la fatigue, la saleté banale, peuvent jouer le rôle d'agents favorisants dans le développement d'un grand nombre de maladies : nous apprendrons d'abord à éliminer ces *causes secondaires*.

En second lieu, nous étudierons la conduite à tenir en présence des contagieux, nous apprendrons à détruire la *cause efficiente* de la maladie, les *germes pathogènes*. Tout homme atteint d'une maladie transmissible doit être considéré comme dangereux pour la santé publique, il faut l'isoler, et tous les objets qui ont été en contact avec lui doivent être désinfectés : nous nous occuperons de l'*isolement* et de la *désinfection*.

ENTRETIEN DU BON FONCTIONNEMENT DE L'ORGANISME. HYGIÈNE INDIVIDUELLE.

L'alimentation.

L'alimentation ayant fait l'objet d'un chapitre spécial, nous n'avons ici qu'à rappeler le rôle important que nous avons été amenés à lui attribuer dans l'étiologie d'un grand nombre de maladies (voy. pages 77 à 112).

L'habitation.

L'habitation nous protège contre les variations de la température extérieure ; nous y passons la plus grande partie de notre vie. Mais, dans cet espace limité, l'atmosphère se souillerait rapidement, et en peu de temps il se créerait un milieu putride impropre à la vie, si, par des moyens que nous devons étudier, on ne pourvoyait au renouvellement de l'air, à l'éloignement des détritus. Sans nous attarder aux nombreux détails techniques que comporte l'étude de l'habitation, nous allons passer en revue les conditions qui font la *maison salubre*.

Sol. — De préférence l'habitation doit être établie sur un terrain sec, perméable, par exemple un sol sableux ou calcaire ; il faut absolument éviter les terrains vaseux, marécageux. Une pente douce du sol favorisant l'écoulement des eaux est à rechercher. Un sol ne présentant pas ces qualités pourra cependant être utilisé à la condition d'être préalablement drainé.

La maison doit être orientée de manière à être insolée pendant une partie du jour.

Matériaux de construction. — Ils doivent être : 1° réfractaires à l'humidité ; 2° mauvais conducteurs de la chaleur ; 3° incombustibles.

Le tuffeau, les calcaires, les laves, les pierres meulières constituent de très bons matériaux ; le granite, le grès sont moins réfractaires à l'humidité; la brique est très avantageuse; les briques perforées emmagasinent une couche d'air, excellent milieu isolateur.

Le bois est hygroscopique; il est facilement envahi par des parasites et se putréfie; de plus il est lourd, encombrant, combustible; son emploi sous forme de poutres, de charpentes est délaissé de jour en jour; on le remplace avec avantage par le fer.

Caves. — Il est indispensable que toute maison soit munie d'une cave qui isole le rez-de-chaussée du sol et le préserve de l'humidité.

Murs. — Plus les murs sont épais, mieux ils conservent la chaleur intérieure en hiver et préservent de la chaleur extérieure en été. Mais on peut obtenir le même résultat en composant le mur de deux parois séparées par une couche d'air; en utilisant les briques on peut alors obtenir des murs très peu épais et protégeant très bien contre les variations de la température extérieure.

Le revêtement intérieur des murs le plus simple et le mieux approprié aux exigences de l'hygiène est le badigeonnage à la chaux : il constitue un véritable nettoyage, tue les microbes, et, coûtant peu cher, peut être renouvelé souvent.

Les murs stuqués, peints à l'huile, ont l'avantage de permettre les lavages; on les emploie dans les hôpitaux, les écoles, etc.

Le revêtement des parois avec les papiers peints est condamnable à tous égards; il ne doit pas être toléré dans les habitations collectives. Par eux-mêmes les papiers ne sont pas inoffensifs, étant souvent colorés avec des sels d'arsenic et de plomb et émettant des poussières toxiques. Ils rendent fort difficile le nettoyage des murs; de plus, ils sont fixés avec de la colle de farine, substance putrescible, qui se décompose souvent sous le papier et dont les émanations peuvent alors causer des accidents graves (Vallin).

Planchers et plafonds. — Les séparations horizontales doivent être imperméables pour protéger les habitants de l'étage supérieur contre les gaz et les émanations provenant de l'étage inférieur.

Les ciments, les carreaux de grès cérame constituent d'excellents revêtements pour les parquets, mais ils ont l'inconvénient d'être lourds, de surcharger les bâtisses et d'être froids, aussi sont-ils bannis des maisons particulières et remplacés par le bois.

Le plancher est séparé du plafond de l'étage sous-jacent par un espace vide ou *entrevous* (fig. 62) dans lequel passent les poutres. Dans l'entrevous viennent s'accumuler des poussières, des insectes; c'est l'habitat de prédilection des rats

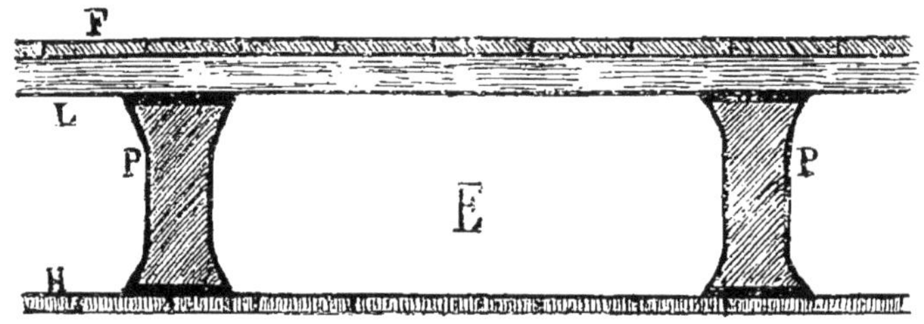

Fig. 62. — Entrevous.

E, entrevous; — H, hourdi creux ou plafond; — P, poutres; — L, lambourdes; — F, frises du plancher.

et des souris. Tous ces animaux vivent et meurent dans l'entrevous et y créent ainsi une source permanente d'infection. Pour éviter ce danger, l'entrevous doit être complètement rempli avec une substance minérale inaltérable (laine de scorie, par exemple). De plus les joints du plancher doivent être obturés avec soin pour supprimer toute communication entre les chambres et l'entrevous; on arrive à ce résultat en recouvrant les parquets de paraffine selon les procédés indiqués par M. Vallin : le plancher est alors complètement imperméabilisé. L'hygiène demande que les parquets soient cirés.

Toit. — Dans nos régions, le toit doit être incliné pour permettre l'écoulement des eaux pluviales, de la neige; les toits en terrasse doivent être réservés aux pays chauds.

Aération. — Sans l'aération, l'atmosphère de l'habitation

serait vite irrespirable; nous n'avons pas à revenir sur ce qui a été dit à ce sujet dans un autre chapitre, nous ajouterons seulement que toute pièce habitée doit être munie de *fenêtres opposées*. Des fenêtres situées sur un même côté aèrent très insuffisamment : certains coins constituent des points morts où l'air ne se renouvelle jamais. La ventilation obtenue par des fenêtres opposées est, au contraire, excessivement efficace : avec un vent à peine sensible de un mètre à la seconde et une fenêtre de 4 mètres carrés de surface, de chaque côté de la salle, il passe par heure :

$1 \times 4 \times 60 \times 60 = 14\,400$ mètres cubes d'air (Arnould).

Quand on quitte une pièce de séjour, on doit ouvrir les fenêtres opposées; dans les dortoirs, chambres à coucher, les fenêtres resteront ouvertes tout le jour.

Dans une maison les locaux les plus aérés, les plus éloignés du sol, sont les plus salubres, aussi faut-il réserver le rez-de-chaussée pour la cuisine, la salle à manger, etc., et placer aux étages les chambres à coucher, cabinets de travail et autres pièces où l'on séjourne d'ordinaire.

Chauffage. — Nous avons donné précédemment les règles du chauffage; il nous reste à ajouter que la température désirable est de 16 à 18° dans les locaux de séjour et de 12 à 14° dans les chambres à coucher.

Éloignement des immondices. — Les habitations sont exposées à des souillures de diverses provenances : 1° les *excréments*, chaque habitant produisant en moyenne 1000 grammes d'excréments par jour (urines et matières fécales); 2° les *ordures ménagères*, liquides des lavages, des bains, etc.

Tous ces matériaux demandent à être éliminés rapidement: ils dégagent des émanations sur le danger desquelles nous avons insisté et ils créent la malpropreté domestique dont le rôle est si grand dans l'étiologie de bon nombre de maladies; bien plus, les produits de déchets provenant des malades peuvent être des facteurs immédiats de contagion. L'hygiène se préoccupe d'assurer l'éloignement et la neutralisation de toutes ces matières.

Dans les campagnes, le plus communément, on projette les immondices directement sur le sol, dans des puisards ou dans les fosses à fumier; entraînées par les eaux de pluie, ces matières vont souiller les puits du voisinage et sont souvent la cause d'épidémies (fièvre typhoïde, surtout). D'autres fois les matières fécales sont jetées directement dans les cours d'eau qu'elles infectent.

Dans les villes on se débarrasse des immondices suivant deux modes principaux : on les collectionne dans les maisons pour les diriger ensuite sur les usines où on les transforme en engrais, ou bien on les évacue directement à l'égout.

A. Collectionnement des immondices. — Ce collectionnement se fait soit dans les *fosses fixes*, soit dans les *tinettes mobiles*.

1° *Fosses fixes*. — Ce sont des récipients en maçonnerie placés au-dessous de l'habitation et auxquels aboutit le tuyau de descente des latrines; on vide ces fosses quand elles sont pleines. La vidange se fait, dans certaines villes, d'une façon rudimentaire, au seau, ou avec des pompes à main : les matières se répandent sur le sol, dégagent d'horribles odeurs; dans ces conditions les ouvriers sont quelquefois frappés par le *plomb* des vidangeurs (voy. page 43). Dans les grandes villes, l'opération est moins dégoûtante, grâce à l'emploi d'appareils mécaniques perfectionnés et munis de tuyaux étanches ; néanmoins, chacun a constaté l'odeur nauséabonde qui se dégage des fosses en vidange.

La fosse fixe devrait avoir des parois étanches ; malgré les règlements de police, ce désidératum ne se réalise jamais ; les meilleurs ciments ne résistent pas longtemps aux produits de décomposition des matières fécales et les propriétaires croient souvent avoir avantage à ce que leurs fosses, incomplètement étanches, laissent filtrer les parties liquides, ce qui diminue le nombre des vidanges. Il est inutile d'insister sur le rôle néfaste de ces infiltrations.

Pour donner issue aux gaz putrides dégagés par la décomposition des matières dans les fosses, celles-ci doivent être munies de *tuyaux d'évent* atteignant la hauteur des bouches de cheminée de la maison : on infecte ainsi l'air de la ville en y répandant des produits de putréfaction. Dans la maison même, les gaz remontent souvent par les tuyaux de descente des matières et rendent l'air méphitique.

2° *Tinettes mobiles.* — Dans un local situé au-dessous de la maison sont disposés des tonneaux métalliques ou *tinettes* dans lesquels aboutissent les tuyaux de chute des latrines ; les tinettes pleines sont enlevées à intervalles rapprochés. Ce système est préférable aux fosses fixes : il supprime les infiltrations et les opérations de vidange. Il faut veiller à ce que les tinettes ne débordent pas. Ce procédé ne met pas, d'ailleurs, la maison à l'abri d'émanations putrides et il ne permet pas de laver les latrines, les tuyaux de chute : on comprend qu'on ne peut jeter de grandes quantités d'eau dans les tinettes.

Pour être complet, il faut enfin signaler les *tinettes filtrantes*, appelées encore *système diviseur* ou mixte : les matières sont reçues dans une tinette munie d'une claire-voie et communiquant avec l'égout ; les parties solides restent sur la grille et sont enlevées de temps en temps, les liquides s'écoulent dans l'égout : on peut ainsi adapter aux latrines le lavage à grande eau. Ce système est illusoire : les liquides diluent et entraînent une grande partie des matières solides ; il revient au tout à l'égout.

Transformation des matières. — Quel que soit le mode de collectionnement adopté, les matières sont emportées dans des dépotoirs où on les transforme en poudrette ou en sels ammoniacaux. Pour cela, on les laisse déposer dans de grandes cuves ; la partie liquide surnageant est rejetée ou traitée par l'acide sulfurique pour faire du sulfate d'ammoniaque ; la partie solide est desséchée et réduite en poudrette. On conçoit les odeurs que dégagent de telles manipulations : ces industries, insalubres au premier chef, doivent disparaître de la banlieue des grandes villes (usines de la Villette, dépotoir de Bondy).

B. Évacuation immédiate. — Tout a l'égout. — Ce système est en train de se substituer dans les villes à ceux que nous venons d'étudier ; la loi du 10 juillet 1894 l'a rendu obligatoire à Paris.

Le tuyau de chute des latrines aboutit directement dans l'*égout*, canal souterrain qui emporte à distance, sans stagnation préalable, les matériaux usés (fig. 63). Cet enlèvement ne peut se faire qu'à la condition que les matériaux soient mêlés à une grande quantité d'eau se déplaçant rapidement, faisant *chasse*. Les égouts doivent être étanches, bien ventilés, doués d'une pente suffisante pour permettre l'écoulement facile des matières; les bouches d'égouts doivent être munies de dispositifs spéciaux empêchant toute communication entre l'air de l'égout et celui de la rue; d'ailleurs, dans les égouts bien entretenus, l'atmosphère n'est aucunement putride, ainsi qu'on peut s'en assurer dans les égouts de Paris.

Puis, il faut se débarrasser des matières ayant circulé dans l'égout. On peut les projeter à la mer (Londres, Douvres, Naples, Marseille), mais cette pratique, applicable dans les villes maritimes, a un grave inconvénient : la marée montante reprend les immondices et les étale sur le rivage. Dans la plupart des villes on fait aboutir les égouts au cours d'eau le plus voisin (New-York, Cologne, Lyon, Lille, etc.); on conçoit que cette méthode entraîne rapidement la souillure des cours d'eau. A Paris, il y a quelques années, la totalité du contenu des égouts était jetée à la Seine; on a dû renoncer à ce procédé : le fleuve devenait un cloaque, les poissons ne pouvaient plus y vivre. Il faut dire que les eaux fluviales infectées par les immondices ne conservent pas indéfiniment leur souillure ; elles sont l'objet d'un *assainissement spontané*, dû surtout à l'oxydation des matières organiques (Duclaux, Arloing, Straus, Roux, Nocard) sous l'influence des rayons solaires, si bien que l'eau de Seine, boueuse à la sortie de Paris, a repris sa constitution chimique primitive à 109 kilomètres de là, à Mantes.

On a imaginé de remplacer ce système par celui de l'*épandage* ou épuration des eaux d'égout par le sol. L'épandage fut d'abord appliqué, à Paris, à la presqu'île sablonneuse de Gennevilliers, puis au domaine d'Achères; la quantité des immondices jetée directement au fleuve a diminué d'autant; néanmoins on envoie encore à la Seine, chaque jour, plus

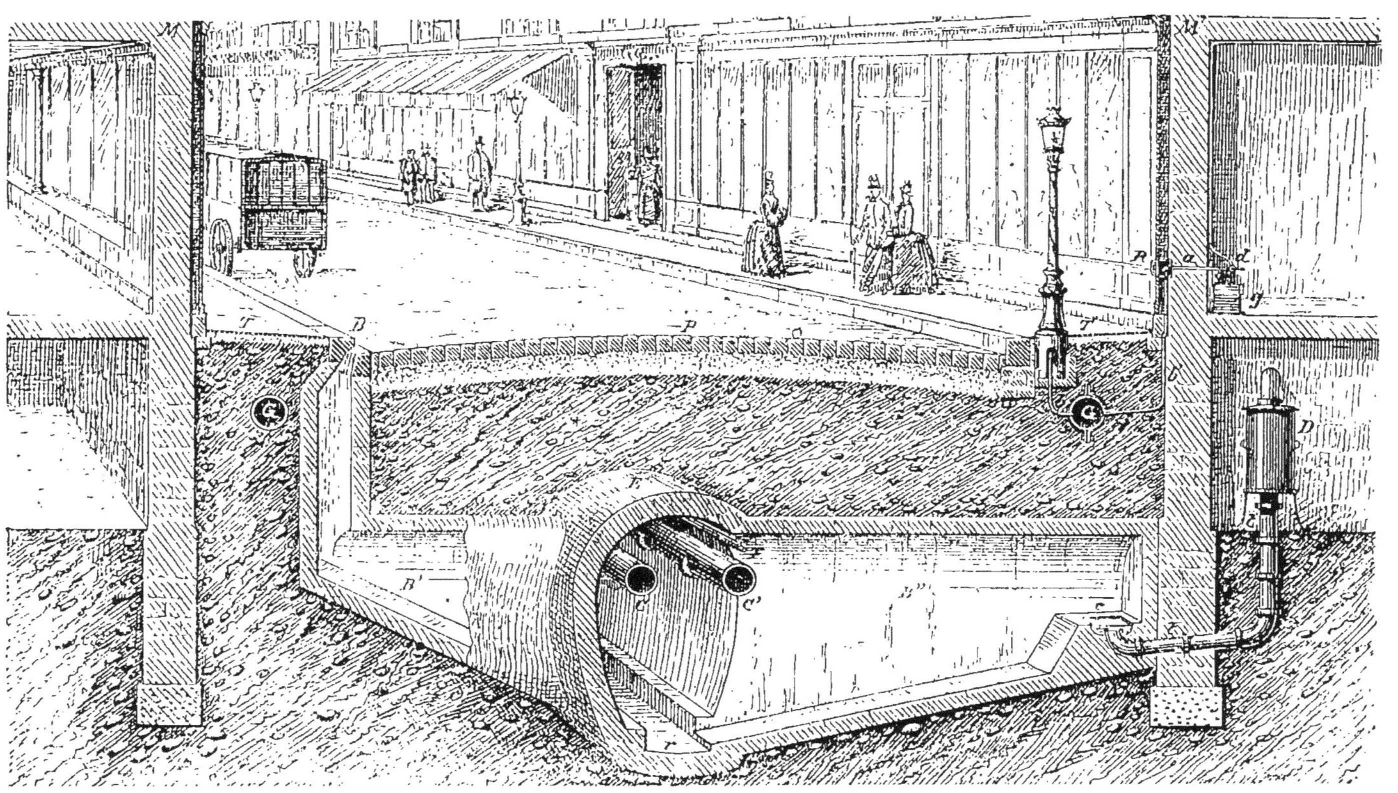

Fig. 63. — Branchements d'égouts dans une maison.

P, chaussée pavée. — TT', trottoirs en bitume. — MM', maisons particulières. — B, bouche d'égout. — B', branchement de bouche d'égout. — B'', branchement d'égout particulier. — E, égout. — r, radier. — C, conduite d'eau de Seine. — C', conduite d'eau de source. — F, fils télégraphiques. — c, cuvette syphoïde. — t, tuyaux conduisant les vidanges à l'égout. — D, appareil diviseur. — GG', conduite de gaz. — b, branchement de gaz (service public). — b', branchement de gaz (service particulier). — R, robinet de prise de gaz. — a, branchement de gaz (arrivée au compteur). — g, compteur à gaz. — d, branchement de gaz (départ du compteur).

de 200000 mètres cubes de matériaux d'égout, sur une quantité totale de 350000 mètres cubes environ. La ville de Paris s'occupe d'étendre ses champs d'irrigation et s'est engagée à ne plus verser d'eau d'égout dans la Seine, dans un délai de cinq ans (à partir de 1894).

L'*épandage* consiste à répandre, au moyen de canaux, l'eau d'égout sur un sol poreux, en pente légère, préalablement drainé et mis en culture. Les bactéries du sol transforment les matières organiques en ammoniaque; des microbes spéciaux oxydent l'ammoniaque pour la transformer en nitrites et en nitrates, aliments de choix des végétaux; ces sels sont absorbés par les plantes cultivées sur les terrains d'épandage. Au total les matières organiques disparaissent des eaux d'égout, et l'on obtient une végétation luxuriante ; l'eau filtre à travers le sol, y abandonne ses microbes et est dirigée par les drains sur le fleuve voisin.

On produit ainsi une véritable *épuration par le sol:* à Asnières l'eau qui sort des drains de Gennevilliers contient environ 500 microbes par centimètre cube, alors que l'eau d'égout dont elle provient en renferme plus de 14 millions. Il est vrai qu'il serait plus important de connaître la qualité que la quantité des microbes qui passent dans l'eau des drains : les germes pathogènes sont-ils susceptibles de s'y retrouver? c'est ce qu'on n'est en droit ni d'affirmer ni de nier ; cependant Fraenkel invoque des arguments probants en faveur de la rapide disparition de ces germes dans les terrains d'irrigation ; d'ailleurs l'état sanitaire des communes voisines des champs d'épandage n'est pas plus mauvais que celui des autres localités de la même région.

La pratique du tout à l'égout combinée à celle de l'épandage, constitue, à l'heure actuelle, le procédé le plus recommandable pour l'éloignement, l'épuration et l'utilisation des immondices.

Ordures ménagères. — Gadoues. — Les ordures ménagères et les produits de balayage des rues ou *gadoues* constituent un milieu fermentescible, putride, à peu près inutilisable ; les grandes villes s'en débarrassent aujourd'hui en les brûlant dans des fours spéciaux, dont le destructeur Horsfall représente le type le plus perfectionné : la chaleur dégagée par la combustion des ordures peut être utilisée pour une production de force et les cendres constituent des engrais minéraux ayant une certaine valeur.

Dans les environs de Paris, les cultivateurs utilisent encore les gadoues comme engrais organiques, malgré la faible valeur de ces matières, les odeurs désagréables qu'elles émettent, et les dangers considérables que font courir aux animaux de labour les fragments de verre, de poterie qu'elles contiennent.

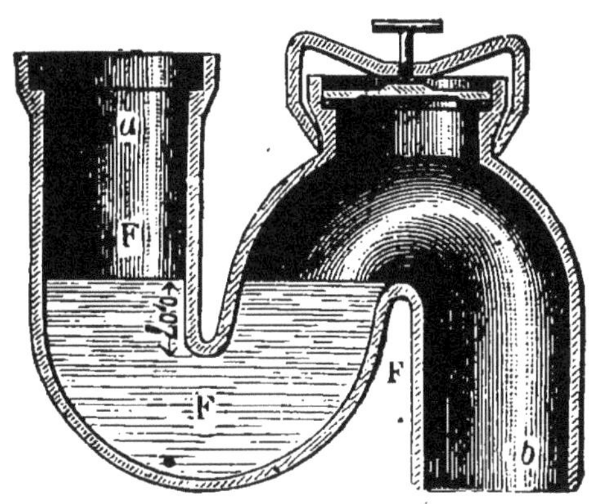

Fig. 64. — Siphon hydraulique.

a, orifice d'accès. — *b*, orifice d'écoulement. — F, liquide recevant les matières et aussitôt remplacé par une couche permanente.

LATRINES. — Chaque maison doit être pourvue de latrines munies de conduites assurant la chute des matières, soit dans les fosses ou les tinettes, soit à l'égout. Nous allons décrire rapidement l'installation des latrines dans une maison salubre possédant le tout à l'égout.

Chaque appartement sera muni d'un cabinet d'aisances (décret du 8 août 1894); ce local devra être largement ventilé et éclairé ; dans les habitations collectives ses parois seront recouvertes d'un revêtement imperméable : carreaux céramiques, lave émaillée, ou de préférence *opaline*, sorte de porcelaine vitrifiée qu'on peut obtenir en grandes plaques, ce qui supprime les joints.

Le branchement d'égout qui pénètre dans la maison doit être isolé de la canalisation extérieure par une fermeture hydraulique, un *siphon*, empêchant l'entrée dans l'habitation des gaz de l'égout : la figure 64 fait comprendre que l'eau, restant toujours dans la partie coudée, F, de l'appareil, intercepte toute communication entre l'atmosphère de l'égout et celle de la maison. Le tuyau de chute de chaque évier, de chaque latrine, sera également muni d'un siphon au point où il se branche sur le conduit principal de la maison (fig. 64).

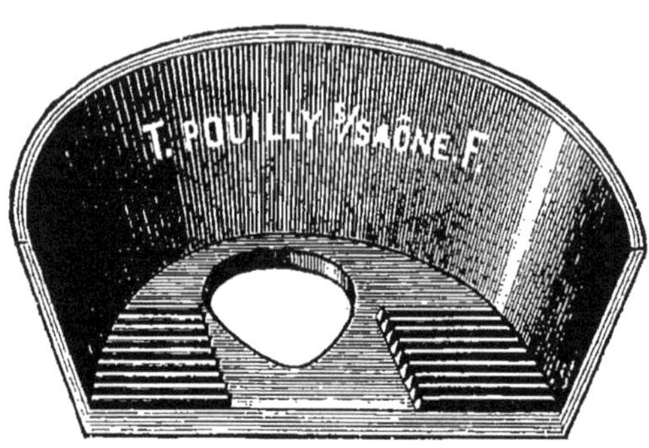

Fig. 65. — Latrine à la turque.

Il faut rejeter absolument l'usage des latrines dites *à la turque* (fig. 65) où l'on s'accroupit au-dessus d'un trou béant dans le sol : les matières fécales, l'urine sont toujours projetées aux alentours, souillent le sol et entretiennent un état permanent de saleté.

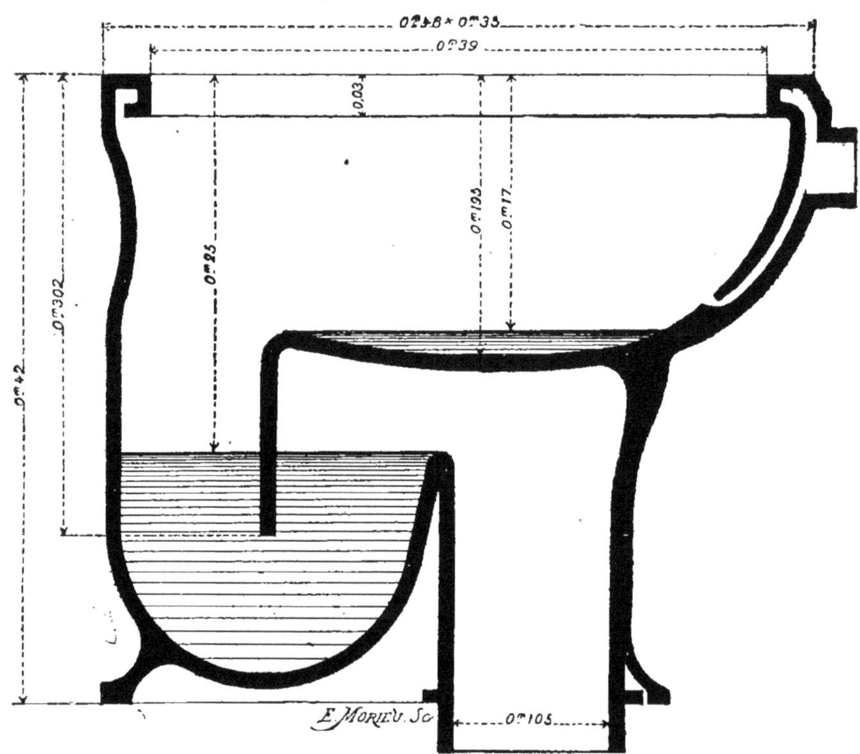

Fig. 66. — Coupe d'une cuvette ovoïde.

Toutes les latrines doivent êtres munies de cuvettes pourvues d'un rebord ou d'une garniture très étroite de bois dur ciré ou d'ébonite sur laquelle on puisse s'asseoir mais non monter (se percher, selon la pittoresque expression d'Arnould) pour accomplir l'acte de la défécation. La cuvette doit être de forme ovoïde (fig. 66), en porcelaine ou en grès émaillé, d'une seule pièce et munie d'un siphon. Elle ne sera jamais enfermée dans un cadre en menuiserie ; l'air doit circuler librement autour d'elle.

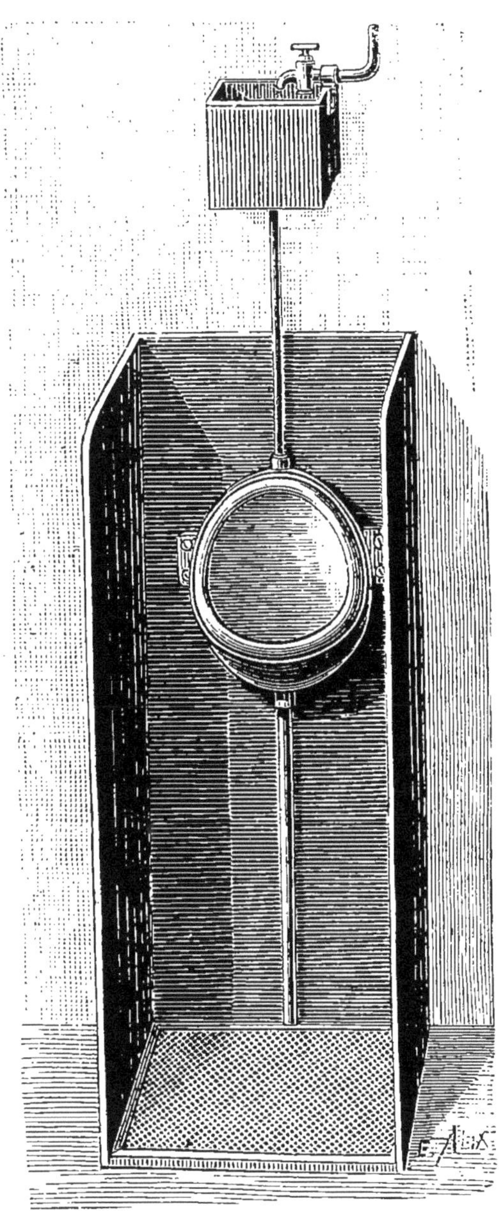
Fig. 67. — Urinoir à pot de faïence.

Chaque latrine doit être pourvue d'un réservoir d'eau, permettant, au moyen d'un dispositif spécial, basé sur le principe du vase de Tantale, d'opérer des *chasses* énergiques dans les cuvettes, les siphons et toute la canalisation.

Les *urinoirs* des habitations collectives, des villes, sont d'ordinaire *à plaque* : on urine contre une plaque imperméable et l'urine est recueillie par une rigole. Ces urinoirs doivent être pourvus d'un courant d'eau qui entraîne l'urine et l'empêche de se décomposer contre les parois ; ils ont l'inconvénient de permettre les éclaboussures et la filtration de l'urine par les joints; leurs abords infectent souvent. Les urinoirs *à auge* ou à pots de faïence (fig. 67) accolés au mur évitent ces inconvénients; ils doivent être munis d'une chasse d'eau; leur emploi est très recommandable.

La propreté corporelle.

Il est inutile d'insister sur la nécessité de la propreté corporelle. Les poussières atmosphériques se déposent incessamment sur notre corps; combinées avec les débris épithéliaux, la sécrétion sébacée, elles forment rapidement sur la peau un enduit imperméable qui s'oppose aux échanges cutanés dont le rôle est si important; de plus ces poussières peuvent renfermer des germes pathogènes dont il importe de débarrasser notre tégument : la surface entière du corps, les extrémités, la face, la tête, la cavité buccale ont besoin, à des intervalles plus ou moins rapprochés, d'un nettoyage méthodique.

a. PROPRETÉ GÉNÉRALE. — BAINS. — Le bain, si en faveur dans l'antiquité, a disparu de nos mœurs : c'est aujourd'hui une pratique de luxe. Il importe de mettre à la portée de tous des bains peu coûteux : les ouvriers exposés aux poussières de toutes sortes ont besoin de bains plus fréquents que les individus des classes riches.

Le *bain froid* est très peu efficace au point de vue de la propreté corporelle; il a une action tonique et stimulante, mais il ne doit pas être prolongé trop longtemps et jamais la température de l'eau ne doit être inférieure à 18° ou 20°. Il est interdit aux individus atteints d'affections du cœur ou du poumon. Les grandes affusions froides, d'une durée de quelques secondes, le *tub*, trouvent plus fréquemment leur indication que le bain froid.

Le *bain chaud* entre 32° et 37° est le véritable bain de propreté; la température de l'eau y aide l'action du savon; de plus chacun connaît ses propriétés sédatives : rien ne repose mieux après un exercice pénible. Malheureusement ce bain, assez coûteux, n'est pas à la portée de toutes les bourses. Des médecins militaires, Dunal, Merry-Delabost, Haro et O. Du Mesnil ont tourné la difficulté en créant le *bain par aspersion*, aujourd'hui employé dans toutes les casernes, dispensaires, prisons, etc. L'eau tiède s'échappe par une pomme d'arrosoir sur l'homme debout dans un bassin en zinc : l'homme se savonne dans l'intervalle de deux ou trois aspersions consécutives ; dix litres d'eau et quelques minutes suffisent par homme. Chaque lavage revient à 10 ou 15 centimes, tout compris. C'est le véritable bain populaire. De tels établissements publics fonctionnent dans certaines villes, particulièrement à Bordeaux depuis 1893 ; en Allemagne ils sont très répandus. Une installation semblable existe au lycée de Tunis. Il est désirable que chaque individu prenne un bain par semaine.

b. Les pieds. — Les pieds sont exposés à des irritations incessantes ; ils sont pourvus de nombreuses glandes sébacées et sudoripares dont les excrétions s'accumulent et sont envahies par des microbes ; la sueur ramollit l'épiderme et facilite le développement des excoriations et des ampoules. Les individus qui marchent beaucoup doivent se laver chaque jour les pieds à l'eau froide ; les ongles seront coupés carrément et non en rond, sous peine de les voir s'incarner.

La chaussette de coton est préférable à toute autre ; la chaussette de laine retient l'humidité, facilite la macération de l'épiderme et expose aux engelures.

Le seul moyen d'éviter les cors, durillons, déformations, est de porter des *chaussures rationnelles* confectionnées d'après les principes établis par Meyer et Salquin.

Les chaussures que l'on utilise ordinairement ont une semelle symétrique se rétrécissant progressivement pour se terminer en pointe à l'avant ; or le pied n'est pas symétrique : à l'état normal le gros orteil fait suite en ligne droite au bord interne du pied. La chaussure symétrique rejette le gros orteil en dehors ; celui-ci se dévie, refoule le deuxième orteil qui vient chevaucher sur le troisième et se blesse facilement; la plante du pied se creuse, se déforme; des frottements anormaux s'établissent, il en résulte des cors, durillons, ongles incarnés, etc.

Les caractéristiques d'une chaussure rationnelle sont les suivantes : la *semelle* est *asymétrique*, son bord interne étant rectiligne pour ne pas refouler le gros orteil (les deux semelles accolées doivent avoir leurs bords internes parallèles); l'*empeigne* est *asymétrique* avec une partie plus élevée correspondant au bord interne du pied plus épais que le bord externe; le *contrefort* est extérieur pour ne pas blesser le pied; le *talon* est large, peu élevé, sa face postérieure, prolongeant celle du quartier, tombe verticalement; la chaussure a deux *points de fixité*, elle doit toucher le cou-de-pied et le talon; elle n'exerce aucune constriction, particulièrement au niveau du cou-de-pied; l'entrée en est facile.

Tout en observant ces règles on arrive à construire des chaussures dont l'aspect n'a rien de disgracieux et qui peuvent soutenir la comparaison avec les plus élégantes productions des cordonniers à la mode.

c. Les mains. — Les convenances sociales font une nécessité de la propreté des mains et des ongles; les mains doivent, en tous cas, être savonnées avant chaque repas.

d. La face. — La face sera lavée au moins une fois chaque jour ; il ne faut pas craindre d'employer le savon pour ces ablutions que l'on doit faire avec une serviette de préférence à une éponge qui retient les matières organiques et les microbes.

Le rasoir doit être absolument personnel : nous avons vu que, servant à plusieurs personnes, il peut propager les affections parasitaires de la peau.

e. Les oreilles. — Les oreilles doivent être curées mais jamais profondément; la meilleure pratique consiste à se servir pour cela du petit doigt : il est indispensable que les parties profondes du conduit auditif conservent du cérumen dont la saveur amère éloigne les insectes qui tendraient à s'introduire dans l'oreille.

f. La bouche. — Les microbes sont nombreux dans la

bouche; beaucoup d'infections se produisent par cette voie. De plus les débris des matières alimentaires y fermentent, s'y putréfient; la carie dentaire est due au développement de microbes. Il faut plusieurs fois par jour se laver la bouche, de préférence après les repas, en usant d'une brosse à dents et d'une poudre dentifrice qui, pénétrant dans les interstices des dents, en chassent les débris organiques; il est recommandable aussi d'ajouter à l'eau de lavage des teintures à base de thymol ou d'essences antiseptiques (menthe, girofle, etc.).

g. Les cheveux. — L'homme doit porter les cheveux courts, se servir d'un peigne et d'une brosse personnels et, de temps en temps, laver son cuir chevelu à l'eau tiède savonneuse.

Les cosmétiques. — Les cosmétiques sont des préparations destinées à agir sur la peau pour entretenir ses fonctions et remédier aux altérations déterminées par l'âge ou les maladies.

Certaines de ces préparations sont utiles, indispensables même : tel est le savon, par exemple; la plupart d'entre elles, au contraire, exercent une action nuisible sur la peau et même sur la santé générale, aussi ne saurait-on trop en blâmer l'usage.

Les *savons* (oléates, stéarates de potasse ou de soude) sont d'un usage général parmi toutes les nations civilisées. Le savon débarrasse la peau des corps gras, des débris épithéliaux, des substances diverses qui y adhèrent. Pour la toilette on n'utilise que les savons à base de soude qui ont seuls une consistance dure; encore faut-il que les savons employés ne contiennent ni graisses rances (masquées par un parfum) ni aucune substance irritante, sous peine de rider et de gercer la peau. L'abus des lavages au savon, même de bonne qualité, finit par irriter les téguments et occasionner une rudesse de la peau liée à la disparition de la réaction normalement acide des sécrétions cutanées; aussi les personnes qui se lavent fréquemment les mains se trouvent-elles bien de les rincer de temps en temps avec de l'eau légèrement acidulée (vinaigre de toilette, jus de citron, etc.).

Les *vinaigres de toilette*, *eaux de Cologne*, etc., convenablement étendus d'eau, nettoient la peau, lui donnent de la fraîcheur et de la fermeté; de plus ils possèdent des propriétés antiseptiques et combattent utilement certaines éruptions légères; les préparations à base de *benjoin* sont particulièrement recommandables.

Il n'y a rien à dire des *parfums*, en général inoffensifs et dont l'unique inconvénient est souvent l'odeur qu'ils répandent.

Les *corps gras* sont quelquefois utiles pour rendre à la peau sa souplesse, traiter les gerçures, etc.; le seul corps gras dont l'emploi puisse être toléré pour cet usage est la *vaseline* qui, ne rancissant pas, ne devient jamais irritante.

Souvent les corps gras servent d'excipient aux *fards* destinés à « réparer des ans l'irréparable outrage » et à donner une illusion de jeunesse, à laquelle, d'ailleurs, personne ne se laisse prendre. Les fards sont toujours nuisibles; ils doivent leur coloration à des sels toxiques : la céruse (carbonate de plomb), le sous-nitrate de bismuth impur, contenant souvent de l'arsenic, donnent les blancs ; le minium (oxyde de plomb), le vermillon (sulfure de mercure) les couleurs d'aniline contenant de l'acide arsénique, donnent les rouges. En dehors des dangers d'intoxication qui en résultent, l'usage des fards amène rapidement l'irritation de la peau et le développement de rides précoces.

Les *poudres de riz*, dont on abuse tant, sont souvent nuisibles à cause des substances irritantes et toxiques (la céruse, particulièrement) qu'elles renferment. Certaines affections exigent l'usage de poudres absorbantes; l'érythème des fesses des jeunes enfants est utilement combattu par la poudre de lycopode, le talc, etc.; les sueurs exagérées des pieds entraînent souvent des excoriations, on peut leur opposer divers traitements : la poudre d'alun, le sous-nitrate de bismuth, un mélange de talc (85 parties), de poudre d'amidon (12 parties) et d'acide salicylique (3 parties), etc.

Les *pommades* sont quelquefois utiles pour donner de la souplesse à des cheveux trop secs. L'huile d'amandes douces associée à la moelle de bœuf et plus ou moins aromatisée constitue la plus inoffensive des pommades. Toutes les spécialités destinées à faire repousser les cheveux sont absolument inefficaces ; il faut se contenter des cheveux que l'on a.

Les diverses *pâtes épilatoires* sont loin d'être inoffensives et doivent être bannies du cabinet de toilette.

L'habitude de se teindre les cheveux, imitée de certaines peuplades sauvages, ne mérite pas la critique ; disons seulement que la plupart des teintures ordinairement employées, à base de plomb, de mercure, d'argent, sont des poisons violents.

Les exercices physiques.

Un exercice physique modéré est indispensable au bon fonctionnement de notre organisme. L'enfant passant de longues heures en classe ou à la salle d'étude, l'homme de cabinet, doivent, chaque jour, consacrer quelques heures à l'exercice corporel ; mais il ne faut pas oublier les dangers du surmenage ; si l'exercice modéré, réglé, « calme le cerveau en fortifiant le corps », la fatigue physique ne saurait reposer de la fatigue intellectuelle (Voy. p. 155).

Tous les modes de l'exercice sont bons pourvu qu'ils soient pratiqués en plein air, qu'ils n'entraînent pas d'attitudes vicieuses, qu'ils n'aboutissent pas au surmenage.

La marche est l'exercice physiologique par excellence ; on ne saurait trop la recommander ; la promenade à pied, au grand air, d'un pas tranquille, le buste droit, la poitrine dégagée, constitue la meilleure des gymnastiques.

L'équitation est un bon exercice, à la condition d'éviter les attitudes vicieuses.

L'escrime a l'inconvénient de déterminer, surtout chez les enfants, une déviation de la colonne vertébrale et un abaissement de l'épaule du côté qui tient le fleuret : il faudrait faire de l'escrime des deux mains.

L'exercice de la rame a une réelle valeur hygiénique, si on ne dépasse pas une juste mesure et si on l'interdit aux sujets atteints d'une affection chronique du cœur ou des voies respiratoires.

La danse, aujourd'hui, n'a rien à voir avec l'hygiène.

La gymnastique aux agrès, dans des salles plus ou moins closes, est la plus mauvaise forme de l'exercice; elle n'a rien de physiologique, ne se préoccupe que du tour de force, amène des déformations chez les sujets qui s'y livrent longtemps. Au contraire la gymnastique en plein air, libre ou avec haltères, a une réelle valeur hygiénique.

La bicyclette a souvent de graves inconvénients pour les jeunes sujets et pousse au surmenage les enfants non surveillés. « Le cycliste est couché en avant sur son appareil, cette position empêche le développement de la poitrine et entraîne une courbure vicieuse de la colonne vertébrale. » (Legendre.)

Restent les *jeux*, trop longtemps délaissés et que l'on tend à remettre en faveur dans les établissements scolaires ; les jeux ont l'avantage de n'être plus une leçon et de ne pas comporter d'attitudes forcées, imposées, mais seulement des mouvements naturels et des attitudes instinctives (Lagrange). Mais les barres, le jeu de paume, le *lawn-tennis*, le *foot-ball* doivent rester des *jeux* et ne jamais devenir des *sports* ; les épreuves des Lendits, des Championnats sont des écoles de surmenage et doivent être bannies des établissements scolaires.

CHAPITRE X

LA PROPHYLAXIE DES MALADIES TRANSMISSIBLES

(SUITE)

LA DÉFENSE CONTRE LE CONTAGE.

Isolement. — En principe, tout individu atteint d'une maladie contagieuse et, par conséquent, susceptible de créer autour de lui un foyer épidémique, doit être isolé. L'isolement doit être d'autant plus sévère que la maladie possède une plus grande puissance de dissémination : c'est ainsi que les mesures les plus rigoureuses doivent être prises vis-à-vis des personnes atteintes de fièvres éruptives, de diphtérie, de choléra.

Dans les hôpitaux l'isolement se fait dans des pavillons écartés auxquels est attaché un personnel spécial : ce sont là les conditions les plus favorables.

Dans la pratique courante, chez les particuliers, l'isolement est nécessairement moins parfait. Le malade doit être placé dans une chambre indépendante autant que possible et surtout facile à aérer, munie de fenêtres permettant d'y obtenir à volonté un courant d'air. Dans cette chambre n'entreront absolument que les personnes soignant le malade. Ces personnes devront être en aussi petit nombre que possible; auprès du malade elles seront revêtues d'une blouse les enveloppant complètement et qu'elles quitteront chaque fois qu'elles sortiront de la chambre ; toujours avant de sortir de cette pièce elles se laveront les mains, au savon d'abord, puis avec une solution antiseptique (1); sous aucun

(1) Voir plus loin, page 212.

prétexte elles ne prendront leurs repas dans la chambre du malade. Tout ce qui entre dans cette pièce, linges, effets, meubles, livres, etc., n'en doit sortir que pour être désinfecté.

Les malades isolés ne doivent, lors de la guérison, être rendus à la vie ordinaire qu'après avoir pris un bain dans lequel ils se savonneront avec soin ; le médecin peut même leur prescrire un bain antiseptique. C'est surtout après les fièvres éruptives que le bain est absolument indispensable pour dépouiller la peau des restes de squames, de croûtes, qui peuvent y adhérer et répandre la maladie.

Quand la diphtérie éclate dans une famille, tous les enfants sains doivent être immédiatement éloignés ; il est prudent de ne pas les envoyer dans une maison où se trouvent d'autres enfants auxquels ils pourraient apporter le contage.

Désinfection. — Désinfecter, c'est détruire les microbes vivants.

La désinfection peut s'opérer à l'aide d'agents physiques et d'agents chimiques.

a. La désinfection par les AGENTS PHYSIQUES s'opère spontanément dans la nature : l'action combinée de l'air et de la *lumière solaire* a des propriétés microbicides très énergiques (Duclaux) ; aussi toutes les chambres, les locaux d'écoles, les salles publiques, doivent-ils être chaque jour, pendant plusieurs heures, *aérés* et *insolés* par l'ouverture du plus grand nombre possible de fenêtres ; à l'école, dès la sortie des élèves, toutes les fenêtres doivent être ouvertes. Les locaux où ne pénètrent jamais les rayons solaires sont malsains.

En dehors de cette désinfection naturelle, spontanée, le seul désinfectant physique utilisable aujourd'hui est la *chaleur* (1).

Le *flambage* obtenu en passant dans la flamme les objets souillés est le procédé héroïque de désinfection ; malheureu-

(1) Le froid est sans action sur les microbes ; ils supportent des températures de — 60° et — 80° sans perdre de leur virulence.

Les courants électriques à haute tension tuent les germes vivants ; les recherches de M. le Dr d'Arsonval font prévoir une utilisation prochaine de l'électricité comme procédé de désinfection.

sement il n'est susceptible que de peu d'applications ; quelquefois on brûle les objets de peu de valeur ayant servi à des contagieux (paille des paillasses, etc.).

La *chaleur sèche*, telle qu'on l'obtient dans les fours, peut être employée dans certains cas; mais c'est un procédé de peu de valeur, car les objets sont mis hors d'usage, *roussis*, avant que d'être désinfectés : les germes, en effet, ne sont tués par la chaleur sèche qu'aux environs de 150° ou 160° C.

La *chaleur humide* est beaucoup plus active : l'immersion dans l'eau bouillante (100° C.) pendant plusieurs minutes est un excellent procédé de désinfection, mais on ne peut l'appliquer à un grand nombre d'objets, aux matelas, oreillers, vêtements de soie, etc. On a songé à employer la vapeur d'eau à 100°, en exposant les objets souillés au-dessus de chaudières renfermant de l'eau portée à l'ébullition (appareil de Koch), mais la désinfection n'est pas toujours complète par ce procédé ; il n'agit *pas sûrement*.

Seul l'emploi de la vapeur d'eau à 112-115° C., sous pression, est absolument efficace, détruit sûrement tous les germes. Il existe plusieurs modèles d'étuves permettant de pratiquer la *désinfection par la vapeur sous pression* ; depuis quelques années ces appareils rendent de grands services, mais ils sont très coûteux et d'un maniement délicat ; aussi les petites villes, les petits hôpitaux ne pouvaient, jusqu'à présent, utiliser les bienfaits de cette désinfection : une nouvelle étuve, celle de MM. Vaillard et Besson (fig. 68 et 69), construite par M. P. Lequeux, ingénieur, joint, à un prix de revient très modéré, l'avantage d'être d'un fonctionnement très simple et de ne posséder aucun organe fragile. C'est une sorte de grande chaudière cylindrique à double paroi ; dans l'espace central S on met les objets à désinfecter ; la vapeur produite à la partie inférieure du double fond, en V, passe entre les deux parois, puis arrive au contact des objets, les traverse de haut en bas et vient s'échapper par un clapet D qui règle son écoulement de telle sorte que la pression et par conséquent la température intérieures montent progressivement. Quand la température nécessaire à la désinfection est atteinte (de 112° à 115°), le fonctionnement du clapet permet automatiquement l'issue de la vapeur et

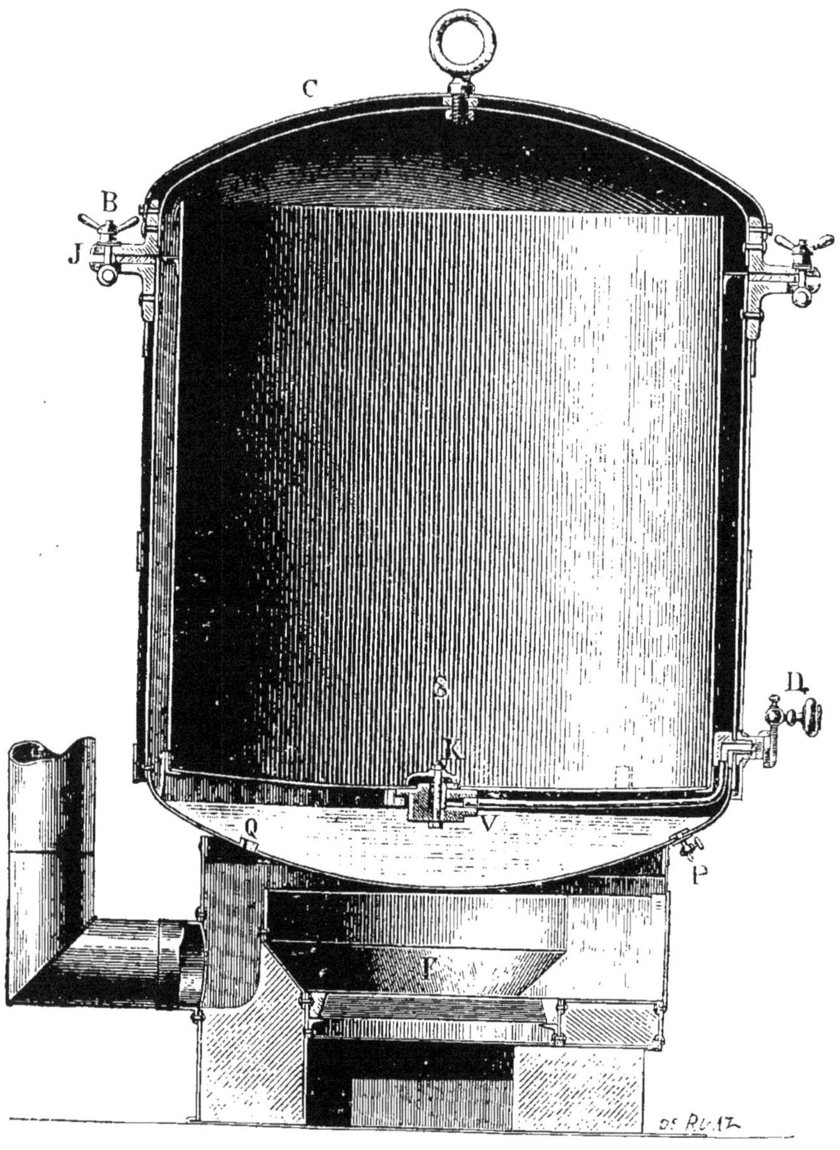

Fig. 68. — Appareil à désinfection de MM. Vaillard et Besson (P. Lequeux, constructeur).

empêche la température de dépasser cette limite. Les objets doivent rester pendant vingt minutes dans le courant de vapeur à 112-115°. Quand on les retire ils ne sont ni détériorés ni mouillés ; la désinfection est absolue.

Les étoffes diverses, les tissus de laine, coton, soie, les matelas, etc., sont susceptibles d'être désinfectés dans l'étuve ;

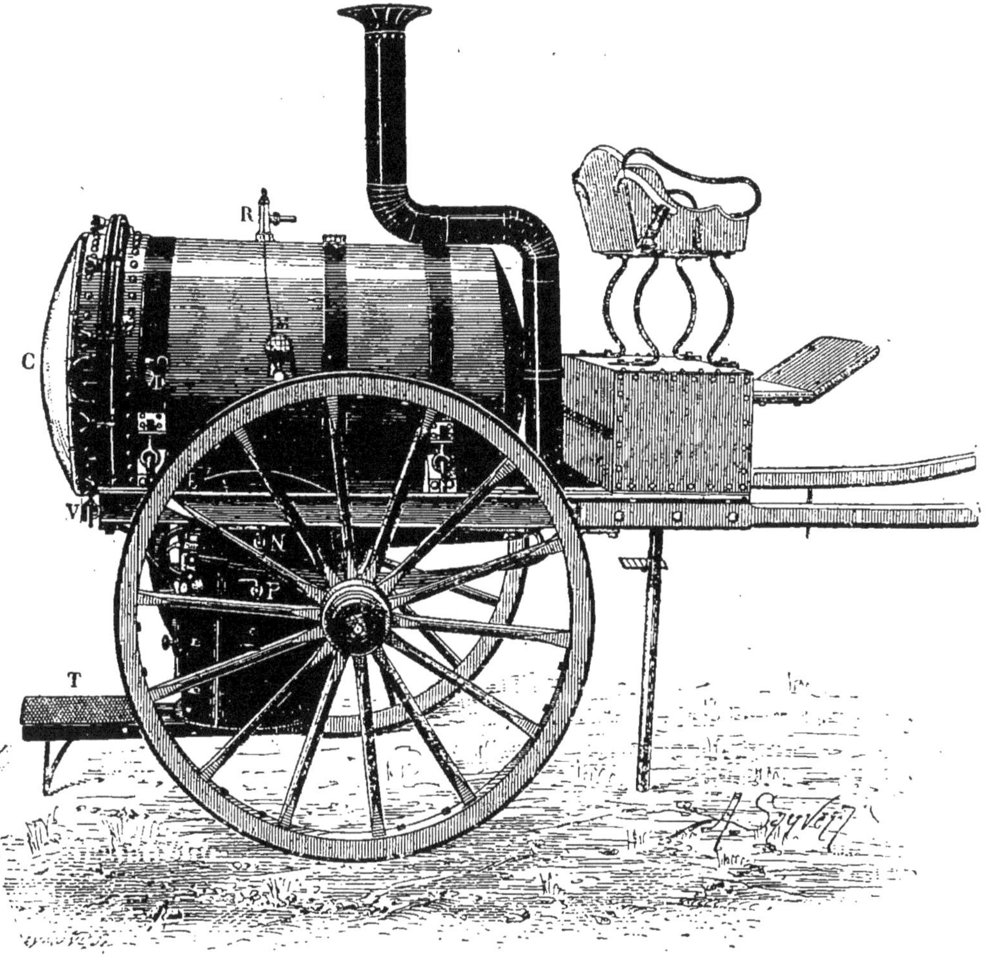

Fig. 69. — Étuve à désinfection locomobile, système Vaillard et Besson (P. Lequeux, constructeur).

en ne tassant par les effets on évite qu'ils soient chiffonnés ou froissés. Les objets en cuir ne peuvent être désinfectés par ce procédé, le chauffage à 112° les altérant profondément.

b. Les DÉSINFECTANTS CHIMIQUES sont désignés sous le nom d'*antiseptiques*.

De ces agents, certains sont employés pour détruire les microbes dans notre organisme : c'est à ce titre que la chirurgie emploie les solutions antiseptiques pour panser les plaies. Les antiseptiques sont en même temps des toxiques, aussi leur emploi se limite-t-il presque exclusivement à l'usage externe.

Pour les pansements, la solution de *chlorure mercurique* ou sublimé corrosif à 1 pour 1000 (sublimé, 1 partie ; eau, 1000 parties) (1) ou liqueur de Van Swieten et celle de *phénol* ou acide phénique à 1 ou 2 p. 100, sont les plus fréquemment employées.

La solution de sublimé est un antiseptique très énergique ; c'est elle qu'on utilise ordinairement pour se laver les mains quand on a touché à des malades, à des objets souillés, encore faut-il commencer par se savonner énergiquement pour enlever les débris épidermiques, les corps gras qui se trouvent à la surface de la peau et protègent les germes contre le sublimé.

La solution de sublimé produit l'oxydation de la plupart des métaux ; on ne doit pas la mettre au contact d'objets métalliques.

L'*acide borique* n'a qu'un très faible pouvoir microbicide.

Le *thymol* ou acide thymique est un bon antiseptique utilisé surtout pour les soins de la bouche (solution à 1 ou 2 p. 1000).

Souvent encore les antiseptiques sont utilisés pour détruire les germes répandus sur les objets souillés, pour désinfecter les linges, les planchers, les murs, etc., etc.

On a beaucoup employé pour ces usages les antiseptiques gazeux et particulièrement l'*anhydride sulfureux* obtenu par la combustion du soufre. Cet agent, excellent pour détruire les parasites animaux, les punaises, par exemple, dans les bois de lit, dans les tentures, est *absolument inefficace* contre les bactéries, ainsi que l'ont démontré les récentes expé-

(1) On augmente considérablement le pouvoir microbicide de la solution de sublimé en y ajoutant une petite quantité d'acide chlorhydrique (1 à 2 p. 1000).

riences de MM. Laveran et Vaillard; la pratique de la *sulfuration*, qui avait pour elle le double avantage de la simplicité et du bon marché, doit donc être abandonnée dans la prophylaxie des maladies infectieuses.

Plus efficace semble être l'action du *formol* ou aldéhyde formique sur lequel M. Miquel vient d'attirer l'attention; l'usage de ce corps, facilement obtenu par la combustion incomplète de l'alcool de bois (méthanol) dans les lampes de Cambier ou de Trillat, est appelé à rendre des services dans la pratique de la désinfection.

Les antiseptiques liquides ont une action plus certaine. Le *lait de chaux* convient très bien pour désinfecter les murs. L'*acide sulfurique* du commerce détruit toutes les substances organiques ; nous verrons qu'on peut, dans quelques circonstances, l'employer comme désinfectant. Les solutions de *sulfate de cuivre*, de *chlorure de zinc*, de *chlorure de chaux* du commerce, de *sublimé*, les émulsions de divers produits retirés du goudron de houille: *crésyls*, *créolines*, *phénol rouge*, etc., sont des antiseptiques très énergiques. Ces dernières, en particulier, malgré leur odeur désagréable, sont souvent employées à cause de leur faible prix de revient et de leur efficacité.

Nous devons examiner maintenant l'utilisation des agents microbicides, dans les différents cas qui peuvent se présenter dans la pratique.

1° Désinfection des matières fécales. — Les matières fécales des malades atteints d'affections transmissibles à localisations intestinales (fièvre typhoïde, choléra, dysenterie, etc.) doivent être désinfectées avant que d'être jetées à l'égout ou à la fosse. Dans les vases contenant ces matières on ajoute, en quantité suffisante pour les recouvrir, une solution de *sulfate de cuivre* à 5 p. 100 additionnée de 3 à 5 p. 100 d'acide sulfurique; on ne vide le vase qu'au bout de plusieurs heures pour que l'antiseptique ait le temps d'agir (procédé préconisé par M. Vincent).

Ce procédé très efficace a l'avantage d'être peu dispendieux, aussi ne saurait-on trop le recommander pour la désinfection des matières fécales dans les hôpitaux. Chaque matin les vases provenant des contagieux sont vidés dans une tinette et l'on y ajoute 8 grammes de sulfate de cuivre et 10 grammes d'acide sulfurique par litre de matières. Le mélange n'est jeté à la fosse ou à l'égout qu'au bout de vingt quatre heures : il est alors absolument stérile. L'ex-

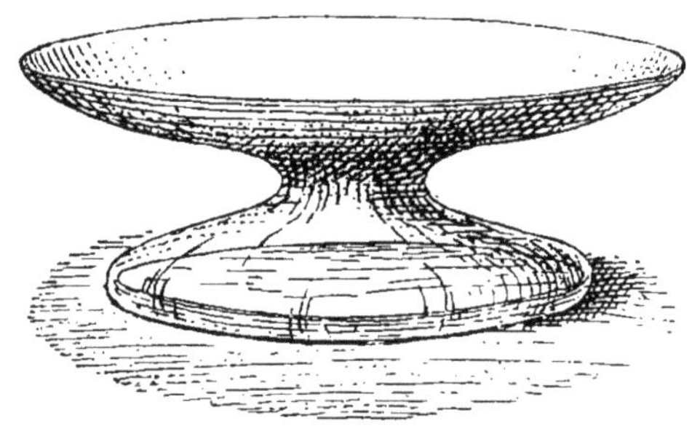

Fig. 70. — Crachoir collectif en porcelaine.

périence faite en grand par l'un de nous à l'hôpital militaire de Tunis a montré que le prix de revient de ce procédé de désinfection des matières fécales n'atteint pas un centime par malade et par jour.

2° Désinfection des crachats. — Les crachoirs collectifs garnis de sciure de bois, tels qu'on en rencontre encore tant, doivent être absolument proscrits : ils facilitent la dessiccation des crachats et la dissémination de leurs poussières; ils seront remplacés par des vases en procelaine ou en verre épais, à ouverture évasée (fig. 72) et dans le fond desquels on met un peu d'acide sulfurique étendu de trois volumes d'eau ou d'une solution de sulfate de cuivre à 10 p. 100.

Les personnes atteintes de maladies contagieuses des voies respiratoires [diphtérie, tuberculose, pneumonie (1), etc.] doivent cracher dans des vases en porcelaine ou en tôle

(1) La pneumonie est due à un microbe qui s'implante dans les poumons dont la résistance est affaiblie (habituellement par le refroidissement). C'est une maladie transmissible.

émaillée. Avant que d'être vidés, ces crachoirs seront plongés pendant quinze minutes dans l'eau additionnée d'un peu de carbonate de sodium (cristaux du commerce) et maintenue à l'ébullition. Le carbonate de sodium agit non comme antiseptique, mais en élevant la température d'ébullition de l'eau et en désagrégeant les crachats, ce qui facilite l'action de la chaleur sur les microbes.

3° Désinfection des linges. — La manière la plus efficace de désinfecter les linges, draps de lits, etc., consiste à les plonger dans de la lessive bouillante.

Les linges provenant de contagieux ne devront *jamais être conservés* tels qu'on les a enlevés du malade; ils renferment des squames épithéliales, des matières fécales plus ou moins desséchées, etc. : ils peuvent émettre des poussières et disséminer le contage. S'il est impossible de les passer de suite à la lessive, on les immergera, en attendant, dans un baquet ou un seau pleins d'une solution antiseptique, sublimé au 1/1000e ou phénol à 2 p. 100.

Pour être transportés au lieu où ils seront lessivés, les linges souillés seront complètement enveloppés dans une toile imbibée d'une solution antiseptique afin qu'ils n'émettent pas de poussières pendant le trajet.

4° Désinfection des effets, de la literie. — Les vêtements, les objets de literie : oreillers, matelas, couvertures, rideaux, tentures, etc., provenant de malades contagieux doivent être passés dans l'étuve à désinfection par la vapeur sous pression. Avant d'être portés à l'étuve ils seront complètement enveloppés dans une pièce d'étoffe afin de ne pas répandre de poussières le long de la route.

Les objets en cuir, ne pouvant être mis à l'étuve, seront immergés pendant plusieurs heures dans une solution de crésyl ou de phénol à 2 ou 3 p. 100.

5° Désinfection des objets mobiliers. — Cette désinfection est souvent difficile à réaliser.

Les meubles, tels que chaises, fauteuils rembourrés, pourront être utilement protégés pendant la maladie en les enveloppant complètement de housses qui seront ensuite passées à l'étuve ; mais leur désinfection certaine est à peu près impossible. Ils ne peuvent être mis à l'étuve ; leur traitement par le *formol* est à conseiller.

Tous les meubles en bois, en fer peint, peuvent être lavés au sublimé, au crésyl ou aussi badigeonnés avec l'essence de térébenthine ou avec le pétrole qui sont d'excellents antiseptiques.

Les sommiers métalliques sont de beaucoup préférables aux sommiers en bois et rembourrés dont la désinfection est impossible à réaliser.

6° DÉSINFECTION DES LIVRES. — Les livres ayant été entre les mains des contagieux constituent des agents très efficaces de propagation des maladies transmissibles, ainsi que viennent de le démontrer MM. Du Cazal et Catrin. Les livres brochés peuvent être passés à l'étuve à vapeur ; les livres reliés ne doivent pas être soumis à l'étuvage qui met hors d'usage les reliures. La désinfection par le formol est appelée encore à rendre des services dans ces cas.

7° DÉSINFECTION DES MURS ET PLANCHERS. — Les parois des habitations sont passées à la chaux, peintes à l'huile ou couvertes de papiers peints.

Toutes les préférences de l'hygiéniste doivent aller aux murs passés à la chaux : on les désinfecte à très bon compte et très facilement en les badigeonnant au lait de chaux ; un lait de chaux à 20 p. 100 récemment préparé est un antiseptique très actif, ainsi que l'ont montré MM. Chantemesse et Richard.

Les murs peints à l'huile sont déjà plus difficiles à désinfecter ; on emploie beaucoup dans ce but les pulvérisations de liquides antiseptiques (solution de sublimé, émulsion de crésyl, etc.) faites au moyen d'appareils spéciaux. Il est préférable de laver directement les murs avec la solution antiseptique, chaude de préférence. C'est surtout pour désinfecter les murs couverts de papiers peints que, faute de mieux, les pulvérisations doivent être employées. Elles donnent des résultats satisfaisants, mais jamais la certitude d'une *désinfection complète* (Laveran et Vaillard).

Les sols carrelés ou recouverts de ciment sont de beaucoup préférables aux planchers de bois au point de vue de la facilité de la désinfection; il est nécessaire, comme nous l'avons dit, de passer les planchers à la cire, pour que, par leurs interstices, les poussières ne puissent aller infecter les entrevous. Après un cas de maladie contagieuse dans une chambre, il faut éviter de laver le plancher à grande eau, car le liquide de lavage, entraînant des germes pathogènes, pourrait, par ses infiltrations, souiller l'entrevous. On peut alors nettoyer le plancher avec une petite quantité de lessive chaude, puis on le rince avec une émulsion de crésyl (inconvénient d'une mauvaise odeur tenace).

La pratique suivante est préférable selon nous; elle peut s'appliquer aux planchers aussi bien qu'aux carrelages. On mélange une partie d'acide sulfurique du commerce à quatre parties d'eau (en volumes), en prenant les précautions nécessaires pour ne pas se brûler; puis on verse dans ce mélange de la sciure de bois en remuant constamment avec un bâton de manière à obtenir une pâte épaisse, à peine humide. La pâte est projetée sur le plancher et l'on frotte énergiquement avec une brosse à parquet emmanchée : la sciure chargée d'acide pénètre dans tous les interstices et tue sûrement les germes. L'opération terminée on balaye la sciure et l'on peut rincer avec une très petite quantité d'eau. Ce procédé est très efficace et il ne se dégage pas d'odeur désagréable pendant l'opération. Il ne faut jamais manier le mélange de sciure et d'acide avec les mains, car il est très caustique.

CHAPITRE XI

HYGIÈNE DE LA VUE

La vue est le plus perfectionné et le plus utile de nos sens ; la privation de la vue ou *cécité* est le plus affreux des malheurs qui puissent atteindre l'homme.

Chacun doit connaître les soins qu'exige l'organe de la vision et nous devons apporter à l'étude de cette partie de l'hygiène d'autant plus d'attention qu'elle est d'ordinaire fort négligée et qu'il règne à ce sujet dans le public un certain nombre de préjugés des plus dangereux et auxquels sont imputables les pires accidents.

La lumière. — La lumière est l'agent indispensable de la vision. La *lumière solaire* est l'excitant physiologique de la rétine, c'est celle qui convient le mieux à l'œil ; les nécessités de la civilisation nous ont amenés à remédier à l'absence de cette lumière naturelle, à prolonger le jour, au moyen de l'*éclairage artificiel* : cet éclairage a une action défavorable sur la vue, aussi doit-on l'utiliser le moins possible.

Éclairage naturel. — Quelle qu'en soit la source, la lumière doit être *suffisante*; cette loi, malheureusement, n'est pas toujours observée, en particulier quand il s'agit de l'éclairage naturel.

D'ordinaire, les maisons reçoivent à peu près uniquement le jour par la façade donnant sur la rue, or, chacun sait par expérience que plus les édifices sont élevés, moins grande est la part de lumière que reçoivent les étages inférieurs et en particulier les rez-de-chaussée ; les balcons, en outre, enlèvent aux parties basses de la maison une partie de la lumière qui devrait leur revenir. Dans nos habitations les fenêtres sont le plus souvent insuffisantes.

Pour qu'une pièce soit convenablement éclairée, la superficie totale des fenêtres doit atteindre le quart de la surface du plancher, leur hauteur doit égaler la moitié de la profondeur de la salle, leur bord supérieur se trouver le plus près possible du plafond et leur bord inférieur descendre jusqu'au plancher (E. Trélat).

L'observation de ces règles est surtout indispensable quand il s'agit de salles d'écoles, de bureaux où l'on travaille une grande partie de la journée.

L'insuffisance de l'éclairage joue un rôle prépondérant dans le développement d'un grand nombre d'affections oculaires et en particulier de la *myopie* (1) ; cette véritable infirmité, si répandue aujourd'hui et qui ferme tant de carrières à un grand nombre de jeunes gens, existe à l'état de prédisposition chez certains enfants et se manifeste à la suite de fatigues de la vue, particulièrement de celles qui résultent du travail de trop près avec un éclairage défectueux; aussi MM. Galezowski et Kopff ont-ils pu dire que « une bonne hygiène oculaire dans les établissements d'instruction suffit pour empêcher ou enrayer les manifestations héréditaires de la myopie ».

L'éclairage de la salle d'école sera toujours *suffisant* ; de plus la lumière ne devra pas blesser la vue en venant d'en face ou d'en bas ; elle ne sera pas trop éclatante : les murs ne doivent pas être trop clairs, ils seront peints de préférence en vert pâle ou en gris bleuâtre; des rideaux, des persiennes doivent permettre d'amortir l'action directe des rayons solaires ; d'ailleurs, ainsi que le conseille M. Trélat, les baies d'éclairage seront de préférence tournées vers le nord : c'est le moyen le plus sûr d'avoir un éclairage toujours *égal*.

(1) Dans la myopie, les rayons lumineux parallèles venant de l'infini ou des objets éloignés ne forment pas leur foyer sur la rétine, mais se réunissent en avant de cette membrane : les myopes ne peuvent voir distinctement que les objets très rapprochés ; on remédie à la myopie en interposant entre les objets et l'œil un verre concave qui reporte le foyer lumineux sur la rétine.

Il importe que la lumière du jour soit *répartie uniformément* dans toute la salle : de la place la plus éloignée des fenêtres, un élève doit voir le ciel dans une étendue verticale d'au moins trente centimètres mesurés à partir du bord supérieur de la fenêtre (Commission française de 1883).

L'éclairage sera autant que possible *unilatéral* (fig. 71), c'est-à-dire que la lumière doit entrer dans la salle par un

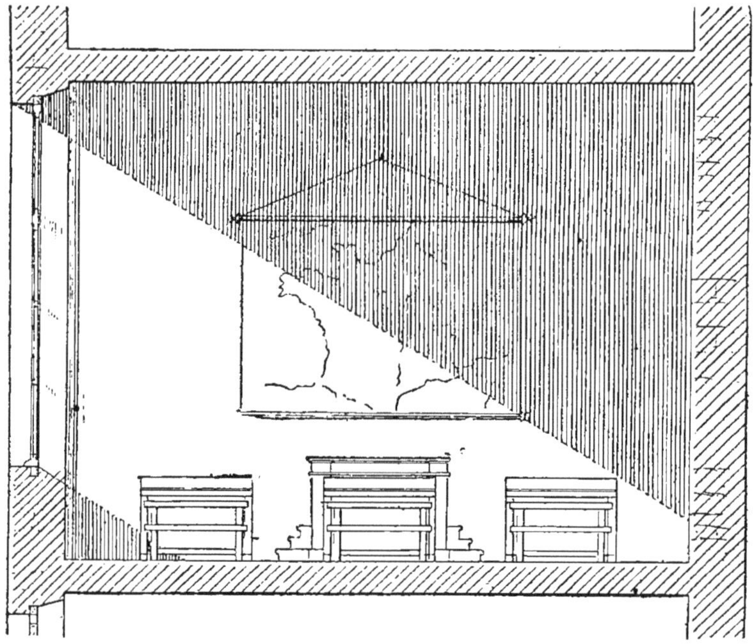

Fig. 71. — Éclairage unilatéral.

seul côté, le gauche pour éviter l'ombre que la main droite ferait sur le papier si la lumière venait du côté droit (E. Trélat); sur le côté opposé, on ménage des fenêtres munies de volets pendant les classes et qui permettent d'établir un courant d'air pendant les récréations.

Il est des circonstances dans lesquelles il devient nécessaire de se protéger contre l'*excès* de la lumière. C'est ainsi qu'il est dangereux d'exposer les nouveau-nés à la lumière crue du jour ; leurs berceaux ne doivent pas être tournés du côté des fenêtres et leurs yeux seront protégés par un voile léger pendant les promenades au dehors. Chez l'adulte même, une lumière trop intense fatigue la rétine et peut occasionner des maladies de l'œil; la reverbération d'une surface blanche (neige, murs passés à la chaux) est particulièrement dangereuse, aussi, dans les régions polaires et dans les pays tropicaux, est-il nécessaire de porter des *conserves*, c'est-à-dire des lunettes munies de verres à faces parallèles et de *teinte fumée* : cette teinte diminue l'intensité des rayons lumineux sans en modifier la couleur.

Éclairage artificiel. — La lumière artificielle présente plusieurs inconvénients pour la vue : 1° elle est trop riche en *rayons jaunes* et dégage une trop grande quantité de *calorique* ; 2° elle arrive à l'œil *directement* du foyer lumineux et non *diffusée* comme la lumière du jour ; 3° la flamme des sources lumineuses ordinairement utilisées n'est point fixe, *vacille*.

La *lumière électrique* fournie par les lampes à incandescence est de beaucoup préférable à toutes les autres : elle dégage moins de chaleur en produisant un éclairage supérieur.

Après elle il faut placer l'éclairage par le *pétrole* et par le *gaz*; pour ce dernier il importe de choisir des brûleurs produisant le moins de chaleur avec la plus grande intensité lumineuse et surtout de rejeter les becs à flamme vacillante (bec papillon, par exemple) ; les brûleurs à incandescence sont les plus recommandables (1).

Dans les habitations particulières, le pétrole constitue, à l'heure actuelle, le meilleur matériel d'éclairage : une bonne lampe à pétrole munie d'un abat-jour donne une flamme plus blanche que celle du gaz, moins calorifique et plus fixe ; on ne saurait trouver mieux pour le travail de cabinet.

L'*huile* et la *bougie* fournissent un éclairage insuffisant, très préjudiciable à la vue; aussi tend-on, avec beaucoup de raison, à les abandonner aujourd'hui.

(1) Les brûleurs à incandescence sont constitués par un capuchon d'amiante trempé dans une solution d'oxydes de lanthane, de zirconium et de plusieurs autres métaux : le gaz, en brûlant, porte ce capuchon à l'incandescence ; on obtient une lumière blanche, brillante et fixe tout en consommant beaucoup moins de gaz et par conséquent en produisant moins de chaleur qu'avec les autres brûleurs.

L'éclairage des locaux de travail, des *salles d'étude*, doit être surveillé avec le plus grand soin. Disons tout d'abord qu'il est dangereux d'exposer les trop jeunes enfants à la lumière artificielle ; l'enfant doit se coucher tôt, c'est là un principe qui devrait toujours être observé. Plus tard, quand l'adolescent pourra travailler à la lumière, il faudra observer des règles inflexibles dans l'éclairage de la salle d'étude.

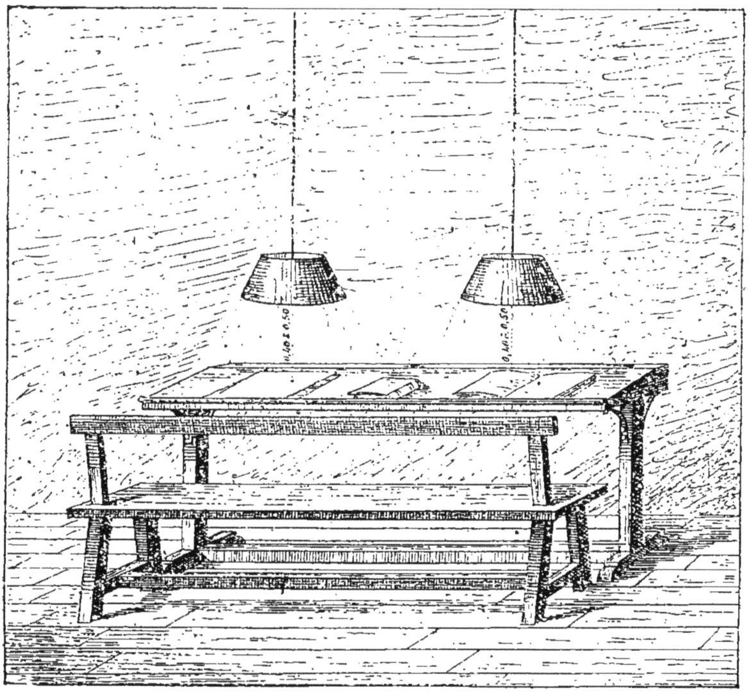

Fig. 72. — Bon éclairage.

MM. Galezowski et Kopff exigent que les foyers lumineux se trouvent à environ 50 centimètres de la table : ce n'est pas la totalité de la salle qu'il importe d'éclairer, mais bien le travail de chaque individu ; comme la lampe ordinaire, le bec de gaz doit être placé près du travailleur et muni d'un large abat-jour renvoyant la lumière sur le papier et garantissant les yeux contre l'action directe des rayons émanés du foyer (fig. 72).

Rien n'est plus défectueux que l'éclairage d'une salle

d'étude par quelques rares becs de gaz placés à un mètre cinquante ou deux mètres au-dessus des tables (fig. 73) : la salle entière est éclairée, les places de travail ne le sont qu'insuffisamment; l'élève est forcé de faire de grands efforts pour travailler, de prendre de mauvaises attitudes, et tout cela au détriment de sa vue.

Au point de vue de l'hygiène générale, il est recomman-

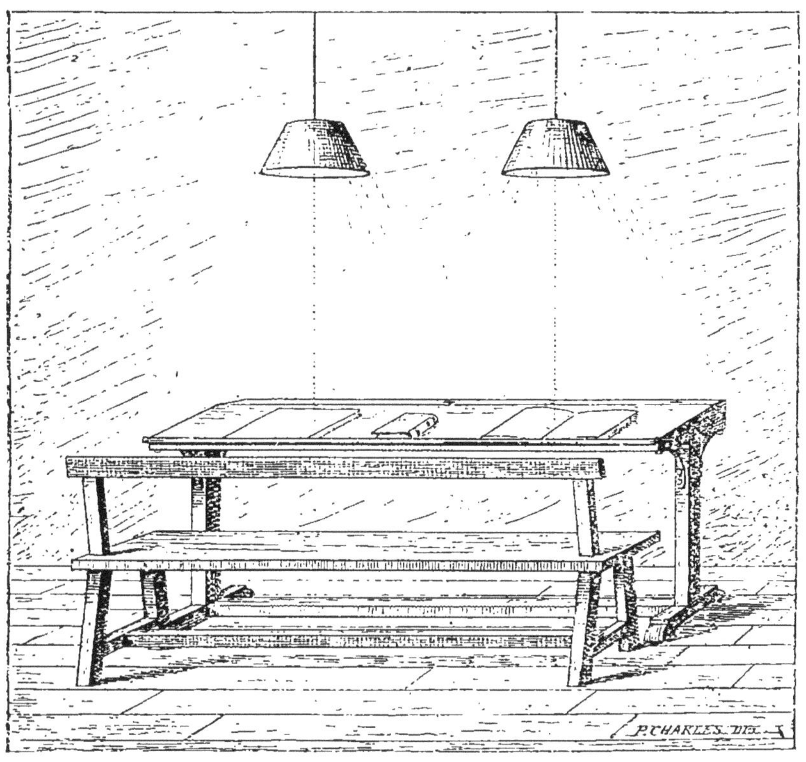

Fig. 73. — Éclairage défectueux.

dable de munir les becs de gaz d'un tube ventilateur entraînant au dehors les produits de la combustion.

La lecture et l'écriture. — Les conditions dans lesquelles s'opèrent la *lecture* et l'*écriture* ont une grande influence sur la santé de l'œil.

Les livres dont l'impression est mauvaise obligent à regarder de près, fatiguent la vue et favorisent le développement de la myopie. Les *livres classiques* doivent être imprimés sur papier blanc ou de teinte jaunâtre (Javal) et suffisamment épais pour qu'on n'aperçoive pas sur le recto les lignes imprimées au verso. Tenu verticalement et éclairé par une bougie placée à la distance d'un mètre le livre doit être lu, avec une vue normale, à 80 centimètres.

L'habitude de la lecture au lit, exigeant des efforts fatigants d'accommodation, a de nombreux inconvénients pour la vue : elle doit être interdite aux enfants.

L'écriture détermine souvent, chez les enfants, des attitudes vicieuses entraînant des déformations de la colonne vertébrale et jouant un grand rôle dans le développement de la myopie. L'écriture penchée, *anglaise*, pousse l'élève à incurver la colonne vertébrale et à incliner la tête du côté droit : on doit proscrire son enseignement et obliger les enfants à se conformer à la formule indiquée par George Sand, adoptée par la Commission française de 1882 et par le Congrès d'hygiène de Londres en 1891 : *écriture droite sur papier droit, corps droit.* L'écriture droite est ferme, lisible, le seul reproche qu'on puisse lui adresser est de n'être pas assez rapide; aussi, dans les classes supérieures, pourra-t-on per mettre à l'élève d'incliner légèrement son papier (Javal).

Le *mobilier scolaire* peut avoir une grande influence sur la production des attitudes vicieuses chez les élèves. D'après les règles formulées par Warrentrapp, le mode de construction des tables et des bancs doit astreindre l'élève à se tenir droit et à ne pas approcher la tête à plus de $0^m,33$ de la table ; le bord du banc doit se trouver sur la verticale tombant du bord de la table; le banc doit être muni d'un dossier et la table être inclinée de 15 degrés ; chaque banc doit être disposé pour recevoir 2 à 4 élèves au plus et être assez large pour que les deux tiers postérieurs de la largeur des cuisses y reposent (fig. 74). Les dimensions totales et les dimensions de chaque partie des tables et des bancs varient suivant la taille des élèves ; la différence de hauteur entre la table et le banc mesurera environ un huitième de la longueur du corps ; les pieds de l'enfant reposeront toujours sur le sol ou sur un marchepied disposé à distance convenable du siège.

Les soins de propreté. — Les yeux doivent participer aux soins généraux de propreté. Le meilleur moyen de prévenir les inflammations de la conjonctive, des paupières, des voies lacrymales, consiste à tenir propres les organes de la vision.

C'est une très mauvaise habitude que celle qui consiste à

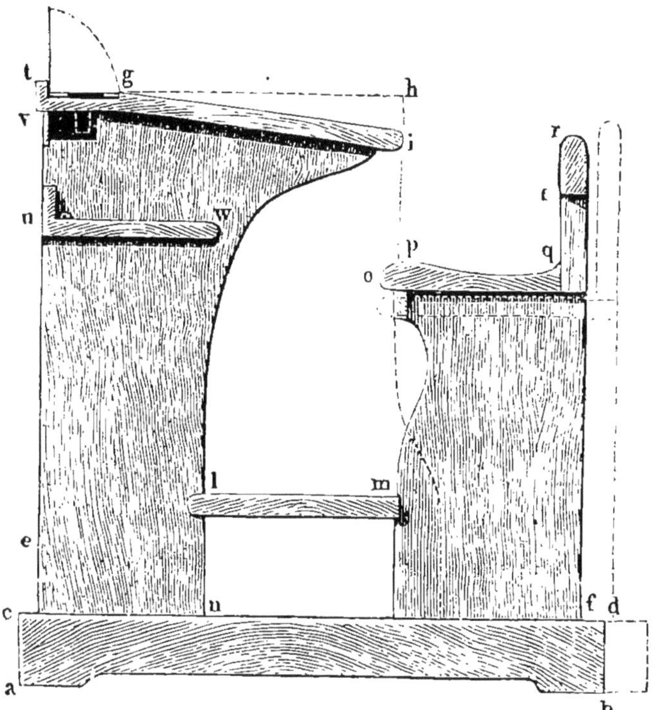

Fig. 74. — Table-banc proposée par Warrentrapp.

se frotter les yeux avec des mains plus ou moins propres ou avec un mouchoir constamment exposé à des souillures : on risque ainsi de s'inoculer des affections graves.

Matin et soir, au moment de la toilette, on doit pratiquer un lavage des yeux avec une éponge, *absolument personnelle*, imbibée d'eau *très chaude*, aussi chaude qu'on peut la supporter. Cette prescription va à l'encontre de la croyance si répandue dans le public qu'il faut se laver les yeux à l'eau froide : l'eau froide a une action nuisible sur les organes de la vision dont elle produit la congestion ; l'action de la chaleur, au contraire, amène une dilatation momentanée des vaisseaux puis une contraction par réaction : elle rétablit l'équilibre dans la circulation de l'œil.

C'est en particulier chez les jeunes enfants que les soins de propreté ont la plus grande importance : une maladie terrible, l'*ophtalmie des nouveau-nés*, qui cause un tiers de la totalité des cas de cécité, est évitable à la condition de laver dès la naissance les yeux de l'enfant avec une solution antiseptique (sublimé à 0,05 p. 100, acide borique à 25 p. 1000).

Dès que les yeux d'un enfant semblent malades, le médecin doit être appelé : malgré sa gravité, l'ophtalmie des nouveau-nés est le plus souvent justiciable des ressources de l'art et un traitement approprié et précoce en assure la complète guérison ; il faut savoir encore que c'est là une affection excessivement contagieuse : l'enfant atteint doit être isolé et les personnes qui le soignent doivent observer scrupuleusement toutes les règles que nous indiquerons plus loin (Voy. *Isolement*) et éviter particulièrement de porter à leur figure des objets ou leurs mains souillés par le pus provenant des yeux du malade.

Les traumatismes. — Les blessures et brûlures de l'œil, l'introduction de corps étrangers dans cet organe causent un grand nombre de cas de cécité. Les accidents sont surtout fréquents chez les enfants entre les mains desquels on laisse des objets piquants, tels que ciseaux, crochets à tapisserie, aiguilles à tricoter, etc., ou encore des jouets tels que flèches, pistolets et fusils à capsules, pétards, amorces, etc. Un peu de prudence et de prévoyance de la part des parents suffisent pour écarter ces dangers.

Dans certaines professions, les ouvriers sont exposés à recevoir dans les yeux des éclats de pierre, des particules de limaille de fer, etc. Les tailleurs de pierre, mineurs, chauffeurs et mécaniciens des chemins de fer parent à ces accidents en portant des lunettes munies d'une toile métallique ou d'une lame de mica.

Quand un corps étranger a pénétré dans l'œil, il faut immédiatement s'adresser au médecin qui seul, par une opération quelquefois insignifiante, peut débarrasser l'œil du corps étranger et sauver l'organe compromis.

Les ouvriers exposés à une chaleur excessive, verriers, forgerons, boulangers, etc., et à des gaz ou des poussières irritants (vidangeurs, étameurs, cardeurs, etc.), sont sujets à des inflammations des conjonctives et des paupières : ils se préserveront de ces accidents par l'aération des ateliers et des soins rigoureux de propreté.

LES TROUBLES DE LA VISION. — *Usage des verres correcteurs.* — Dès qu'une personne s'aperçoit que sa vue n'est pas bonne, elle doit soumettre ses yeux à l'examen d'un médecin. C'est une habitude désastreuse que d'aller directement chez un opticien qui ne saurait posséder la compétence nécessaire pour l'opération très délicate du choix des verres : en portant des verres défectueux on s'expose à des troubles sérieux et quelquefois incurables.

Les *verres correcteurs* prescrits par le médecin doivent être *montés* sur une armature rigide permettant de les placer en bonne position devant les yeux ; le choix de la monture a une grande importance. Les *lunettes* constituent le meilleur moyen de porter des verres ; le *pince-nez* est réputé plus élégant, il doit être réservé pour les usages de peu de durée ; enfin, le *monocle* doit être absolument proscrit, il est peu fixe, forcément oblique devant l'œil, et nécessite des contractions des muscles de la face qui rendent la physionomie grotesque.

Un préjugé très répandu consiste, quand on a une mauvaise vue, à attendre le plus longtemps possible pour porter des verres correcteurs ou à utiliser des verres trop faibles corrigeant imparfaitement les troubles de la vision ; il faut bien savoir qu'en agissant ainsi on fatigue inutilement l'œil et aggrave ses lésions : le port des verres, en même temps qu'il améliore la vue, permet à l'organe de se reposer et arrête les progrès de la maladie.

CHAPITRE XII

HYGIÈNE DE L'ENFANCE

La natalité est en décroissance en France : le chiffre des décès l'emporte chaque année sur celui des naissances. Dans dans ces conditions la mortalité infantile, pour n'être pas plus considérable chez nous que chez nos voisins, a cependant des conséquences beaucoup plus graves : il importe de conserver l'existence des nouveau-nés.

Dans les premiers mois qui suivent la naissance, l'organisme de l'enfant présente une grande sensibilité et est sujet à des troubles fréquents. Dans la première année de la vie, la mortalité atteint le chiffre de 180 p. 1000, tandis que de 1 à 5 ans il ne meurt que 35 enfants sur 1000, et après 5 ans, seulement 5 à 6 pour 1000.

Les causes les plus fréquentes de la mortalité infantile sont les affections du tube digestif, occasionnées par une alimentation vicieuse. Le lait est le seul aliment que peut digérer l'enfant pendant les premiers mois de sa vie ; lui donner alors, comme on le fait trop souvent, des bouillies, des panades, etc., c'est introduire dans son tube gastro-intestinal des corps étrangers qui ne font que traverser ce dernier en l'irritant ; il en résulte de la diarrhée, l'enfant ne peut utiliser les aliments qu'il reçoit, il maigrit et meurt d'inanition, d'*athrepsie* (α, privatif, et θρέψειν, nourrir).

Ces accidents ne peuvent être évités qu'à la condition d'imposer à l'enfant le seul régime qui lui convienne, *l'usage exclusif du lait.*

ALLAITEMENT. — L'allaitement naturel est « le mode d'alimentation propre aux enfants dans les premiers mois qui suivent leur naissance, et dont la subtance est le lait qu'ils tirent par la succion des mamelles de leur mère ou d'une autre femme. » (Trousseau.)

1° *Allaitement naturel.* — La mère doit allaiter son enfant, c'est une loi de nature; en cas d'impossibilité on a recours à une nourrice, qui doit être choisie d'après les conseils du médecin.

Dès les premières heures qui suivent la naissance, l'enfant sera mis au sein ; l'habitude de lui donner pendant le premier jour de l'eau sucrée à la cuiller n'a que des inconvénients.

D'abord on met l'enfant au sein chaque fois qu'il réveille, mais dès le 10e ou 12e jour il faut le *régler*, dans son propre intérêt et dans celui de la mère. On donnera à téter six ou huit fois pendant le jour et deux fois pendant la nuit jusqu'au 4e mois environ. Ensuite on diminuera le nombre des tétées ; à six mois on commence à faire prendre à l'enfant du lait de vache, des potages légers; le nombre des tétées doit être réduit à cinq ou six dans les vingt-quatre heures.

On reconnaît que l'alimentation est suffisante à plusieurs signes. Tout d'abord il faut s'assurer que l'enfant absorbe la quantité de lait qui lui est nécessaire; on s'en rend compte en pesant l'enfant avant et après une tétée : dans les premiers mois il doit prendre 60 à 80 grammes de lait chaque fois qu'on le met au sein ; vers cinq mois il en absorbe 250 grammes par tétée, soit 1500 grammes par jour en six tétées (N. Guillot).

L'enfant bien nourri a bonne mine, il est gai ; son sommeil est tranquille; ses selles ont la consistance d'une bouillie épaisse et la couleur du jaune d'œuf; elles ne doivent dégager aucune odeur désagréable ni contenir de grumeaux.

A ces signes il faut en ajouter un autre de grande valeur, l'*augmentation du poids*. L'enfant doit être pesé au moment de sa naissance, puis toutes les semaines; il perd environ 100 grammes de son poids les deux premiers jours, ensuite il augmente, par jour, de 25 à 30 grammes en moyenne pendant les quatre premiers mois, et seulement de 20 à 10 grammes du quatrième au huitième mois et de 10 à 5 grammes pendant le dernier quadrimestre de la première année.

Sevrage. — Le sevrage est l'abandon de l'allaitement naturel, la séparation de l'enfant du sein de la mère ou la de nourrice.

Le sevrage doit se faire au cours de la seconde année, mais on ne saurait préciser d'avance le moment où chaque enfant devra être sevré : il faut tenir compte de l'état de santé et de développement du nourrisson et surtout de l'état de sa dentition.

L'évolution des dents, chez les enfants, s'accompagne de symptômes quelquefois inquiétants, de diarrhée, et les prédispose aux affections graves du tube digestif. Or, de toutes les dents, celles dont le développement est le plus pénible, sont les canines qui apparaissent alors que l'enfant a déjà douze dents (1) : il est préférable d'attendre l'apparition des canines avant de sevrer l'enfant; le sevrage aura donc lieu après l'évolution des seize premières dents, la sortie des dernières molaires étant exempte de tout danger. Quand il sera impossible d'attendre ce moment, on devra toujours choisir, pour effectuer le sevrage, un temps d'arrêt après l'évolution de deux groupes de dents, par exemple, la période de deux à trois mois qui sépare l'apparition des premières molaires de celle des canines.

Enfin il ne faut jamais sevrer l'enfant pendant les grandes

(1) Les vingt dents temporaires ou dents de lait de l'enfant apparaissent en cinq groupes successifs. La première dent se montre vers l'âge de six à sept mois.

Voici l'ordre d'apparition des dents :

1er groupe. Les deux incisives médianes inférieures [2].
2e — Les incisives médianes et latérales supérieures [4].
3e — Les deux incisives latérales inférieures et les quatre premières molaires [6].
4e — Les canines [4].
5e — Les dernières molaires [4].

Entre l'évolution de chacun de ces groupes, il y a des périodes d'arrêt de deux, quatre et cinq mois.

chaleurs, la saison chaude prédisposant plus que toute autre au développement des accidents diarrhéiques.

Dès l'âge de six mois, l'enfant a été habitué à prendre, dans l'intervalle des tétées, quelques bouillies de fécule, de farine de froment, des panades légères, etc. Puis on lui a donné des crèmes au lait et aux œufs, des œufs à la coque. On a ainsi préparé son tube digestif pour le moment du sevrage, où il sera séparé radicalement, en une seule fois, du sein de la mère.

Principalement au moment du sevrage, on ne saurait apporter trop de soin à surveiller les diarrhées de l'enfant. Nous ne pouvons mieux faire que de reproduire ici la description que Trousseau a donnée des inconvénients du sevrage prématuré :

« Sous l'influence d'un régime qui n'est pas approprié à ses aptitudes digestives, l'enfant prend de l'entérite. Elle est caractérisée par des garde-robes plus abondantes, fréquentes, constituées par des matières verdâtres, jaunâtres, mêlées de ce qu'on appelle des hachures d'herbes; elles sont glaireuses, lientériques, contiennent des grumeaux de lait caillebotté qui indiquent que la digestion stomacale et intestinale ne s'opère plus, que l'aliment a traversé le tube digestif sans subir la transformation qu'il devait subir. Dans le cours de cette diarrhée chronique, alors même que le dévoiement ne dure que depuis dix ou douze jours, l'enfant est pris subitement de vomissements bilieux. Bientôt il arrive un moment où la nourriture, quelle qu'elle soit, les potages au lait, au beurre, les panades, l'eau panée elle-même, sont rendus tels qu'ils ont été donnés et semblent passer à travers l'intestin comme à travers un tube inerte. L'enfant s'amaigrit très visiblement. Du matin au soir et du soir au matin il pousse des cris plaintifs que rien ne peut calmer et si l'on ne s'empresse d'y porter remède en lui rendant le lait de femme, le seul aliment qui lui convienne, il va succomber à l'inanition. S'il résiste, sa santé n'en est pas moins gravement compromise... »

2° *Allaitement artificiel.* — Cet allaitement constitue un

pis-aller et ne doit être adopté que quand l'allaitement naturel est absolument impossible : la mortalité générale des enfants de 0 à 1 an étant de 18 p. 100, la mortalité des enfants allaités par leur mère n'est que 8 p. 100.

L'enfant soumis à l'allaitement artificiel ne doit prendre que du lait, à l'exclusion de tout autre aliment, jusqu'à l'âge de six mois. Le lait de vache est utilisé le plus souvent pour l'alimentation des enfants; sa composition n'est pas identique à celle du lait de femme, aussi un grand nombre de médecins, parmi lesquels M. Tarnier, conseillent-ils de le couper de la moitié ou du tiers d'eau légèrement sucrée ; d'autres, au contraire, suivant l'exemple de M. Budin, donnent à l'enfant le lait de vache pur.

L'allaitement artificiel présente deux sortes de dangers : 1° le lait employé peut contenir des microbes pathogènes ; 2° il s'altère facilement, surtout quand il a été *mouillé*, et par les températures élevées il devient véritablement dangereux : d'où les épidémies très meurtrières de diarrhée infantile se produisant principalement en été chez les enfants soumis à l'allaitement artificiel. On remédie à ces inconvénients en n'utilisant que du lait stérilisé par la chaleur, comme nous avons déjà eu l'occasion de le dire au chapitre du lait.

L'ébullition du lait dans un vase très propre, puis couvert et refroidi rapidement est la manière la plus simple d'obtenir du lait stérilisé, mais le procédé de Soxhlet est de beaucoup préférable (Voy. p. 99) : chaque flacon contenant la quantité de lait nécessaire pour un repas de l'enfant n'est ouvert qu'au moment de s'en servir ; cette méthode met à l'abri de toutes les altérations du lait et a donné d'excellents résultats entre les mains de M. Budin.

Le lait peut être donné à l'enfant à la cuiller ; à cet instrument on préfère le plus souvent, et avec raison, le *biberon*. Le biberon doit être le plus simple possible : le meilleur est une bouteille en verre blanc de forme ovoïde, sans angles, dont le goulot est muni d'un embout ou tétine en caoutchouc ; dans le procédé de Soxhlet, chaque petite fiole de lait sert de biberon : on y adapte la tétine au moment du besoin.

Jamais on ne fera usage de biberons munis de tubes en caoutchouc : ces tubes constituent des nids à microbes dans lesquels le lait aigrit et devient nocif. Après chaque tétée, l'excédent de lait sera jeté et le biberon rincé à l'eau froide d'abord, puis à l'eau bouillante additionnée de bicarbonate de soude ; le biberon ne sera rempli de lait stérilisé qu'au moment de la tétée.

Grâce à ces précautions, et surtout à l'emploi de lait stérilisé, on arrive à diminuer notablement la mortalité des enfants soumis à l'allaitement artificiel ; cette pratique reste néanmoins bien inférieure à l'allaitement naturel.

Soins divers. — Vêtements. — Les vêtements de l'enfant ne doivent pas entraver les mouvements respiratoires et les mouvements des membres. On a abandonné avec raison le maillot, qui transformait l'enfant en un véritable paquet ; on habille le nourrisson avec une chemise, une brassière fixée en arrière par des cordons, et des couches laissées très lâches et fixées autour du tronc, sous les bras ; encore est-il préférable de revêtir l'enfant d'une longue robe de laine et de remplacer les couches par un linge triangulaire formant culotte autour des cuisses et du bassin et protégeant la robe contre les souillures (méthode anglaise).

Le berceau doit permettre le libre accès de l'air autour de l'enfant ; il ne faut pas le surcharger de rideaux impénétrables ; il sera muni d'une paillasse en balle d'avoine ou en varech, facilement renouvelable, et d'un matelas en crin ; les objets de literie doivent être tenus très propres.

Les soins de propreté ont une grande importance ; il est excellent de donner à l'enfant, chaque jour, un bain de 4 à 5 minutes, à une température d'environ 30° ; en tout cas son corps entier doit être lavé chaque jour.

L'enfant a besoin de grand air, de lumière. Il importe de lui faire faire une promenade quotidienne ; cependant, en hiver, le nouveau-né ne sera pas sorti avant d'être âgé d'environ deux semaines.

CHAPITRE XIII

ORGANISATION ET LÉGISLATION SANITAIRES

Les nombreuses règles de l'hygiène ne sont efficacement appliquées qu'à la condition de n'être pas abandonnées à l'initiative privée; il appartient à l'État d'en assurer la stricte observation : l'intérêt de chacun disparaît devant la sauvegarde de tous.

En matière d'alimentation le falsificateur est toujours un voleur et souvent un empoisonneur; les pouvoirs publics doivent nous protéger *efficacement* contre lui. Quand il s'agit de contagion, l'individu atteint d'une maladie transmissible est un danger pour tous; la loi doit veiller à ce que, même aux dépens d'une gêne personnelle, ce danger soit atténué dans la mesure du possible. D'où la nécessité, dans un État, d'une organisation et d'une législation sanitaires.

En France nous possédons en partie cette législation, mais nous manquons à peu près totalement d'organisation sanitaire : il n'existe pas d'agents chargés de faire observer les lois sanitaires existantes.

La protection contre les falsificateurs. — « Quiconque aura trompé l'acheteur sur la nature de la marchandise sera puni de l'emprisonnement pendant trois mois au moins, un an au plus, et d'une amende qui ne pourra excéder le quart des restitutions et des dommages-intérêts, ni être au-dessous de cinquante francs. » (Code pénal, art. 423.)

L'article 2 de la loi du 27 mars 1851 ajoute : « S'il s'agit d'une marchandise contenant des mixtures nuisibles à la santé, l'amende sera de 50 à 500 francs. »

Ce sont là des sanctions bien anodines; on comprend qu'elles n'effrayent guère les falsificateurs. Ajoutons que, d'ailleurs, il est très rare de les voir appliquer : quand un client est convaincu que son épicier le vole et l'empoisonne, il hésite à entamer une action judiciaire qui aurait grande chance de tourner à sa confusion ; il n'a qu'une ressource, c'est d'aller se faire empoisonner ailleurs.

Remarquons qu'en Allemagne, l'addition aux aliments de substances dangereuses à la santé est punie d'un emprisonnement pouvant atteindre dix ans, et de l'emprisonnement à perpétuité s'il y a mort d'homme.

La salubrité des villes et des logements. — Il existe de nombreuses lois concernant la salubrité des logements et des villes : la principale est celle du 13 avril 1850. Malheureusement l'application de ces lois est abandonnée aux administrations municipales qui, en général, n'en ont aucun souci : il n'existe guère qu'une dizaine de villes (Paris, Lille, Bordeaux, le Havre, etc.) où l'on se conforme aux prescriptions légales.

Les industries insalubres. — L'hygiène doit se préoccuper des établissements industriels au point de vue de leur nocuité. Comme nous avons eu l'occasion de le dire au chapitre de l'air, un grand nombre de manipulations industrielles émettent des gaz, des vapeurs et des poussières nocifs pour les ouvriers et les personnes habitant le voisinage, ou comportent des dangers d'explosion, d'incendie, etc.

Le décret du 10 octobre 1810, modifié par de nombreux décrets additionnels, a réparti les industries insalubres, dangereuses ou incommodes en trois catégories. Les ÉTABLISSEMENTS CLASSÉS dans une de ces catégories ne peuvent être ouverts qu'après autorisation du préfet (1re et 2e catégorie) ou du sous-préfet (3e catégorie). Ils sont soumis à une réglementation rigoureuse. L'autorisation d'ouverture pour les établissements des deux premières catégories n'est délivrée qu'après enquête *de commodo et incommodo* et avis du *Conseil d'hygiène et de salubrité* du département.

La défense contre les maladies contagieuses. — L'isolement, la désinfection constituent les seules mesures propres à enrayer le développement des maladies contagieuses ; il faut y ajouter la vaccination contre la variole.

On conçoit qu'on ne puisse abandonner à l'initiative particulière le soin de la désinfection ; la société tout entière est intéressée à ce que la désinfection se fasse et se fasse bien : les pouvoirs publics doivent en prendre la charge.

Pour les maladies transmissibles la désinfection doit être obligatoire et il est indispensable qu'elle soit pratiquée par un service public et non abandonnée entre les mains d'industriels plus ou moins consciencieux. La loi du 30 novembre 1892 a préparé le terrain en prescrivant au médecin la *déclaration obligatoire* des maladies suivantes :

1° Fièvre typhoïde ;
2° Typhus ;
3° Variole et varioloïde ;
4° Scarlatine ;
5° Diphtérie ;
6° Suette miliaire ;
7° Choléra et maladies cholériformes ;
8° Peste ;
9° Fièvre jaune ;
10° Dysenterie ;
11° Infection puerpérale ;
12° Ophtalmie des nouveau-nés.

Mais encore faudrait-il, qu'une fois la déclaration effectuée, l'autorité compétente soit tenue de faire procéder obligatoirement à la désinfection ; or cela n'existe pas.

L'initiative municipale a créé dans quelques villes privilégiées (Paris, Lyon, etc.) des services de désinfection, mais on ne peut *imposer* cette désinfection aux particuliers ; néanmoins on fait à Paris, à l'heure actuelle, plus de 35000 désinfections chaque année. Il est à souhaiter que ces institutions municipales se développent spontanément en attendant que la loi les rende obligatoires.

Arrêté concernant l'hygiène scolaire. — A l'étude des règlements sanitaires il convient de rattacher l'arrêté ministériel du 17 août 1893 relatif à l'hygiène des écoles, vu son importance, nous le reproduisons ici *in extenso* :

Arrêté ministériel du 18 août 1893.

I. — *Mesures générales à prendre pour éviter l'éclosion des maladies contagieuses.*

Article 1er. — Les écoles doivent être pourvues d'eau pure (eau de source, eau filtrée ou bouillie). L'eau pure seule sera mise à la disposition des élèves.

Art. 2. — Les cabinets d'aisances des écoles ne doivent pas communiquer directement avec les classes.

Les fosses doivent être étanches et le plus possible éloignées des puits.

Art. 3. — Pendant la durée des récréations et le soir après le départ des élèves, les classes doivent être aérées par l'ouverture de toutes les fenêtres.

Art. 4. — Le nettoyage du sol ne doit pas être fait à sec par le balayage, mais au moyen d'un linge ou d'une éponge mouillée promenée sur le sol.

Art. 5. — Hebdomadairement, il est fait un lavage du sol avec un liquide antiseptique. Un lavage analogue des parois doit être fait au moins deux fois l'an, notamment aux vacances de Pâques et aux grandes vacances.

Art. 6. — La propreté de l'enfant est surveillée à son arrivée.

Chaque enfant doit se laver les mains avant de rentrer en classe, après chaque récréation.

II. — *Mesures générales à prendre en présence d'une maladie contagieuse.*

Art. 7. — Le licenciement ne doit être prononcé que dans les cas spécifiés à l'article 14.

Auparavant on doit recourir aux évictions successives et employer les mesures de désinfection prescrites ci-après.

Art. 8. — Tout enfant atteint de fièvre doit être immédiatement éloigné de l'école ou envoyé à l'infirmerie dans le cas d'un internat.

Art. 9. — Tout enfant atteint d'une maladie contagieuse confirmée doit être éloigné de l'école, et, sur l'avis du médecin chargé de l'inspection, cette éviction peut s'étendre aux frères et sœurs dudit enfant ou même à tous les enfants habitant la même maison.

Art. 10. — La désinfection de la classe est faite, soit dans l'entre-classe, soit le soir après le départ des élèves. Elle comprend :

Le lavage de la classe (sol et parois) avec une solution antiseptique, la désinfection par pulvérisation des cartes et objets scolaires pendus aux murs, la désinfection par lavage des tables, bancs, etc. ;

La désinfection complète du pupitre de l'élève malade ;

La destruction par le feu des livres, cahiers ou objets qui auraient pu être contaminés dans les écoles maternelles.

Art. 11. — Il est adressé à la famille de chaque enfant atteint d'une maladie contagieuse, une instruction sur les précautions à prendre contre les contagions possibles, et sur la nécessité de ne renvoyer l'enfant que lorsqu'il aura été baigné ou lavé plusieurs fois au savon et que ses habits auront subi, soit la désinfection, soit un lavage complet à l'eau bouillante.

Art. 12. — Les enfants qui ont été malades ne rentreront à l'école qu'avec un certificat médical et après qu'il se sera écoulé depuis le début de la maladie une période de temps égale à celle prescrite par les instructions de l'Académie de médecine.

Art. 13. — Dans le cas où le licenciement est reconnu nécessaire, il est envoyé à chaque famille, au moment du licenciement, un exemplaire de l'instruction relative à la maladie épidémique qui l'aurait nécessité.

III. — *Mesures particulières à prendre pour chaque maladie contagieuse.*

Art. 14. — Sur l'avis du médecin inspecteur, les mesures suivantes doivent être prises lorsque les maladies ci-dessous désignées sévissent dans une école.

Variole. — Éviction des enfants malades (durée quarante jours). Destruction de leurs livres et cahiers. Désinfection générale.

Scarlatine. — Éviction des enfants malades (durée quarante jours). Destruction de leurs livres et cahiers. Licenciement si plusieurs cas se produisent en quelques jours malgré toute précaution.

Rougeole. — Éviction des enfants (durée seize jours). Destruction de leurs livres et cahiers. Au besoin, licenciement des enfants au-dessous de six ans.

Varicelle. — Évictions successives des malades.

Oreillons. — Évictions successives de chacun des malades (durée dix jours).

Diphtérie. — Éviction des malades (durée cinquante jours). Destruction des livres, des cahiers, des jouets et autres objets qui ont pu être contaminés. Désinfections successives.

Coqueluche. — Évictions successives (durée trois semaines).

Teigne et pelade. — Évictions successives; retour après traitement et avec pansement méthodique.

Le règlement des écoles de la ville de Paris étend les prescriptions de l'arrêté ministériel; il y ajoute même certaines exigences que permet l'organisation sanitaire de Paris et qui ne sont, malheureusement, pas encore applicables dans la plupart des écoles de province.

Le ministère de l'Instruction publique a, en outre, fait rédiger une instruction concernant les mesures à prendre dans les familles en présence d'un cas de maladie contagieuse. Les instituteurs doivent remettre un exemplaire de cette instruction aux parents de chaque écolier atteint d'une maladie épidémique ou contagieuse ; nous transcrivons ici le texte des prescriptions ministérielles.

Instruction à remettre par les instituteurs aux familles des écoliers atteints de maladies épidémiques ou contagieuses.

I. — *Pendant la maladie.*

Dès qu'une maladie contagieuse se montre dans une famille, il faut *immédiatement faire appeler un médecin*, parce que toutes ces maladies peuvent être graves et doivent être soignées. C'est, aussi, parce que le médecin, en veillant à ce que la présente instruction soit suivie, et en prescrivant les mesures complémentaires qu'il jugera utiles pour chaque maladie en particulier, pourra éviter la propagation de la maladie dans la famille du malade et dans la commune.

On ne doit jamais avoir peur des maladies épidémiques ou contagieuses, car on peut sûrement empêcher leur développement en détruisant les germes qui les produisent.

Ces germes sont des corps très petits qui peuvent se loger partout : dans les fentes du plancher ou du carrelage, sur les murs, dans les rideaux et les tapis, dans le linge et les vêtements, dans l'eau et les aliments, etc.

Les mesures indiquées ci-après ont pour but d'empêcher les germes de s'*accumuler* et de les *détruire* partout où ils peuvent se rencontrer.

Chambre du malade. — La chambre du malade doit être tenue *très propre, bien aérée* et convenablement *chauffée* selon la saison et selon l'ordonnance du médecin.

La chambre du malade doit renfermer aussi peu de meubles que possible, *pas de tapis,* ni *de rideaux.*

Il est préférable que le lit soit au milieu de la pièce et *jamais* dans une alcôve.

Autant que possible, le malade sera placé dans *une chambre où il soit tout seul* avec la personne qui le soigne et qui doit n'avoir avec les autres personnes de la famille ou de la maison que les relations *indispensables.* L'entrée de la chambre sera particulièrement interdite aux autres *enfants.*

Il ne doit y avoir dans la chambre aucune provision de lait, ou d'aliments quelconques, aucune boisson ou tisane, à moins que ce ne soit dans des récipients bien clos. Il vaut mieux même que les aliments ou boissons ne soient apportés dans la chambre qu'au fur et à mesure des besoins, et ce qui n'est pas immédiatement consommé doit être, après que le malade y a touché, brûlé ou jeté dans un *vase* uniquement affecté à cet usage.

Il est très utile de placer auprès du malade un *bol* contenant un peu d'eau dans lequel il crachera. Il y a grand intérêt, en effet, à maintenir humides les crachats, qui, étant secs, se répandent dans l'air sous forme de poussière et peuvent ainsi propager la maladie.

Le contenu du bol doit être jeté dans le vase spécial *après* la visite du médecin.

Pendant toute la durée de la maladie, on tient toutes les pièces de l'habitation très propres; on les aère par l'ouverture des fenêtres pour laisser entrer l'*air et le soleil* le plus longtemps possible tous les jours.

Nettoyage de la chambre. — Pour nettoyer la chambre, il ne faut pas la balayer, de crainte d'agiter les poussières qui peuvent contenir des germes et transmettre la maladie aux autres personnes de la famille, de la maison ou des maisons voisines; il faut, au contraire, soit répandre d'abord sur le sol de la chambre de la sciure de bois humide, soit l'essuyer avec un linge légèrement humide. On doit ensuite laisser séjourner pendant une heure dans l'eau bouillante et rincer ce linge, puis *brûler* les *balayures* dans le foyer. S'il n'y a pas de feu allumé, ces balayures seront mises dans le vase spécial, dont il a été parlé au paragraphe précédent.

Désinfection des effets, vêtements, draps, etc. — Aucun des effets, linge de corps, vêtements, draps, qui ont servi au malade ne doit être secoué par la fenêtre; on les mettra dans une boîte, un panier ou un sac, jusqu'à ce qu'il soit procédé à leur désinfection.

Pour la désinfection des draps blancs ou de couleur, des linges et étoffes (toile, laine, coton), on les plonge dans l'*eau maintenue bouillante* à gros bouillons pendant une heure au moins, puis on les porte de suite à la lessive.

Ces modes de désinfection sont remplacés par l'étuve à vapeur sous pression, s'il en existe une dans la commune.

Pour désinfecter les objets de cuir et les chaussures, on les lave soigneusement avec une solution antiseptique (solution d'acide phénique à 5 grammes pour 100 grammes d'eau, ou solution de sublimé à 1 gramme pour 1000 grammes d'eau et 2 grammes de sel marin).

Ces opérations, quand elles sont faites avec soin, n'altèrent pas sensiblement les objets.

Désinfection des déjections. — Aucune des déjections du malade, urines, matières fécales, crachats, vomissements, ne doit être répandue sur les fumiers ou dans les cours d'eau, ni jetée sur le sol. Ces déjections, comme les résidus du balayage, comme l'eau du lavage à l'*eau bouillante* des effets et des vêtements, doivent être transportés dans le vase spécial qui doit être *toujours* rempli à moitié au moins d'une solution de sulfate de cuivre (50 grammes de sulfate de cuivre dans un litre d'eau).

Ce vase doit être vidé dans les cabinets d'aisances ou dans un trou en terre, à demi rempli de chaux vive et creusé à une grande distance des puits et cours d'eau.

Le vase est lavé, sur place même, avec la solution de sulfate de cuivre avant d'être reporté dans la chambre du malade.

Personnes qui soignent les malades. — Les personnes qui soignent un malade ne doivent *ni manger, ni boire* dans sa chambre. Elles ne doivent jamais quitter cette chambre sans s'être *lavé* très soigneusement les mains au savon. L'eau qui aura servi au lavage des mains est versée dans le vase spécial et celui-ci est ensuite vidé dans les cabinets d'aisances.

Eau de boisson. — L'eau servant à boire, à cuire les aliments et à prendre les soins de propreté pour le malade doit être *bouillie*, Tous les membres de la famille doivent aussi faire usage d'eau bouillie pendant le temps de la maladie ou de l'épidémie.

II. — *Après la maladie.*

Désinfection après la maladie. — A la fin de la maladie, tous les objets qui garnissent la chambre du malade doivent y être laissés jusqu'après la désinfection qui doit être faite le plus tôt possible pour tous ces objets sans exception, qu'ils aient ou non servi au malade.

Pour les *effets, linges* de corps, draps, couvertures, etc., on procède à la désinfection comme il est dit plus haut.

Pour les meubles, traversins, oreillers, etc., on en découd l'enveloppe qu'on lave à l'eau bouillante comme il est dit plus haut pour les draps; le contenu (laine, varech, crin, plume, paille, etc.) est soit brûlé, soit lavé tout au moins de la même façon.

Pour désinfecter la *chambre* on *lave* les murs, le plafond et surtout le sol (plancher, carrelage ou terre battue) avec une solution d'acide phénique à 5 grammes pour 100 grammes d'eau, ou avec une solution de sublimé à 1 gramme pour 1000 grammes d'eau additionnée de 2 grammes de sel marin pour un litre d'eau ou avec une solution de crésyl à 5 grammes par 1000 grammes d'eau. Le sol est ensuite épongé et essuyé avec soin. Si les murs sont blanchis à la chaux on devra toujours procéder à un nouveau blanchissage de la surface.

Il pourra être pris, sur l'avis du médecin, d'autres mesures de désinfection suivant les cas.

S'il existe un service spécial de désinfection dans la commune ou à proximité, il devra toujours être fait appel à ce service qui sera seul chargé de la désinfection.

Mesures à prendre par le malade avant sa sortie. — Le médecin indique quand le malade doit être levé et quand il doit sortir (mais la sortie ne doit jamais avoir lieu *qu'après un bain ou un lavage à l'eau de savon*).

Le médecin dit aussi quand l'enfant peut jouer avec ses camarades et retourner à l'école.

Exclusion de l'école. — La rentrée en classe ne peut s'effectuer que quarante jours après le début de la maladie pour la *variole*, la *scarlatine*, et la *diphtérie* et seize jours seulement après la rougeole.

Dans l'intérêt même des enfants, l'instituteur a le devoir de renvoyer dans sa famille tout enfant chez lequel il peut craindre l'apparition d'une affection contagieuse.

Tout le monde a intérêt à prendre chez soi les précautions nécessaires pour empêcher que la maladie se transmette aux autres membres de la famille et aux voisins.

Tout le monde a intérêt à ce que son voisin prenne des précautions chez lui quand il a un malade atteint d'une maladie contagieuse.

La présente instruction est applicable à toutes les affections épidémiques et contagieuses des adultes (choléra, fièvre typhoïde, diphtérie [croup, angine couenneuse], scarlatine, rougeole, suette, typhus, dysenterie épidémique, phtisie).

Police sanitaire des animaux. — Les maladies contagieuses des animaux font l'objet de prescriptions spéciales; comme les maladies humaines, elles doivent être combattues par les pouvoirs publics. Leur extension constitue pour le pays un danger économique; il nous suffit de rappeler, à ce propos, les désastres que causaient, jadis, les épidémies de charbon; de plus, plusieurs d'entre elles sont transmissibles à l'homme et intéressent plus particulièrement l'hygiène.

La loi du 21 juillet 1881 et le décret du 28 juillet 1888 visent les maladies suivantes :

1° La peste bovine (ruminants);
2° La péripneumonie contagieuse (bovins);
3° La clavelée et la gale (espèces caprine et ovine);
4° La fièvre aphteuse (espèces caprine, ovine et porcine);
5° La dourine (espèce chevaline);
6° La morve et le farcin (espèces chevaline et asine);
7° La rage (dans toutes les espèces);
8° Le charbon (dans toutes les espèces);

9° La tuberculose (bovins) ;
10° Le rouget et la pneumo-entérite infectieuse (porcins) ;
11° Le charbon symptomatique (bovins).

Les mesures générales édictées contre ces maladies sont les suivantes :

1° Déclaration obligatoire par le propriétaire ou la personne chargée de l'animal.

2° Abatage immédiat de l'animal reconnu malade, isolement et observation de tous les animaux ayant été en contact avec lui.

3° Enfouissement de l'animal abattu ou mort spontanément ; aucune de ses parties ne devant être utilisée.

Cette dernière prescription prête à la critique : nous avons vu, à propos du charbon, combien les germes conservaient longtemps leur virulence dans le sol. L'enfouissement des animaux crée de véritables foyers de contagion. Les cadavres des animaux ayant succombé à une maladie contagieuse ne doivent pas être enfouis, ils seront préférablement détruits par le feu ou traités par l'acide sulfurique.

En dehors de ces prescriptions générales, les différentes maladies contagieuses des animaux sont justiciables des mesures prophylactiques particulières dont nous avons passé en revue les principales à propos de la rage, de la tuberculose, de la morve, etc. Nous ajouterons que l'on peut vacciner les bovidés contre la péripneumonie contagieuse et que la loi du 21 juillet 1881 prescrit cette vaccination dans les régions où sévit la péripneumonie.

Pour ce qui est de la rage, nous ne saurions mieux terminer ce chapitre, qu'en répétant que nous devons nous débarrasser de cette terrible maladie : il ne s'agit que d'appliquer les lois existantes. La recrudescence de la rage à Paris, au moment même où nous écrivons ce livre, nous autorise à rappeler qu'en Allemagne la rage a disparu par la suppression des chiens errants, et le port obligatoire du collier et de la muselière pour les autres.

TABLE DES MATIÈRES

2781-96. — CORBEIL. Imprimerie ÉD. CRÉTÉ.

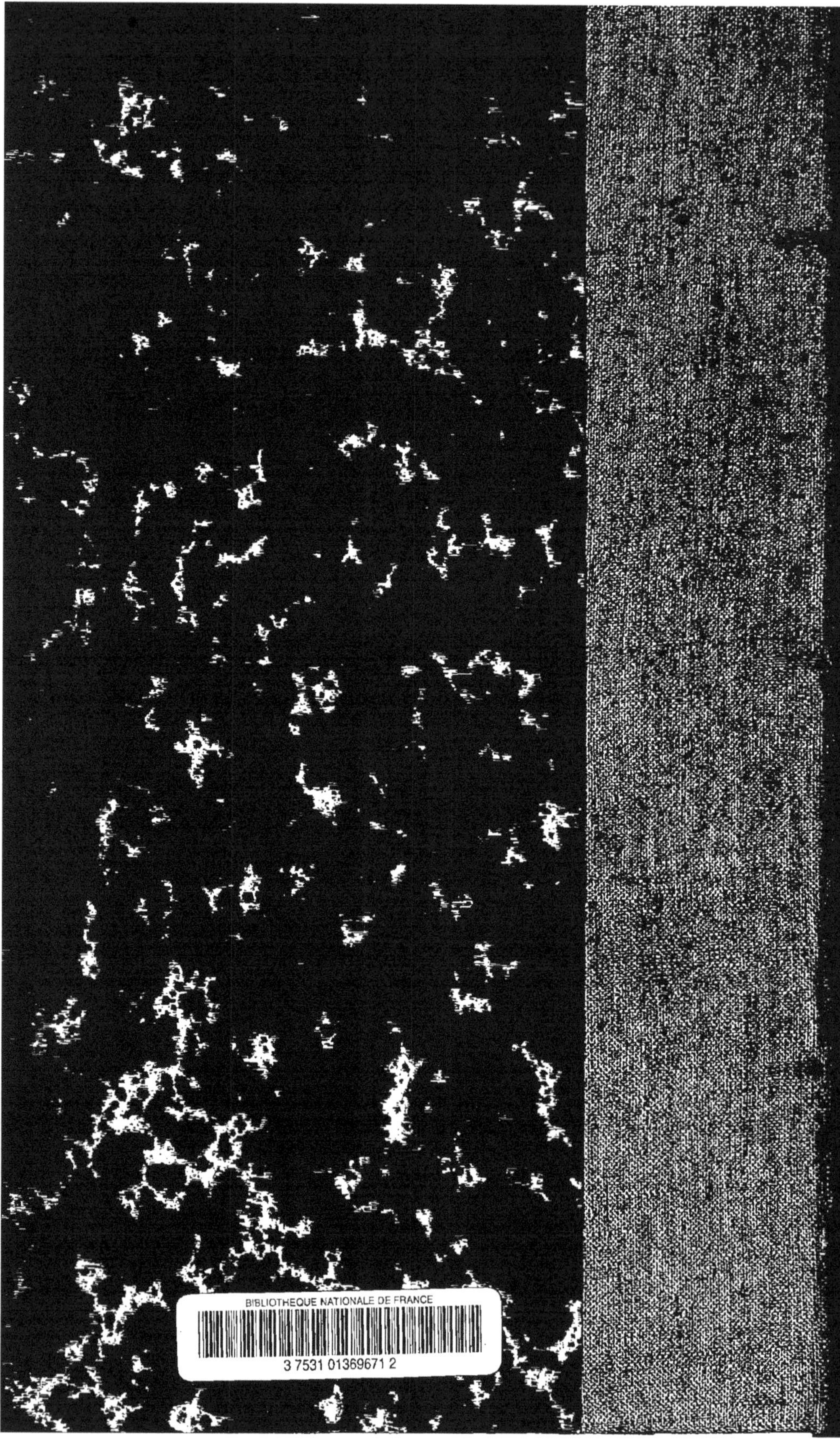

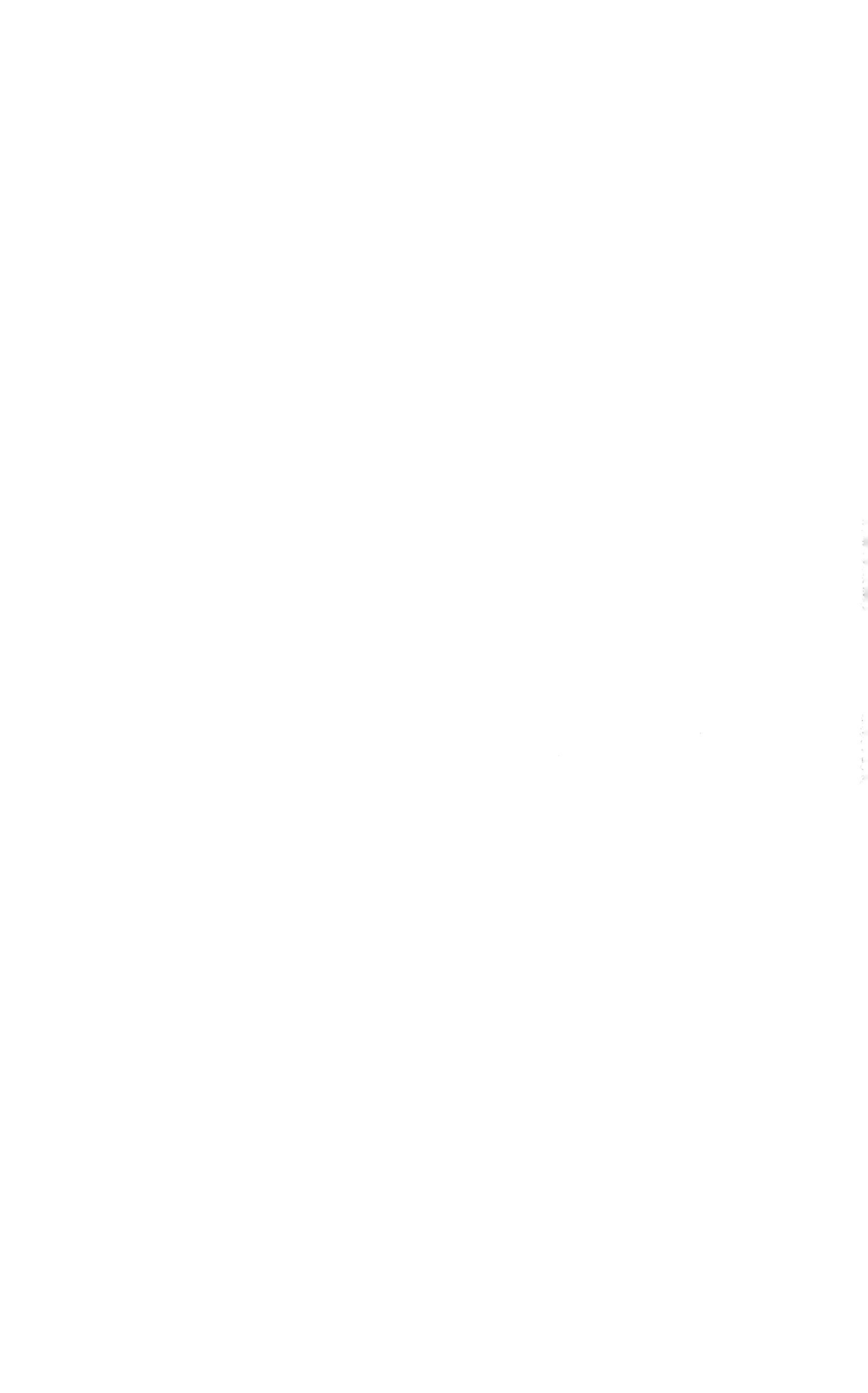

www.ingramcontent.com/pod-product-compliance
Ingram Content Group UK Ltd.
Pitfield, Milton Keynes, MK11 3LW, UK
UKHW012021240726
13965UKWH00002B/508

9 782012 966048